Inhalt

Vorwort 7

1. Einem wissenschaftlichen Geheimnis auf der Spur 17
2. Die seelisch-körperlichen Rhythmen der Selbstregulierung 31
3. Streß: Wenn die ultradianen Rhythmen nicht beachtet werden 47
4. Die 20-Minuten-Pause: die ultradiane Heilreaktion 67
5. Der ultradiane Werkzeugkasten 93
6. Maximierung der Leistungsfähigkeit: ultradiane Rhythmen in der Arbeitswelt, in der Schule und beim Sport 117
7. Ultradiane Rhythmen, Ernährung, Gewichtskontrolle und Suchtverhalten 151
8. Die ultradiane Familie 171
9. Die synchrone Liebe: Der Zusammenhang zwischen den ultradianen Rhythmen und der Sexualität 193
10. Viele Wege, ein Ziel 213

Fragebogen für die ultradiane Heilreaktion 219

Literatur 227

Vorwort

Haben Sie es schon einmal erlebt, daß Sie

- sich mitten am Tag plötzlich ungeheuer müde gefühlt haben?
- während eines Gesprächs oder einer Konferenz plötzlich ganz abwesend waren oder Tagträume hatten?
- unerklärliche Fehler bei ganz einfachen Dingen gemacht haben?
- sich plötzlich nicht mehr an einen ganz vertrauten Vorgang, Namen oder an ein bekanntes Wort erinnern konnten?
- bestimmte gesellschaftliche Zusammenhänge übersehen und falsche Aussagen getroffen haben?
- plötzlich das Gefühl hatten, den Tränen nahe zu sein, deprimiert oder wütend waren, ohne zu wissen, warum?

Oder ist es Ihnen schon einmal passiert, daß Sie

- sich besonders stark und gesund gefühlt haben und mit der Welt im Einklang standen?
- ohne sich besonders anstrengen zu müssen, persönliche Bestleistungen erbracht haben?
- sich besonders gut mit Ihrer Familie, den Freunden oder anderen Menschen verstanden haben?
- sich nach einem Nickerchen ungewöhnlich ausgeruht und voller Energie gefühlt haben?
- bei öffentlichen oder geschäftlichen Konferenzen besonders gut zurechtgekommen sind?
- schnell mit Problemen fertiggeworden sind, mit denen Sie vorher nicht weitergekommen sind?
- ohne Schwierigkeiten kreative Problemlösungen gefunden haben?

Sie kennen wahrscheinlich beides, denn wir alle haben so etwas schon oft in unserem Leben erlebt. Bis vor kurzem war den meisten

Menschen allerdings nicht klar, was diesen Erscheinungen zugrundelag. Sie wußten nicht, daß es sich dabei um die natürlichen Höhen und Tiefen bestimmter Biorhythmen handelt, die wir *ultradian* nennen. Sie bilden einen 90- bis 120minütigen Zyklus von Erregung, Spitzenleistungen, Streß und Ruhe, der viele unserer wichtigsten physischen und psychischen Prozesse kennzeichnet.

Die Bedeutung der zirkadianen Rhythmen, die sich über 24 Stunden erstrecken, ist Ihnen womöglich bereits bekannt. Sie sind für den täglichen Schlaf-Wach-Rhythmus verantwortlich. Ultradiane Rhythmen bestimmen dagegen körperliche und seelische Aktivitäten, die aus mehr als einem Zyklus pro 24 Stunden bestehen. Im Gegensatz zu den zirkadianen kann sich ein ultradianer Zyklus über zwölf, sechs, zwei oder noch weniger Stunden erstrecken. In diesem Buch geht es vor allem um die 90- bis 120minütigen ultradianen Rhythmen.

Diese elementaren Zyklen, die sich auf Ruhe und Aktivität beziehen, beeinflussen zahlreiche wichtige psychische und körperliche Systeme wie geistige Wachheit, Stimmung, Kreativität, Energie, Appetit, körperliche Leistungsfähigkeit, Erinnerungsvermögen und sexuelle Erregung. In unseren Organen wird sozusagen eine ganze ultradiane Symphonie aufgeführt, bei der unsere Drüsen, Muskeln, das Blut, die Hormone und das Immunsystem bis zu den einzelnen Zellen und Genen eine Rolle spielen. Unser ganzes Wesen steht an jedem Tag unseres Lebens über ein Dutzend Mal unter dem Einfluß dieser 90- bis 120minütigen Rhythmen.

In der ersten Stunde dieses Rhythmus schwingen wir uns auf einer Welle erhöhter körperlicher und geistiger Wachheit und Energie nach oben, wobei unsere Fähigkeiten, unser Gedächtnis und unsere Lernfähigkeit Spitzenwerte erreichen, so daß wir in der Welt, in der wir leben, zurechtkommen. Ich nenne dies die *ultradiane Periode der Spitzenleistungen.*

In den darauffolgenden fünfzehn bis zwanzig Minuten gleiten wir dann in ein Leistungstief und haben das Bedürfnis, uns auszuruhen. In dieser Phase versuchen viele psychische und körperliche Systeme, sich nach innen zu wenden, um sich zu regenerieren und auf neue Leistungen vorzubereiten. Unser Bewußtsein muß sich offenbar von seinen äußeren Aufgaben lösen, damit die tiefer liegenden Teile der

Seele aufholen und alles zusammenfassen können. Ich nenne diese Phase die *ultradiane Heilreaktion.*

Leider ignorieren und überspielen die meisten von uns die Signale der körperlichen und seelischen Systeme gewöhnlich, die uns anzeigen wollen, daß wir alle anderthalb Stunden dringend eine Pause von etwa zwanzig Minuten brauchen; die Reize der Außenwelt und ein vollgepackter Terminkalender sind daran schuld. Wir versuchen, diese natürliche 20-Minuten-Pause zu vermeiden, weil wir sie als lästig oder sogar als Zeichen der Schwäche betrachten.

Wenn wir dieses Bedürfnis Tage, Monate oder sogar über Jahre hinweg ständig ignorieren, unterbrechen wir die natürlichen ultradianen Rhythmen der Regeneration des Körpers und der Seele. Das führt in vielen Systemen des Körpers und der Seele zu Erschöpfung, Streß und psychosomatischen Störungen. Körperlich kann sich das in Form von Bluthochdruck, Magengeschwüren, einer allgemeinen Anfälligkeit für Krankheiten sowie in Form von Alltagsbeschwerden wie Rückenschmerzen, Kopfschmerzen und anderen Muskelschmerzen ausdrücken. Seelisch können Depressionen oder ein Gefühl der Unfähigkeit, Minderwertigkeitsgefühle, Stimmungsschwankungen und Probleme in der Liebe, im Beruf und beim Spiel entstehen. Das Ganze bezeichnen wir als das *ultradiane Streßsyndrom.*

Das vorliegende Buch zeigt Ihnen, wie man die kritischen Symptome des ultradianen Streß bei sich selbst erkennen und sie in eine ultradiane Heilreaktion umwandeln kann. Indem wir lernen, die natürlichen Rhythmen der Seele und des Körpers in uns zu erkennen und die ultradiane Heilreaktion in der richtigen Weise einzusetzen, können wir die entstandenen Streßpotentiale erfolgreich abbauen, unsere täglichen Leistungen verbessern, unsere Beziehungen erfreulicher gestalten und unsere Lebensfreude erheblich steigern. Wer würde glauben, daß eine simple Pause von 20 Minuten Dauer mehrmals am Tag eine solche Wirkung haben könnte?

Neueste wissenschaftliche Untersuchungen

Dieses Buch untersucht den neuesten Stand der Wissenschaft. Obwohl die hier beschriebenen Hypothesen und Gedanken unter

Wissenschaftlern noch umstritten sind, entsprechen sie den neuesten Erkenntnissen der Humangenetik, Immunologie, Chronobiologie (der Biologie der Zeit) und anderer wichtiger Disziplinen. Wir werden in diesem Buch bei der Beschreibung der ultradianen Heilreaktion häufig über zur Zeit als gesichert geltende Erkenntnisse und Wahrheiten hinausgehen. Dieses Vordringen zu den Grenzen der Wissenschaft der Seele und des Körpers soll der Verbesserung unseres Lebens, unserer Gesundheit und unseres Wohlbefindens dienen.

Ein Verständnis für die ultradianen Rhythmen zu entwickeln ist so wichtig, weil wir auf diese Weise einen neuen Ansatz zur Lösung des klassischen Problems der Einheit von Körper und Seele entwickeln können – die Antwort auf die Frage, wie Seele und Körper miteinander kommunizieren. Wie kann etwas, das so solide und materiell ist wie Fleisch und Knochen, mit etwas so Immateriellem wie Bewußtsein und Geist kommunizieren? In welcher Beziehung stehen Gesundheit und Krankheit der Seele und des Körpers zueinander?

Bis vor kurzem war keine eindeutige Verbindung zwischen Seele und Körper bekannt. Unsere Erkenntnisse über die ultradianen Rhythmen legen einen neuen Gedanken nahe: Information heißt das neue Konzept unserer Zeit, das Geist und Materie miteinander zu verbinden vermag. Wir wissen heute, daß Informationen in Form von Botenmolekülen, die in unserem Gehirn und in unserem ganzen Körper übermittelt werden, unsere Seele, unser Gedächtnis, unsere Gefühle und auch die physiologischen Prozesse einer jeden lebenden Körperzelle beeinflussen können. Vor kurzem wurde erkannt, daß viele der wichtigsten Botenmoleküle, die Seele und Körper regulieren, normalerweise alle paar Stunden in ultradianen Rhythmen ausgeschieden werden.

Viele Forscher untersuchen zur Zeit, ob die Heiltraditionen vieler Kulturen – Medizinmänner, Schamanen, Geistheiler und Hypnotherapeuten – ohne sich darüber im klaren zu sein, unsere natürliche ultradiane Heilreaktion nutzen.

Auf den folgenden Seiten werden wir uns mit neuen Ideen beschäftigen, die Nichtfachleuten bisher noch nicht präsentiert worden sind. Viele der im folgenden beschriebenen Ergebnisse entstammen Untersuchungen aus den Bereichen Genetik, Verhaltensforschung und Biologie, welche an verschiedenen Universitäten durchgeführt wurden. Andere Untersuchungen, bei denen es um die Grundlagen und Grenzen menschlicher Leistungsfähigkeit in kritischen Sicherheitsfragen ging, wurden im Auftrag des Militärs und der Regierung durchgeführt. Viele Arbeiten stammen aus dem Bereich der Wissenschaft von der Arbeitsplatzgestaltung, der Betriebs- und Arbeitspsychologie. Andere basieren auf klinischen Beobachtungen, die ich selbst im Laufe der letzten drei Jahrzehnte als Psychotherapeut gemacht habe, und auf den Erfahrungen von Hunderten von Psychiatern, Psychologen und Therapeuten in der ganzen Welt, die das Prinzip der ultradianen Heilreaktion bei ihrer Arbeit verwenden.

Ein großer Teil der Gedanken, die in diesem Buch vorgestellt werden, waren noch vor wenigen Jahren völlig unbekannt. Sie sind sowohl für die praktizierenden Ärzte als auch für viele wissenschaftlich arbeitende Biologen und Psychologen völliges Neuland. Die entscheidenden Aspekte dieses Materials sind so neu, daß sie erst jetzt, während ich dieses Manuskript schreibe, in der wissenschaftlichen Literatur veröffentlicht werden. Für den fachkundigen Leser ist am Ende des Buches eine ausführliche Literaturübersicht beigefügt, wobei die Literatur jeweils den einzelnen Kapiteln zugeordnet wird.

Dieses Buch soll Sie mit der heilenden Kraft der ultradianen Heilreaktion vertraut machen und Ihnen zeigen, daß sich diese ausgezeichnet dazu eignet, den Gesundheitszustand und das Wohlbefinden zu verbessern. Im 1. und 2. Kapitel beschreibe ich, wie ich selbst die ultradiane Heilreaktion entdeckt habe, und was die Wissenschaft inzwischen über unsere natürlichen Seele-Körper-Rhythmen weiß. Im 3., 4. und 5. Kapitel geht es darum, daß Sie entweder Opfer des ultradianen Streßsyndroms, psychosomatischer Störungen und Suchtkrankheiten werden können oder lernen, die ultradiane Heilreaktion so einzusetzen, daß Sie mit den ständig steigenden Anforderungen des modernen Leben besser fertig werden. In den Kapiteln 6 und 7 wird beschrieben, wie Sie mit Hilfe der ultradianen Heilreaktion Ihre Ernährungsweise und Ihre Leistungsfähigkeit bei der täglichen Arbeit und beim sportlichen Training verbessern können. Im 8. und 9. Kapitel wird untersucht, wie wir lernen können, mit Hilfe unserer natürlichen seelisch-körperlichen Rhythmen mit anderen Menschen harmonisch zusammenzuleben, unser Familienleben und unser Sexualleben zu verbessern. In der abschließenden Zusammenfassung werden die tiefgreifenden Konsequenzen behandelt, die unser Verständnis der Seele-Körper-Rhythmen für eine umfassendere Theorie des Bewußtseins und des Sinns der menschlichen Existenz hat.

Jedesmal wenn wir einen Quantensprung machen, indem wir die Grenzen des menschlichen Wissens erweitern, verändern wir gleichzeitig auf tiefgreifende Weise die Art, wie wir uns sehen, wie wir leben und wie wir unsere Beziehungen – ja sogar unsere Gesellschaft gestalten. Vor über hundert Jahren haben Sigmund Freud und seine Kollegen versucht, die Arbeitsweise des Unbewußten zu erforschen. Zu jener Zeit grenzten Gedanken an ein verborgenes Seelenleben in uns allen an Magie und Dämonenglauben. Heute werden diese Dinge schon in der High School gelehrt, Millionen von Menschen erleben sie in der Psychotherapie, lesen darüber in populärwissenschaftlichen Büchern und in Zeitungen oder hören davon in Talkshows im Fernsehen. Nachdem wir uns im letzten Jahrhundert systematisch mit den Theorien des Unbewußten beschäftigt haben, können wir heute erfolgreich in die verborgenen Mechanismen des Unbewußten eingreifen und dadurch die psychische und soziale Funktionsfähigkeit von Menschen verbessern.

Ebenso hatten wir vor 50 Jahren eine nur verschwommene Vorstellung von den enormen Wirkungen, die Körpertraining, Ernährung und Streß auf unsere Gesundheit, unsere Lebenserwartung und unser Wohlbefinden haben; wir wußten so gut wie nichts über die Wirkungen, die das alles auf unsere Seele und auf unseren Körper hat. Man hätte sich damals kaum vorstellen können, daß eine Million Amerikaner jeden Tag kilometerweit laufen würde, daß Gesundheitsläden in den Einkaufsstraßen wie Pilze aus dem Boden schießen und Begriffe wie *low-impact aerobics* zum Smalltalk auf Cocktailpartys werden würden. Die neuesten Erkenntnisse auf dem Gebiet der Ernährungswissenschaften haben die meisten von uns dazu gebracht, ihre Ernährung umzustellen, und was wir heute über den Streß wissen, veranlaßt viele von uns, sich sowohl bei der Arbeit als auch beim Spiel anders zu verhalten als bisher. Jeder Zuwachs an Informationen hat unser Leben auf irgendeine Weise verändert.

Ebenso kann auch das Wissen um die ultradianen Rhythmen jene Perioden des Tages optimieren, in denen wir geistig und körperlich auf der Höhe sind. Die ultradiane Sichtweise eröffnet uns einen neuartigen Ausblick auf die Beziehungen zwischen Körper und Seele und bietet uns viele neue Möglichkeiten, gesünder und leistungsfähiger zu werden und uns weiterzuentwickeln.

Eine wichtige Anmerkung

Menschen, die zum erstenmal etwas über ultradiane Rhythmen oder über die ultradiane Heilreaktion hören, fragen häufig: »Hat das etwas mit den Biorhythmen zu tun, die an unserem Geburtstag beginnen?« Absolut nicht!

Es ist äußerst bedauerlich, daß der Begriff *Biorhythmus* infolge seiner Popularisierung heute so allgemein mißverstanden wird. Man verbindet mit diesem Ausdruck heute im allgemeinen, daß wir alle 23tägigen körperlichen, 28tägigen seelischen und 33tägigen geistigen Rhythmen unterworfen sind, die in irgendeiner astrologischen Weise mit unserer Geburt zusammenhängen sollen. Solche Biorhythmen sind ein Mythos. Bücher, in denen detaillierte Biorhythmen auf der Grundlage des Geburtstages aufgelistet werden, entbehren jeder wissenschaftlichen Grundlage. Diese populäre, aber falsche Theorie basiert auf der Arbeit des Wiener Arztes Wilhelm Fliess und einiger anderer, die im 19. Jahrhundert behauptet haben, diese Biorhythmen begännen mit der Geburt und zögen sich starr und unverändert durch das gesamte Leben eines Menschen. Es gibt jedoch keinerlei wissenschaftlichen Beweis dafür, daß wir unsere guten oder schlechten Tage voraussagen könnten. Trotz zahlreicher Untersuchungen konnte keine Korrelation zwischen diesen merkwürdigen, mit dem Geburtstag beginnenden Biorhythmen einerseits und Stimmungen, Unfällen, Krankheiten oder den täglichen geistigen, seelischen und körperlichen Leistungen andererseits nachgewiesen werden.

Eine der besten Zusammenfassungen dieser pseudowissenschaftlichen Theorie der auf dem Geburtstag basierenden Biorhythmen stammt aus einer Anthologie, die von Dr. Frederick M. Brown, einem Professor an der Pennsylvania State University und Experten auf dem Gebiet der ultradianen Rhythmen herausgegeben wurde:

> Ein Hauptproblem der Pseudowissenschaft von den Biorhythmen besteht abgesehen von ihrem Mangel an Übereinstimmung mit irgendwelchen bekannten, natürlichen zyklischen Phänomenen, in der Verwirrung, die sie im Hinblick auf das Verständnis der echten rhythmischen Funktionen anrichtet, die tatsächlich wiederholt durch sorgfältige empirische Experimente in der Klinik und im Labor nachgewiesen werden konnten.

Dr. Brown stellt außerdem fest, daß die populären Bücher aus jüngster Zeit, die diesen Mythos wieder haben aufleben lassen, »das Verständnis der Leser für die tatsächlichen biologischen und psychologischen Rhythmen getrübt haben.« Im Gegensatz dazu basiert unser Verständnis der ultradianen Rhythmen auf Hunderten von wissenschaftlichen Untersuchungen, die an Universitäten sowie auch in medizinischen, militärischen und industriellen Laboratorien auf der ganzen Welt durchgeführt wurden. Wir wissen, daß unsere 90- bis 120minütigen ultradianen Rhythmen einen großen Teil der seelich-körperlichen Systeme beeinflussen, die unser Leben, unsere Gesundheit und unsere Leistungsfähigkeit auf eine subtile, aber bedeutsame Art verändern. Diese ultradianen Veränderungen sind inzwischen immer wieder in Hunderten von biologischen und psychologischen Untersuchungen nachgewiesen worden, von denen ein großer Teil in diesem Buch erläutert werden soll.

Darüber hinaus soll hier gleich zu Anfang klar gesagt werden, daß die ultradiane Heilreaktion nichts mit heute so populären Phänomenen wie Autosuggestion, Selbstprogrammierung oder Affirmationstechniken zu tun hat. Derartige Methoden der Kontrolle über die Psyche gehen von der falschen Annahme aus, wir könnten unserem Inneren vorschreiben, was es tun soll und wie. Aber wer von uns ist schon klüger als die Natur? Dagegen lehrt uns die ultradiane

Heilreaktion, ein Gespür für die natürlichen Signale unserer Seele und unseres Körpers zu entwickeln, die sich in Form von Körperreaktionen, Gefühlen, Stimmungen und Gedanken ausdrücken. Wenn wir lernen, die Signale der Natur wahrzunehmen und besser zu verstehen, können wir auch die Beziehung zu uns selbst und zu anderen Menschen besser gestalten. Wir hoffen, daß Sie uns beim Lesen dieses Buches auf unserer ultradianen Odyssee nicht nur als passiver Beobachter, sondern als aktiver Teilnehmer begleiten werden. Wenn Sie lernen, sich Ihre ultradianen Rhythmen bewußt zu machen und die ultradiane Heilreaktion zu nutzen, dann ist das, was dadurch bewirkt wird, für Ihre Gesundheit genauso wichtig wie eine vernünftige Ernährung und regelmäßige sportliche Betätigung.

Zur Unterstützung weiterer Untersuchungen über die ultradiane Heilreaktion ist am Ende des Buches ein Fragebogen abgedruckt. Wenn Sie diesen ausfüllen und uns darauf Ihre persönlichen Erfahrungen, Beobachtungen und Ergebnisse mitteilen, helfen Sie uns bei unseren Bemühungen, ein besseres Verständnis der ultradianen Thematik zu erreichen. Wir bitten Sie um Ihre Mitarbeit und wünschen uns, daß Sie unsere Hoffnung teilen, daß ein waches Bewußtsein für die ultradianen Rhythmen unser Leben nicht nur dramatisch verändern, sondern vor allem verbessern kann.

1 Einem wissenschaftlichen Geheimnis auf der Spur

Die ultradiane Heilreaktion wurde durch Erkenntnisse in zwei Bereichen der Wissenschaft entdeckt – dem der Psychologie und dem der Chronobiologie, der Biologie der Zeit. Und wie bei so vielen Rätseln der Wissenschaft wurde auch in diesem Fall das Gesamtbild erst nach und nach sichtbar.

Die Spur des ultradianen Rätsels führt bis in die Zeit zurück, als ich noch Schüler des prominenten amerikanischen Psychiaters Milton H. Erickson war, der zu seinen Lebzeiten einer der führenden Hypnotherapeuten und Begründer der American Society of Clinical Hypnosis war. Erickson gilt heute als einer der einflußreichsten Denker in der Geschichte der modernen Psychotherapie.

Als Therapeut besaß Erickson die geradezu unheimliche Fähigkeit, die tiefsten Probleme, Stärken und Bedürfnisse von Klienten erkennen zu können. Immer wieder gelang es ihm, Menschen zu helfen, denen vorher niemand hatte helfen können. Auf irgendeine geheimnisvolle Weise vermittelte er seinen Patienten ein besonders feines Gespür für ihre eigenen Möglichkeiten. Während seiner Behandlung entwickelten sie die ungewöhnliche Fähigkeit, Türen zu ihrem tiefsten Inneren und zu längst Vergessenem zu öffnen und dort ihre einzigartigen Heilungsmöglichkeiten zu finden.

Ericksons Bewunderer priesen seine ungewöhnliche Fähigkeit, eine therapeutische Hypnose einzuleiten, und das Geschick, mit dem er tiefverwurzelte Probleme seiner Patienten löste. Seine Kritiker brandmarkten ihn als einen genialen Manipulator, einen Experten für subtile Veränderungen der menschlichen Seele. Das *Time* Magazin nannte ihn einmal »den Zauberer aus Phoenix«. Doch alle waren sich in der Ansicht einig, daß er ein bemerkenswerter Virtuose der menschlichen Seele war. 1972 war er ein alter Mann, der unter den Folgen einer Kinderlähmung und einiger körperlicher Gebrechen litt, und die Welt schien ihn vergessen zu haben.

Der Zauberlehrling

Ein paar Jahre zuvor hatte ich an der Temple Universität promoviert, meine Ausbildung als klinischer Psychologe abgeschlossen und anschließend eine eigene Praxis eröffnet. Was ich über Dr. Erickson gehört hatte, faszinierte mich. Deshalb schickte ich ihm ein Exemplar meines ersten Buches *Dreams and the Growth of Personality* und bat ihn um ein Gespräch. Damals war mir noch nicht klar, daß ich bereits auf dem besten Wege war, sein Schüler zu werden, aber genau so war es. In den letzten acht Jahren vor seinem Tod, verbrachte ich jeweils eine Woche im Monat in seinem Haus in Phoenix und protokollierte die Therapiesitzungen mit seinen Patienten, zuerst als gelehriger Schüler, dann als Kollege und schließlich als wissenschaftlicher Mitarbeiter.

Mir fiel damals besonders auf, daß Dr. Erickson im Gegensatz zu den meisten anderen Therapeuten, die ihre Patienten in 50minütigen Sitzungen behandelten, 90 Minuten oder länger mit ihnen arbeitete. In den mehr als fünfzig Jahren seiner Tätigkeit hatte er festgestellt, daß die Patienten dadurch auf eine ganz natürliche Weise in sehr rezeptive Phasen kommen, in denen sie besonders offen für therapeutische Suggestionen sind. Er arbeitete deshalb mindestens anderthalb Stunden mit seinen Patienten und stellte fest, daß sie dadurch problemlos und ohne Hilfe von außen in diesen besonders rezeptiven Zustand eintraten. Erickson praktizierte mit seinen Patienten offenbar eine sehr subtile und indirekte Form der Hypnotherapie, bei der die Natur als gleichberechtigter Partner fungierte. *Wie* das vor sich ging, vermochte ich damals allerdings noch nicht zu begreifen.

Schon bald wurde mir klar, daß Dr. Erickson keineswegs der geniale Manipulator war, für den ihn viele hielten. Er war einfach ein genialer Beobachter. Während er sich hinter seinem großväterlichen, freundlichen Verhalten versteckte, beobachtete er seine Patienten wie ein Habicht und registrierte die kleinsten Veränderungen ihres körperlichen oder seelischen Zustands. Er achtete auf ihren Puls, den er an bestimmten Stellen im Gesicht, am Hals, an den Armen und Beinen erkennen konnte, wo andere ihn kaum wahrzunehmen vermögen. Und er sah, wie sich ihre Pupillen weiteten, wenn über ein wichtiges Thema gesprochen wurde. Während dieser längeren Sitzungen stellte er häufig fest, daß der Patient oft ohne ersichtlichen Grund plötzlich anfing zu nicken, daß er mit den Augenlidern blinzelte und daß sein Blick plötzlich abwesend wirkte. Manchmal bewegte sich der Körper des Patienten überhaupt nicht mehr; Finger, Hände, Arme oder Beine schienen dann in einer unbequemen Haltung wie erstarrt zu sein. Gelegentlich tauchte ein glückliches Lächeln auf dem Gesicht des Patienten auf – meist jedoch waren ihre Züge passiv und schlaff. Erickson nannte diesen Ausdruck »glatt gebügelt«. Während der Lehrsitzungen wies er mich häufig auf die zitternden Augenlider, die gerunzelte Stirn, zitternde Lippen, ein zitterndes Kinn oder Tränen hin – äußere Anzeichen für die intensiven inneren Auseinandersetzungen des Patienten.

Erickson erkannte, daß solche seelisch-körperlichen Signale wichtige, subtile Hinweise darauf waren, daß etwas Wichtiges angerührt worden war, auch wenn das den Betroffenen selbst nicht bewußt war. Ericksons großes Geheimnis schien in der ungeheuer scharfen Beobachtung solcher Signale zu liegen, die das Auftauchen eines seelischen Problems ankündigten.

Dr. Erickson nutzte die natürlichen Ebbe- und Flutbewegungen des Bewußtseins, durch welche im Laufe der Therapiesitzung Fenster geöffnet und wieder geschlossen wurden. Erst wenn er feststellte, daß sich ein Fenster öffnete, und sich die körperlichen und seelischen Prozesse des Patienten beruhigt hatten, begann Erickson mit der Induktion der hypnotherapeutischen Trance.

In den vielen Jahren, in denen Erickson Patienten behandelt hatte, hatte er gelernt, daß seine Klienten während dieser Heilperioden, die in der Regel zehn bis zwanzig Minuten dauerten, einen besseren Zugang zu ihren Gefühlen, Intuitionen und zu ihren geheimsten Gedanken hatten. Mit Hilfe dieser Fenster, die ihm einen Einblick ins Innere seiner Patienten ermöglichten, brachte er ihnen bei, ihre Probleme selbst und auf ihre eigene Art und Weise zu lösen. Während dieser Heilperioden konnte Erickson seine effektivste Arbeit leisten, seinen Patienten Einsichten vermitteln und sie zu Verhaltensänderungen bringen, die ihnen zu einer anderen Zeit viel schwerer gefallen wären.

Die Alltagstrance

Erickson nannte diese natürlichen Entspannungs- und Heilperioden *Alltagstrance,* weil es sich dabei um ein spontan auftretendes Phänomen handelt, das im Alltagsleben ebenso wie auch im Behandlungsraum auftreten kann. Wir alle erleben im Laufe des Tages einen Bewußtseinszustand, der zwischen Schlaf und Wachsein liegt. Der Manager, der sich während einer langen Besprechung nicht mehr konzentrieren kann, die Hausfrau, die am späten Vormittag abwesend in ihre Kaffeetasse stiert, der Student, der während der Vorlesung einen abwesenden Blick bekommt, der Autofahrer, der überrascht feststellt, daß er an seinem Ziel angekommen ist, obwohl er sich nicht mehr daran erinnern kann, was in den letzten zwanzig Minuten vorgefallen ist – alle diese Menschen demonstrieren das Phänomen der Alltagstrance.

Obgleich diese kurzen Perioden, in denen sich die Konzentration nach innen richtet, tagtäglich auftreten, sind sie doch etwas Besonderes. In solchen stillen Momenten wenden wir uns nach innen. Unsere Träume und Phantasien – das Rohmaterial unserer Weiterentwicklung im Alltagsleben wie auch in der Psychotherapie – werden ungewöhnlich lebendig, wenn das Fenster zwischen unserem Bewußtsein und unserem Unbewußten sich einen Spaltbreit öffnet. In solchen Augenblicken sind wir unserer Seele am nächsten und können besser als sonst mit unserem inneren Selbst kommunizieren. Da die Seele die Quelle unseres tiefsten Wissens ist, sind manche Menschen in solchen meditativen Augenblicken besonders kreativ, sie haben Einsichten, phantasievolle Einfälle, und es gelingt ihnen, auf intuitive Weise Querverbindungen herzustellen. Ein solches Fenster ermöglicht es uns außerdem, uns an Dinge zu erinnern, die für unser Leben wichtig sind, an die wir jedoch für gewöhnlich nicht herankommen.

Erickson war der Meinung, daß junge Hypnotherapeuten unbedingt lernen sollten, diese natürlichen Variationen des menschlichen Bewußtseins im Alltag zu erkennen. Da ich mich durch seine therapeutischen Erfolge angeregt fühlte und hoffte, diese Erfahrungen bei meiner eigenen Arbeit verwenden zu können, stellte ich die subtilen seelischen und das Verhalten betreffenden Zeichen, an denen sich mein Mentor orientiert hatte, in einer Liste zusammen, mit deren Hilfe ich die Alltagstrance erkennen konnte. Um meine Beobachtungsfähigkeit zu schulen, beobachtete ich im Laufe der Jahre viele Menschen in Alltagssituationen: wenn sie irgendwo warteten, im Flugzeug oder im Behandlungszimmer saßen. Dabei stellte ich fest, daß viele Merkmale der Alltagstrance bei den einzelnen Menschen in einer verwirrenden Vielfalt von Varianten auftraten. In manchen Fällen zeigte sogar ein und dieselbe Person bei verschiedenen Anlässen verschiedene Verhaltensmuster. So zum Beispiel:

- entspannter, ruhiger oder leerer Gesichtsausdruck
- abwesender, leerer Blick
- Gähnen, tiefe Atemzüge oder unwillkürliches Seufzen
- Verlangsamung der Reflexe bis zur Schwerfälligkeit
- Bedürfnis, sich zu recken, aufzustehen und sich zu bewegen
- Magenknurren, plötzlicher Hunger, Schluckauf oder Rülpser
- Bedürfnis, auf die Toilette zu gehen
- abwesendes Herumspielen mit Körperteilen
- tiefere Stimmlage
- abwesendes Kritzeln
- vorübergehender Verlust des Gehörs oder Abschalten der Außenwelt
- Schläfrigkeit und Tagträumen

Während ich lernte, diese natürlichen Perioden heilsamer Ruhe und Aufnahmebereitschaft zu erkennen, wurde mir immer klarer, daß Ericksons sogenannte Wunderheilungen auf seiner außergewöhnlichen Sensibilität für die spontanen Veränderungen beruhten, die bei seinen Patienten auf vielen verschiedenen Bewußtseinsebenen stattfanden. Je länger ich Erickson bei seiner Arbeit beobachete, um so stärker wurde meine Überzeugung, daß ein wichtiger Schlüssel zum Geheimnis seines therapeutischen Erfolgs das geschickte Nutzen jener natürlichen Perioden der Alltagstrance war. Für Erickson waren diese Augenblicke der Schlüssel zu den Erfahrungen der Heilung und Veränderung, die seine Klienten machten. Sie waren letztlich der Grund für seine vielgerühmten therapeutischen Erfolge.

Nach und nach wurde uns klar, daß das Geheimnis des Übergangs von der Krankheit zur Gesundheit und zum Wohlbefinden im Erkennen und Fördern der körperlich-seelischen Hilfsquellen eines Menschen liegt, die während dieser kurzen natürlichen Fenster im Laufe des Tages periodisch auftauchen. Wir hatten das Gefühl, daß diese Perioden nicht nur für die Patienten, sondern für jeden Menschen wichtig sein könnten. Da das Unbewußte die Quelle der Kreativität, der Gefühle und der Intuition ist, glaubten wir, daß man mit Hilfe dieser Fenster, die einen Zugang zum Unbewußten darstellten, die seelische Entwicklung der Menschen fördern und ihnen helfen könnte, schwierige persönliche Probleme zu lösen.

Doch wie so oft bei wissenschaftlichen Neuentdeckungen warfen unsere neugewonnenen Erkenntnisse genauso viele Fragen auf, wie sie beantworteten. Ob wir es nun Alltagstrance, Hypnose, Entspannung, Meditation, Tagträumen usw. nannten, unbeantwortet blieb die Frage, was in diesen Perioden passiert. Warum traten sie auf? Hatten andere sie auch schon beobachtet? Wie könnte man sie sonst noch nutzen? Weder Erickson noch sonst jemand wußte das.

Mir schien es, als wären wir mit diesem Geheimnis in einer Sackgasse gelandet, und ich hätte mir nie träumen lassen, daß die Ergebnisse aus vielen anderen wissenschaftlichen Disziplinen schon so bald die Fragen beantworten würden, die Ericksons Arbeit aufgeworfen hatten.

Ultradian, auch wenn es anders genannt wird

Die Mechanismen verstehen zu lernen, mit deren Hilfe Erickson so erfolgreiche therapeutische Arbeit leistete, war für mich so spannend wie ein Kriminalroman. Die folgenden Jahre, in denen ich nach weiteren, frühen Entdeckern dieser Ideen suchte, wurden für mich persönlich zu einer Odyssee. Je mehr ich las, um so klarer wurde mir, daß viele Erforscher der menschlichen Seele zumindest schon vor einem Jahrhundert die Merkmale und Möglichkeiten der Alltagstrance beobachtet und untersucht hatten.

So fand ich zum Beispiel in vielen Arbeiten der Begründer der Tiefenpsychologie – bei dem französischen Neurologen Jean-Martin Charcot, bei dem Pionier der Hypnose Pierre Janet, bei Sigmund

Freud und bei dem berühmten Schweizer Psychiater C.G. Jung – Hinweise darauf, daß sie etwas über die natürlichen Rhythmen unseres Bewußtseins und der Heilung wußten. Leider war zu ihrer Zeit die Biologie noch nicht genügend fortgeschritten, sonst hätte man schon damals die subtilen Rhythmen der Seele und des Körpers entdecken können, was ihre Untersuchungen erheblich gefördert hätte. Ihnen standen noch nicht all jene wissenschaftlichen und technischen Möglichkeiten zur Verfügung, derer wir uns heute bedienen können, beispielsweise Elektroden und EEG-Apparaturen, mit denen man Hirnströme messen kann. Trotzdem haben jene Pioniere etwas Wichtiges entdeckt: die subtilen Veränderungen des Bewußtseins im alltäglichen Leben, die auf die Gesundheit und auf das Wohlbefinden einwirken.

Der erste, der einen Zusammenhang zwischen dem periodischen Charakter von Streß und Heilung entdeckte, war Charcot, der um 1850 als Professor für Neurologie und Psychiatrie tätig war. Er glaubte, daß Menschen in gewissen zeitlichen Abständen einen Bewußtseinszustand zwischen Wachsein und Schlaf erleben, den er hypnoid nannte. Er hielt diesen Zustand für eine Art Hypnose, die ganz spontan im alltäglichen Leben auftreten könne.

Charcot wußte nicht, wodurch dieser hypnoide Zustand ausgelöst wurde, stellte aber die Hypothese auf, daß das Erlebnis mit einem nächtlichen Traum zu vergleichen sei. Weiter postulierte er, in solch einem Zustand könne sich jeder starke seelische Reiz auf ungesunde, neurotische Weise in die Seele einprägen. Vor allem, wenn wir uns nicht ausruhen können, werden wir anfällig für intensive seelische Zustände, Ängste, Reizbarkeit und Depression. Da die Wissenschaft jener Zeit noch nicht sehr weit entwickelt war, führte Charcots Suche nach einer biologischen Grundlage für jene hypnoiden Zustände zu keinem befriedigenden Ergebnis.

Der nächste, den dieses Phänomen verblüffte, war Pierre Janet, ein Schüler Charcots. Auch er stellte fest, daß beim Menschen zu verschiedenen Tageszeiten periodische Fluktuationen ihrer geistigen Energie auftreten. Er nannte diese Fluktuationen *abaissement du niveau mental* – ein Absinken der geistigen Energie. Die meisten Menschen fühlen sich in solchen Perioden müde und können nicht so gut denken oder arbeiten wie sonst. Wenn in einer solchen *abaissement-*

Periode der Streß durch ein traumatisches oder zumindest starkes seelisches Erlebnis verstärkt wird, kann die Seele das Ereignis nicht deuten und in der üblichen Weise in ein sinnvolles, gesichertes Ganzes einordnen. In solchen Augenblicken sind wir seelisch verletzbar und leicht zu erschüttern; wir können die Erlebnisse zwar registrieren, aber nicht richtig verarbeiten. Wenn wir zum Beispiel herbe Kritik einstecken müssen, geht es uns schlecht, aber weil unsere Verteidigungsmechanismen schwach sind, sind wir nicht in der Lage, etwas gegen die Kritik vorzubringen. Das Streßerlebnis bleibt unbearbeitet in uns – und blockiert so die Mechanismen unserer Seele.

Janet stellte die Hypothese auf, daß solche unverarbeiteten Erlebnisse mit der Zeit zu Zwangsvorstellungen, Phobien und zu psychischen oder psychosomatischen Krankheiten führen könnten. Er glaubte, daß derartige Störungen auf die andauernden, vergeblichen Versuche der Seele-Körper-Einheit zurückzuführen seien, dem ursprünglichen störenden Erlebnis einen Sinn zuzuordnen. Obwohl die Wissenschaft seiner Zeit nicht in der Lage war, die physiologische Grundlage jener *abaissements* zu finden, blieb Janet bei seiner Überzeugung, daß eine solche Ursache existieren und daß diese mit Streß und Erschöpfung in Zusammenhang stehen müsse. Ein Medizinhistoriker seiner Zeit faßte Janets Ansichten zusammen:

> Janet... ging offenbar davon aus, daß man diese [physiologischen Kräfte] eines Tages messen können wird. Er war der Ansicht, daß sie mit dem Zustand des Gehirns und der Organe zusammenhängen müßten.... Offenbar ist es möglich, diese Kräfte auf irgendeine Weise zu regenerieren.... Einer der wirksamsten Faktoren bei diesem Regenerationsprozeß ist der Schlaf.... Ebenso wirksam sind verschiedene Entspannungstechniken, *das Verteilen von Pausen über den ganzen Tag,* daß man im Laufe eines Monats Ruhetage einlegt und einen Jahresurlaub macht... [Kursiv nachträglich hinzugefügt]

Mit seiner Ansicht über regenerierende »Pausen im Tagesverlauf« hat Janet meines Erachtens die wertvollen therapeutischen Möglichkeiten der natürlichen seelisch-körperlichen Zeiten der Regeneration, die ich ultradiane Heilreaktion nenne, vorweggenommen.

Viele der Gedanken Janets wurden eine Generation später von Freud übernommen, der davon ausging, daß der hypnoide Zustand sowohl mit abnormen Zuständen des Bewußtseins als auch mit gewöhnlichen »Absencen« zusammenhing. Freud zufolge gibt es viele verschiedene Zustände, die zu einer Art »Abwesenheit« führen... Ein Forscher, der sich tief in ein Problem vergraben hat, so schreibt er, sei zweifellos bis zu einem gewissen Grad anästhesiert und habe alle möglichen Empfindungen, die er nicht bewußt wahrnehme; das gleiche gelte für jeden, der seine schöpferische Phantasie aktiv einsetze.

Ähnlich wie Freud beschreibt auch Jung eine spontane Bewußtseinsveränderung, von der er annahm, daß sie sowohl bei psychischen Störungen als auch bei der schöpferischen Arbeit eines gesunden Menschen vorkommen könne. Jungs Beschreibung dieser rhythmischen oder wellenartigen Veränderungen war fünfzig Jahre lang die klarste Definition dieses Phänomens, die uns zur Verfügung stand, bis wir schließlich die seelisch-körperlichen Rhythmen entdeckten.

> Bestimmte experimentelle Untersuchungen weisen darauf hin, daß die Intensitäts- oder Aktivitätskurve einen wellenförmigen Charakter mit einer »Wellenlänge« von Stunden, Tagen oder Wochen hat.

Am auffälligsten war der Fortschritt im Denken der genannten vier Pioniere im Hinblick auf das Wesen und den Zweck der Alltagstrance. Während der hypnoide Zustand für Charcot noch eine Quelle psychischer Störungen war, erweiterte Janet das Konzept, weil er erkannt hatte, daß das Bewußtsein in Augenblicken, in denen der Energiepegel niedrig ist, die Fähigkeit verliert, Informationen zu verarbeiten, da die Seele-Körper-Einheit Ruhe braucht. Freud entwickelte dann Janets Gedanken noch ein Stück weiter, indem er die Hypothese aufstellte, daß die Grenzzustände zwischen Bewußtheit und Schlaf in Wirklichkeit Tore sowohl zur Kreativität als auch zur Psychopathologie seien, je nachdem, wie man diese Bewußtseinsveränderung betrachte. Jung schließlich tat den letzten Schritt: Für ihn waren jene Grenzzustände der Keim einer bleibenden Bewußtseinserweiterung, einer spirituellen Veränderung und eines Durchbruchs schöpferischer Ideen. Meine Beschäftigung mit diesen vier Pionieren hat mich schließlich in einer großen Kreisbewegung wieder zu meinen Arbeiten mit Erickson und den speziellen Fenstern der Heilung zurückgebracht, die er Alltagstrance nannte.

Die Biologie der Zeit

Der nächste Schritt in Richtung auf ein Verständnis des ultradianen Rätsels hat etwas mit der Biologie der Zeit zu tun. Seit den fünfziger Jahren haben Biomediziner und Forscher, die in den Laboratorien der Armee arbeiten, zahlreiche subtile innere Rhythmen des Körpers und des Gehirns entdeckt. Die Wissenschaftler haben zunächst den Schlaf und die Träume untersucht und dabei eine große Zahl von miteinander in Beziehung stehenden Rhythmen gefunden – und ein großer Teil dieser Rhythmen wies einen Rapport von etwa 90 bis 120 Minuten auf, wobei ihre Muster ganz verschieden waren. Sie nannten sie ultradiane Rhythmen, da sie mehrmals am Tag auftraten.

Diese verborgenen Rhythmen waren so interessant, daß die Regierung Millionen ausgab, um sie untersuchen zu lassen. Die von der Regierung beauftragten Wissenschaftler waren vor allem an Erkenntnissen über menschliche Leistungsschwächen interessiert: Flugzeugunglücke, die auf einen Pilotenfehler und nicht auf mechanische Ursachen zurückzuführen waren, Fehler von Fluglotsen, die in einer Krise entweder zu langsam oder nicht so reagierten, wie sie es gelernt hatten, das Vorkommen von Launenhaftigkeit, Reizbarkeit, falscher Einschätzung einer Situation und sogar psychosomatische Erkrankungen bei Menschen in Schlüsselpositionen, die über lange Zeiträume hinweg wach und aufnahmebereit sein müssen.

Die Wissenschaftler stellten fest, daß all diese Situationen einen gemeinsamen Faktor enthielten, den man Dauerstreß nennen könnte. Sie fanden heraus, daß Menschen im Tagesverlauf ultradiane Rhythmen von 90 bis 120 Minuten Dauer erleben, in denen Phasen der Ruhe ebenso wie solche der Aktivität enthalten waren. Diese Kurven haben einen Gipfel erhöhter Wachsamkeit und Leistungsfähigkeit und ein Tal der Ermüdung, in welchen die meisten

Menschen das Gefühl haben, eine Pause einlegen zu müssen. Diese ultradianen Rhythmen beeinflussen die Leistungen in einem extrem großen Bereich geistiger und körperlicher Aktivität: Erkennen, Aufmerksamkeit, Konzentration, Lernen, Kurzzeitgedächtnis, Kreativität, Auge-Hand-Koordination, sportliche Fähigkeiten, Reflexe und Energiehaushalt.

Als man in den 70er und 80er Jahren einen größeren Fundus wissenschaftlicher Untersuchungsergebnisse in diesen Forschungsgebiet zusammengetragen hatte, wurde eine unglaubliche Vielzahl unterschiedlicher ultradianer Rhythmen entdeckt, die sich bisher hinter den sogenannten Alltagstätigkeiten verborgen hatten. Man entdeckte in den vielen Systemen der Seele und des Körpers regelmäßige Aktivitäts- und Ruherhythmen, die sich im Abstand von 90 bis 120 Minuten wiederholten. Es schien, als ob die Menschen tatsächlich alle anderthalb Stunden unbedingt eine Pause machen müßten, um sich zu erholen und die Spitze ihrer Leistungsfähigkeit wieder erreichen zu können. Diese offensichtliche Notwendigkeit hatte weder etwas mit Faulheit noch mit den Forderungen der Gewerkschaften zu tun. Die Arbeiter hatten das Gefühl, die Arbeit unterbrechen und sich ausruhen zu müssen, sie wollten Kaffee oder eine Cola trinken oder eine Kleinigkeit essen, um anschließend wieder konzentriert arbeiten zu können.

Diese Untersuchungen über ultradiane Rhythmen sind wissenschaftlich außerordentlich bedeutsam, obwohl sie nicht sehr bekannt sind. Leider gilt auch hier, daß die Entdeckungen, die in einem Teilbereich der Wissenschaft gemacht wurden, in den anderen unbekannt sind. Deshalb profitierten die Wissenschaftler, die auf den Gebieten der Psychologie und Psychotherapie arbeiten, erst Jahre später von den wertvollen Informationen, die die Biologen zusammengetragen hatten.

Des Rätsels Lösung

Als ich mich in die neugewonnenen Forschungsergebnisse vertiefte, kam mir an diesen ultradianen Rhythmen mit ihren Gipfeln und Tälern irgend etwas bekannt vor. Eines Tages, während ich über die Komponenten der Aktivitäts- und Ruhephasen der einzelnen

Rhythmen nachdachte, wurde mir plötzlich klar, *was* es war: Die Verhaltensweisen, die wir während der Ruhephase der ultradianen Rhythmen erleben, entsprachen jenen, die ich zusammen mit Erickson etwa sechs Jahre vorher als die der Alltagstrance erkannt und beschrieben hatte! Diese erstaunliche Parallele zwischen ultradianen Rhythmen von Seele und Körper war eindeutig!

Konnte das ein Zufall sein? Die Täler unserer ultradianen Körperrhythmen und die Fenster zu unserem Unbewußten treten beide spontan etwa alle anderthalb Stunden auf. Beide sind mit einer 20minütigen Periode eines offensichtlichen Abfalls der Wachheit und Aufmerksamkeit verbunden. Und beide zeigen, daß wir alle anderthalb oder zwei Stunden das Gefühl bekommen, unseren normalen Arbeitsrhythmus durch eine Pause unterbrechen zu müssen. Wenn man die graphische Darstellung dieser Rhythmen betrachtet (siehe Abb. 1), erkennt man, daß die Alltagstrance in der 15 bis 20minütigen Übergangszeit zwischen dem unteren Ende einer 90- bis 120minütigen ultradianen Aktivitäts-Ruhe-Periode und dem Beginn der nächsten auftritt.

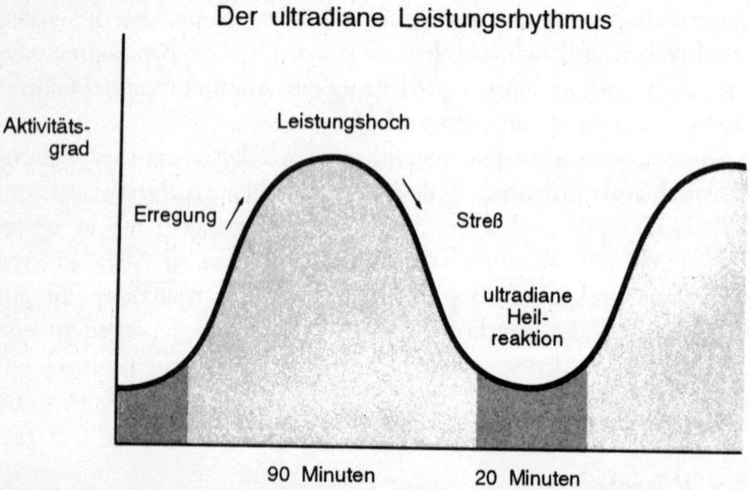

ABB. 1.: *Die Kurve des ultradianen Leistungsrhythmus besteht aus einer etwa 90- bis 120minütigen Aktivitätsphase und einer 20minütigen Erneuerungsphase, weist aber eine große Varianz auf, die im Hinblick auf den zeitlichen Ablauf dieser Rhythmen zwischen den einzelnen Menschen und Situationen erheblich sein kann. Die Rhythmen verändern sich, um uns die Anpassung an veränderte Umweltbedingungen zu ermöglichen.*

Als ich den 78jährigen Erickson ein Jahr vor seinem Tode auf diese Ähnlichkeit zwischen dem Verhalten in den Ruhephasen der ultradianen Rhythmen und der Alltagstrance aufmerksam machte, war er von der Möglichkeit fasziniert, daß zwischen beidem ein Zusammhang bestehen könnte. Er gab allerdings zu, daß er nie auf den Gedanken gekommen wäre, daß seine hypnotherapeutischen Therapiemethoden sich verifizierbare, meßbare Rhythmen der Seele-Körper-Einheit zunutze machten. Er hatte seine Methode immer schon als naturalistisch bezeichnet, aber er hatte nicht geahnt, *wie* naturgemäß sie tatsächlich gewesen war.

Die ultradiane Heilreaktion

Diese Erkenntnisse wurden zum Ausgangspunkt einer völlig neuen Theorie über Streß, Gesundheit und Heilung. Übermäßige und chronische Hyperaktivität verursachen Streß und führen zu Symptomen, denn sie stören unsere normalen zirkadianen und ultradianen Rhythmen der Aktivität und Ruhe. Die 20minütige ultradiane Heilreaktion lindert die Streßsymptome, indem sie den natürlichen Rhythmen unserer Seele-Körper-Einheit Gelegenheit gibt, sich wieder zu normalisieren. Mit anderen Worten: Das 20minütige Tal unseres grundlegenden Ruhe-Aktivitätszyklus stellt eine natürliche Periode dar, in der eine körperliche und psychische Erneuerung sowie eine Erholung von den Alltagsbelastungen stattfinden kann. Deshalb habe ich das Ganze ultradiane Heilreaktion genannt.

Und diese ultradiane Heilreaktion hat erhebliche Auswirkungen auf viele Lebensbereiche.

- Ultradiane Rhythmen stellen wichtige Kommunikationsmuster dar, die zwischen Seele und Körper ablaufen und ein Dutzend Mal pro Tag zahlreiche physiologische und psychologische Prozesse koordinieren.
- Auf dem Gipfelpunkt eines jeden ultradianen Zyklus versetzt die Natur uns in die Lage, zu arbeiten und uns dabei wohlzufühlen, vorausgesetzt wir erkennen diese Perioden, in denen wir ein Leistungshoch erreichen und wissen sie zu nutzen.

- Alle 90 bis 120 Minuten bietet die Natur uns 20 Minuten lang ein Fenster an, um unserem Geist, unserem Körper und unserer Psyche Gelegenheit zu geben, trotz der ständigen Veränderungen und Herausforderungen des Alltags im Gleichgewicht zu bleiben. Wir können lernen, auf diese ultradiane Aufforderung zur Regeneration und Erholung zu achten und den Weg vom Streß zur Gesundheit, von der Ineffizienz zur Produktivität und von der Schwäche zur Stärke zu finden.

All das läßt darauf schließen, daß die ultradiane Heilreaktion auch bei den meisten ganzheitlichen Methoden der Seele-Körper-Heilung im verborgenen wirksam ist. Entspannungstechniken, Meditation, Imaginationsübungen, Biofeedback, Hypnose, spirituelle Rituale, ja sogar das Handauflegen, alle diese Methoden gehen davon aus, daß der Patient eine Pause von ungefähr zwanzig Minuten Dauer einlegt, um die beste Heilwirkung zu erzielen.

Im nächsten Kapitel wollen wir uns detaillierter mit dem Wesen der ultradianen Rhythmen und mit ihrer tiefgreifenden Wirkung auf die Systeme unserer Seele und unseres Körpers befassen.

2 Die seelisch-körperlichen Rhythmen der Selbstregulation

Nicht zu wissen, daß man eine Zeitstruktur hat, ist so, als wüßte man nicht, daß man ein Herz oder eine Lunge hat. In jedem Aspekt unserer Physiologie und unseres Lebens erkennen wir, daß wir der Ordnung unterworfen sind, die wir Zeit nennen.

Dr. Gay Gaer Luce
Report of U.S. Department of Health, Education, and Welfare

Die Wissenschaft hat schon lange erkannt, daß praktisch jeder Organismus – vom Pantoffeltierchen bis zum Dickhäuter – geboren wird, sein Leben lebt und stirbt und dabei von komplexen rhythmischen Strukturen beeinflußt wird, die der Zeit unterworfen sind. Rhythmus ist eine Konstante der Natur. Fruchtfliegen und Topfpflanzen, Nacktschnecken und Atomphysiker – alle Lebewesen sind dem stündlichen, täglichen und jahreszeitlichen Rhythmus von Aktivität und Ruhe unterworfen.

Unsere kosmische Mutter Erde, die uns als rhythmische Geschöpfe erschaffen hat, erzeugt ständig ein Mandala miteinander verbundener Zyklen. Ihre jährliche Reise um die Sonne, die Neigung ihrer Achse, die die Jahreszeiten verursacht, und ihre täglichen Umdrehungen haben einen bedeutend größeren Einfluß auf unser Leben und unsere Umwelt, als wir ahnen.

Jeden Tag sammeln die Bienen im Garten ihren Nektar und folgen dabei den Rhythmen, die in ihren Genen programmiert sind. Über ihnen suchen die Stare ihre Nahrung, füttern ihre Jungen, suchen dann weiter, und das alles in einem festen, deutlich erkennbaren Sechsminutenrhythmus. Der überwinternde Bär, der wandernde Wal und die laichenden Fische, alle richten sich nach täglichen, monatlichen und jahreszeitlichen Rhythmen von Aktivität und Ruhe. Ameisen und Flußkrebse, Ratten und Hamster zeigen auch dann deutlich voneinander abgegrenzte Perioden, in denen sie aktiv sind, schlafen, nisten und fressen, wenn man sie in einer kontrollierten Laborsituation vom Tageslicht abschirmt.

Seit über zweihundert Jahren wissen wir, daß sich die Blätter der Pflanzen in einem etwa 24stündigen Rhythmus öffnen und schließen, heben und senken – und dies sogar in tiefen Höhlen, in denen sie kein Sonnenlicht bekommen. Für die Wissenschaft war das eine Überraschung, denn es bedeutete, daß der Ursprung des Rhythmus der Pflanze in der Pflanze selbst liegt und nicht vom Auf- und Untergehen der Sonne abhängt, wie man bei oberflächlicher Betrachtung meinen könnte. Erst 1985 wurde die Existenz eines solchen inneren Ursprungs und die genetische Ursache dieser Rhythmen von Forschern der Rockefeller Universität entdeckt. Das Sonnenlicht kann diese genetische Uhr allerdings verstellen, so daß sie schneller oder langsamer geht, um sich an den Rhythmus der Jahreszeiten anzupassen.

Auch wir Menschen haben eine genetische Uhr, die durch den Rhythmus der Jahreszeiten beeinflußt wird, obgleich dies kaum jemandem von uns bewußt ist. Geburten, Todesfälle, Energie und Spannkraft, ja sogar Stimmungen können von der Jahreszeit abhängen. Man hat festgestellt, daß Leistungsfähigkeit und Konzentration sowohl bei Frauen als auch bei Männern einem monatlichen Rhythmus unterworfen sind. Unsere geistige Spannkraft, unsere seelische Befindlichkeit, die Blutchemie, Muskelkraft, Koordination zwischen Auge und Hand, ja sogar die Widerstandskraft gegen Krankheiten verändern sich im Laufe eines Tages in voraussagbaren Rhythmen.

Diese Rhythmen sind so bedeutsam und allgegenwärtig, daß die Wissenschaftler ihnen Namen gegeben haben. Biologische Rhythmen, die im Laufe eines Tages einen Gipfel und ein Tal haben, werden *zirkadian* genannt (*circa dies* »ungefähr ein Tag«). Wenn sie länger als ein Tag sind, wie zum Beispiel der Menstruationszyklus, nennt man sie *infradian* (*infra dies*). Wenn solche Rhythmen sich mehrmals am Tag wiederholen, wie zum Beispiel Hunger und sexuelle Erregung, nennt man sie *ultradian* (*ultra dies* »mehrmals am Tag«).

Bevor wir untersuchen, warum unsere ultradianen Rhythmen einen so tiefgreifenden und umfassenden Einfluß auf Leistung, Streß und

Heilung haben, müssen wir zunächst wissen, welche Rolle die längeren infradianen und zirkadianen Rhythmen spielen.

Unsere jahreszeitlichen Rhythmen: die infradianen Rhythmen

Der bekannteste infradiane Rhythmus ist der Menstruationszyklus der Frau, der sich etwa über 28 Tage erstreckt. Der dramatische Einfluß, den dieser Monatsrhythmus sowohl auf seelische als auch körperliche Funktionen hat, ist inzwischen oft genug nachgewiesen worden. Wenn der Östrogenspiegel kurz vor dem Eisprung seinen monatlichen Höhepunkt erreicht, und in den zehn Tagen vor Beginn der Menstruation erbringen Frauen sowohl im verbalen als auch im motorischen Bereich bessere Leistungen, schlechtere dagegen bei Aufgaben, die eine räumliche Orientierung erfordern. Wenn der Östrogenspiegel sinkt, verkehren sich diese Ergebnisse ins Gegenteil.

Es ist kaum bekannt, daß auch Männer einem monatlichen Rhythmus unterworfen sind. In einer Untersuchung, die vor sechzehn Jahren durchgeführt wurde, entdeckte Dr. Franz Halberg von der medizinischen Fakultät der University of Minnesota, daß der Pegel bestimmter hormoneller Botenmoleküle im Urin seiner männlichen Versuchspersonen einen deutlich erkennbaren 30Tage-Rhythmus aufwies. Das erklärt auch die Ergebnisse einer Untersuchung, die Dr. Rex Herser von der University of Pennsylvania an einer Gruppe von gesunden männlichen Fabrikarbeitern durchgeführt hat. Alle Männer erlebten regelmäßige monatliche Rhythmen, die zu Stimmungsveränderungen von einer dumpfen Depression bis zu unternehmungslustigem Optimismus reichten. Andere Untersuchungen haben gezeigt, daß Gewalttätigkeiten, Aggressionen, Verbrechen und psychotische Krisen bei Männern in einem ziemlich regelmäßigen monatlichen Muster auftreten.

Ein weiterer, wenig bekannter, infradianer Zyklus ist eine psychische Störung, die SAD genannt wird (*seasonal affektive disorder*) – die Winterdepression oder »February blahs« –, von der jeder Zehnte betroffen ist. Wenn es in den kalten Klimazonen im Winter weniger Tageslicht gibt, erleben viele Menschen ein Nachlassen ihrer

Energie, sie neigen zu Depressionen und haben Schwierigkeiten, mit ihren täglichen Aufgaben fertigzuwerden. Einige Wissenschaftler haben die Hypothese aufgestellt, daß dieses seelisch-körperliche Tief dem Winterschlaf der Bären ähnelt und ein genetisches Überbleibsel aus einer Zeit ist, in der die Menschen sich im Winter noch in ihre Höhlen zurückgezogen haben.

Darüber hinaus hat die Wissenschaft auch noch viele andere seelisch-körperliche Rhythmen beim Menschen entdeckt, die dem Einfluß der vier Jahreszeiten unterliegen. So werden zum Beispiel im Mai, Juni und Dezember mehr Zwillinge geboren; Magengeschwüre treten vornehmlich in der ersten Hälfte des Jahres, Diabeteserkrankung häufiger im Winter auf; im Januar sterben mehr Menschen an Arteriosklerose, und im Mai und September liegt die Selbstmordrate höher. Wahrscheinlich gibt es noch mehr infradiane Rhythmen, die erst noch entdeckt werden müssen. Die Wissenschaft versucht immer noch herauszufinden, welche Ursachen sie haben und wie sie uns beeinflussen, doch kann schon heute als zweifelsfrei erwiesen gelten, daß sie eine Kraft darstellen, die unser Sein und unser Bewußtsein prägt.

Unsere Tagesrhythmen: die zirkadianen Rhythmen

Die heute verfügbaren Erkenntnisse über die Beziehung zwischen den zirkadianen und den ultradianen Rhythmen sind in drei Teilschritten gefunden worden. Ursprünglich glaubte man, die zirkadianen Rhythmen bezögen sich lediglich auf den Schlaf-Wachrhythmus. In den 50er Jahren fand man dann heraus, daß unser Schlaf in 90- bis 120minütigen ultradianen Rhythmen verläuft, die sich aus Traum- und Tiefschlaf-Phasen zusammensetzen. Dies war der zweite Abschnitt. Der dritte Abschnitt begann, als man in den 70er Jahren entdeckte, daß wir auch im Wachzustand natürliche 90- bis 120minütige ultradiane Bewußtseinsveränderungen erleben (siehe Abb. 2). Man geht heute davon aus, daß unser täglicher zirkadianer Zyklus in Wirklichkeit aus einer Folge von 90- bis 120minütigen ultradianen Zyklen zusammengesetzt ist.

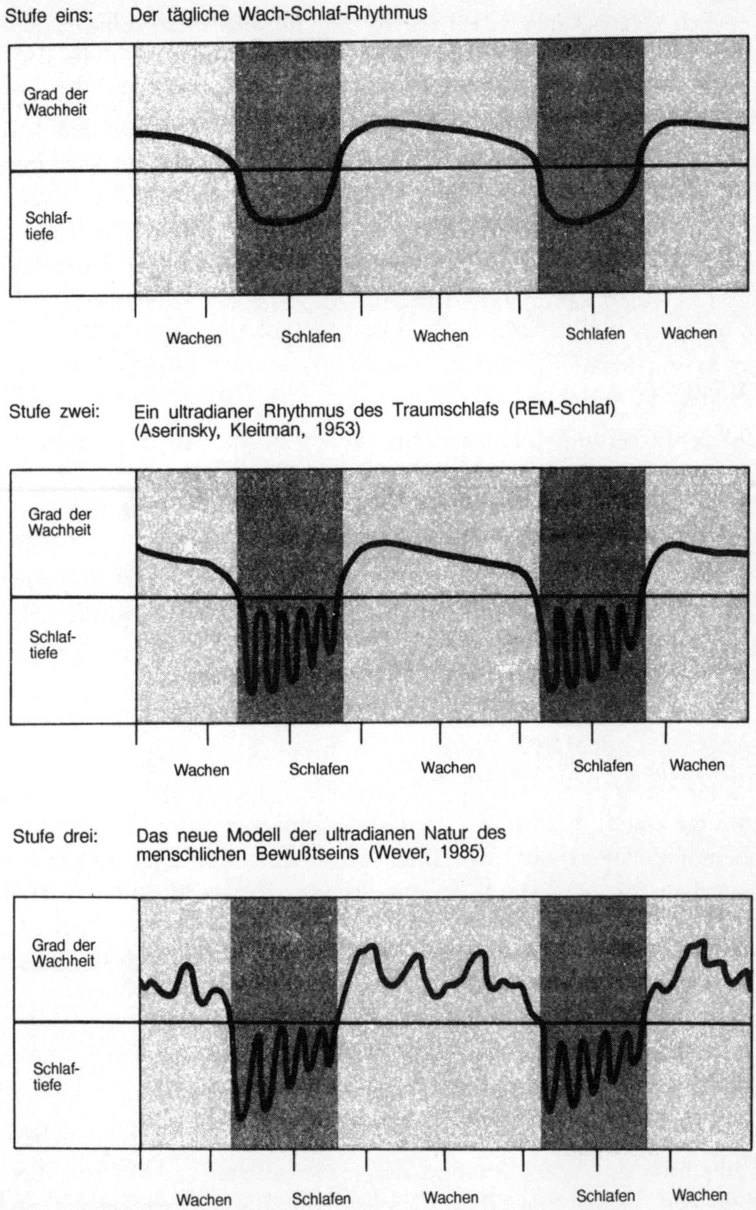

ABB. 2.: *Drei Stufen der Evolution des gegenwärtigen Modells der ultradianen Natur des Bewußtseins (übernommen aus Wever, 1988)*

Viele Menschen erleben regelmäßig im Laufe eines Tages eine periodische Veränderung ihrer Spannkraft und ihrer Stimmungslage. Die zeitliche Länge der einzelnen Aktivitätszyklen ist bei verschiedenen Menschen sehr unterschiedlich. Manche – man nennt sie auch Lerchen – sind morgens früh besonders wach und leistungsfähig, während andere – die Nachteulen – ihre beste Zeit abends haben. Untersuchungen weisen darauf hin, daß ein typischer Tag für die meisten von uns auf einer ganz grundsätzlichen Ebene betrachtet aus folgenden zirkadianen/ultradianen Verlaufsmustern besteht.

Mitternacht

Die Vorbereitung auf den nächsten Tag beginnt in den ersten ein bis zwei Stunden des Schlafs, wenn die Cholesterinsynthese in der Leber ihren Spitzenwert erreicht. Obwohl hohe Cholesterinwerte gefährlich sein können, ist das Cholesterin doch auch eine lebensnotwendige Substanz, die Basis für die tägliche Produktion einer Vielzahl wichtiger Hormone und anderer Botenmoleküle, die unter anderem den Sexualtrieb, die Stimmungslage, den Energiehaushalt und die Produktivität beeinflussen.

2.00 Uhr

In den ersten beiden Stunden des Schlafs werden Wachstumshormone ausgeschüttet, die den Aufbau und die Regeneration von Geweben im ganzen Körper einleiten. Während wir schlafen, schüttet die Epiphyse im Gehirn ein wichtiges Hormon aus, das Melatonin, das Wachstum, Schlaf und Traummuster, das Immunsystem und den Alterungsprozeß steuert.

3.00 bis 4.00 Uhr

Der größte Teil der Systeme unserer Seele und unseres Körpers einschließlich der Wachheit und des Gedächtnisses erreicht um diese Zeit den niedrigsten Wert, ähnlich wie die Organtätigkeit und Körpertemperatur – ganz gleich, ob wir wach sind oder schlafen. Folglich machen Menschen um diese Zeit die schlimmsten Fehler;

das gilt für Schichtarbeiter, Piloten, Taxi- und Lastwagenfahrer ebenso wie für alle anderen, die nachts arbeiten müssen. Allerdings können »Nachteulen« und Menschen mit starker zirkadianer Flexibilität in dieser Zeit einigermaßen gute Leistungen erbringen.

5.00 Uhr

Mit Tagesanbruch werden unsere Traumschlafperioden länger und unsere Träume verständlicher. Mitunter wachen wir am frühen Morgen mit einer neuen Erkenntnis auf, die wir in einem Traum gewonnen haben und die sich auf ein Problem bezieht, mit dem wir am kommenden Tage konfrontiert sein werden. Wenn man besonders früh am Morgen wach wird, bedeutet das häufig, daß man sich innerlich mit der Lösung eines wichtigen psychischen Problems beschäftigt hat.

6.00 bis 9.00 Uhr

Wenn der Spiegel unserer Energiehormone seinen höchsten Stand erreicht, wachen wir auf. Sogar die Konsistenz unseres Blutes wird angereichert, damit wir für die Aufgaben des Tages gerüstet sind. Ein paar Stunden nach dem Wachwerden sind wir bereit für unsere erste ultradiane Heilperiode.

10.00 Uhr bis Mittag

Für die »Lerchen« ist das sehr oft der produktivste Teil des Tages. Gedächtnis und Lernfähigkeit – im Grunde alle Seele-Körper-Systeme, die etwas mit Arbeit und Leistung zu tun haben – nähern sich ihrem Maximum. Viele kreative Menschen betrachten diese Stunden als die beste Zeit, um schwierige Probleme zu lösen und wichtige Entscheidungen zu treffen.

Mittag bis 14.00 Uhr

Fast jeder Mensch erlebt nach dem Mittagessen ein Leistungstief. In vielen Kulturen sind die frühen Nachmittagsstunden die Zeit der

Siesta. Viele schöpferische Menschen machen um diese Zeit einen Mittagschlaf und gehen anschließend oft erfrischt und voller neuer Ideen wieder an die Arbeit. Winston Churchill hat das vermutlich am treffendsten ausgedrückt:

> Sie sollten zwischen dem Mittagessen und dem Abendessen ein wenig schlafen und dabei keine halben Sachen machen. Ziehen Sie sich richtig aus und gehen Sie ins Bett. Ich mache das immer so. Und glauben Sie nicht, Ihre Arbeit würde darunter leiden, daß Sie am Tag schlafen. So denken nur dumme Menschen, die keine Phantasie haben. Sie erledigen die Arbeit von zwei Tagen – na ja, sagen wir von anderthalb Tagen – an einem Tag, davon bin ich überzeugt. Als der Krieg begann, *mußte* ich tagsüber schlafen, sonst hätte ich all die verantwortungsvollen Aufgaben nicht lösen können.

15.00 bis 16.00 Uhr

Wissenschaftler haben diese Periode als Wendepunkt bezeichnet. Danach beginnt die Kurve unseres zirkadianen Bewußtseins, die bis zu diesem Punkt angestiegen ist, sich nach unten zu bewegen. Das gesamte Seele-Körper-System orientert sich neu und schaltet von der Leistungssphäre zum Schlaf, zur inneren Welt der Versorgung, Heilung und Erneuerung um.

17.00 bis 19.00 Uhr

Um diese Zeit findet sich die Familie zusammen – im Guten wie im Bösen. Wenn man zu einer glücklichen Familie nach Hause kommt, von der man unterstützt wird, so kann das ein erholsames Erlebnis sein. Es ist die günstigste Zeit, etwas für uns selbst und die anderen zu tun. Wenn wir allerdings tagsüber bei der Arbeit die ultradiane Forderung nach Erneuerung ignoriert haben und gestreßt und erschöpft nach Hause kommen, kann diese Periode von Mißverständnissen, Streitereien, seelischen und sogar körperlichen Mißhandlungen geprägt sein.

20.00 bis 22.00 Uhr

In dieser Zeit bereitet sich der Körper auf den Schlaf und eine Erneuerung auf der grundlegendsten Ebene vor. So erreicht beispielsweise die Zellteilungsgeschwindigkeit einen Höhepunkt, wodurch gegen 22 Uhr der natürliche Prozeß der Zellerneuerung und Heilung gefördert werden kann.

Unsere stündlichen Rhythmen: die ultradianen Rhythmen

Der Begriff *ultradian* bezieht sich auf Rhythmen, die sich mehrmals am Tag zyklisch wiederholen – und in Stunden, Minuten, ja sogar Sekunden gemessen werden können. So schlägt zum Beispiel unser Herz in einem ultradianen Rhythmus und zwar 86.000 mal am Tag. Wir atmen etwa 22.000 mal am Tag ein und aus. Weitere schnell ablaufende ultradiane Rhythmen, die sich gut beobachten lassen, laufen mehrmals in der Minute ab, zum Beispiel das Schlucken und der Lidschlußreflex.

Wir spüren etwa zwölf bis sechzehnmal am Tag die Wirkung der vielen 90- bis 120minütigen ultradianen Rhythmen, die die Aktivitäts- und Ruhephasen unseres gesamten psychischen und körperlichen Systems regulieren. Dieser allgegenwärtige Rhythmus, der sich aus 90 bis 120 Minuten Aktivität und 15 bis 20 Minuten Ruhe zusammensetzt, hat eine so entscheidende Bedeutung, daß man ihn den *basic rest-activity cycle* (BRAC) [grundlegenden Ruhe-Aktivitäts-Zyklus] genannt hat.

Wie schon erwähnt haben die Wissenschaftler diesen grundlegenden Ruhe-Aktivitäts-Zyklus zuerst in der Schlaf- und Traumforschung entdeckt. 1953 berichteten Eugene Aserinsky und Nathaniel Kleitmann von der University of Chicago, daß schnelle Augenbewegungen (REM) während der gesamten Schlafperiode etwa alle neunzig Minuten auftraten. In diesen Perioden finden in unserem Seele-Körper-System intensive Kommunikations- und Aktivitätsentladungen statt. Während des REM-Schlafs strömt auch tatsächlich mehr Blut zum Gehirn, und die Hirnstromkurven sind ähnlich wie die im Wachzustand. Sauerstoffverbrauch, Atmung, Blutdruck, Pulsfrequenz und gastrointestinale Aktivitäten steigen an.

Weitere Untersuchungen haben gezeigt, daß wir während dieser REM-Phasen träumen. Offenbar haben die meisten Erwachsenen solche REM-Träume alle 90 bis 120 Minuten, unabhängig davon, ob sie sich am nächsten Morgen an die Träume erinnern können.

Forschungsarbeiten an der medizinischen Fakultät der Boston University bestätigten sehr bald, daß diese rhythmischen Veränderungen der Psyche und des Körpers sich nicht nur im Schlaf beobachten lassen, sondern dann nur besonders auffällig sind.

Seele-Körper-Aktivitäten, die von ultradianen Rhythmen beeinflußt werden

Seele	Körper
Dominanz der rechten/linken Hirnhälfte	rechte/linke nasale Dominanz
Aufmerksamkeit	vegetatives Nervensystem
Konzentration	Stoffwechsel der Gene
Lernen	endokrines System
Gedächtnis	Immunsystem
Empfindungen	Stillen
Wahrnehmungen	Hunger und Sex
Gefühle	Verdauung
Träumen	Arbeit und Sport
Phantasie	Streßreaktionen
Imagination	psychosomatische Reaktionen
Kreativität	Zellstoffwechsel
transpersonale Empfindung	Neigung zur Drogensucht

Wir können diesen 90- bis 120minütigen Ruhe-Aktivitäts-Zyklus, der sich über die 24 Stunden des Tages erstreckt, bei uns selbst beobachten. Er reguliert den Verlauf von Erregungszuständen, Spitzenleistungen, Streß und Erholung, die wir alle paar Stunden erleben. So wie wir im Schlaf durchschnittlich alle 90 bis 120 Minuten eine Traumperiode von 20 Minuten durchlaufen, erleben wir eine ähnliche Periode, wenn wir eine Neigung zu Tagträumen, zum Phantasieren, zur Verinnerlichung und zur inneren Erneuerung haben.

In den letzten drei Jahrzehnten ist in Hunderten von Forschungsarbeiten gezeigt worden, daß eine überwältigende Anzahl von Seele-Körper-Systemen solche 90- bis 120minütigen ultradianen Rhythmen hoher Aktivität aufweist, auf die dann eine Periode der Ruhe und Erholung folgt. Die Ergebnisse weisen sogar darauf hin, daß alle unsere wichtigen seelisch-körperlichen Systeme der Selbstregulierung – das vegetative Nervensystem (Aktivität und Ruhe), das endokrine System (Hormone und Botenmoleküle) und das Immunsystem (Abwehr) – über wichtige 90- bis 120minütige grundlegende Ruhe-Aktivitäts-Zyklen verfügen. BRAC-Entdecker Nathaniel Kleitman glaubt, daß dieser Rhythmus ein wesentliches Merkmal des Lebensprozesses ist. Zum BRAC, so schreibt er, »gehören Hungerkontraktionen des Magens und sexuelle Erregung, Prozesse, die der Selbsterhaltung und der Erhaltung der Art dienen« – daher der Zusatz *»basic«* - »grundlegend«.

Wenn so grundlegende menschliche Prozesse wie Lernen und Leistung, Verdauung und Regeneration des Körpers, außerdem Sex und Persönlichkeit alle dem Ruf dieser 90- bis 120minütigen Rhythmen folgen – wenn sogar unsere Muskeln, Drüsen, unser Kreislauf und unsere Organe mit ihm mitschwingen, und sich selbst unser Gehirn und unsere seelische Befindlichkeit an ihnen orientieren – dann müssen diese Rhythmen, oder das, was sie verursacht, ein umfassendes Kommunikationsmuster zwischen Körper und Seele widerspiegeln. Aber wie geschieht das?

Botschaften, Moleküle und Seele-Körper-Kommunikation

Wir wissen, daß die Antwort auf diese Grundsatzfrage bei den Botenmolekülen der Seele-Körper-Einheit zu finden ist. Alle diese wichtigen Systeme werden von Botenmolekülen gesteuert, die den ganzen Tag über in ultradianen Rhythmen alle 90 bis 120 Minuten ausgeschüttet werden. Zu diesen Botenmolekülen gehören Sexualhormone wie das Testosteron und die Östrogene, Energiefaktoren wie Glukose und Insulin und Streßfaktoren wie Kortisol, Adrenalin und Beta-Endorphin, die die seelischen Zustände der Erregung und Entspannung beeinflussen. Viele Forscher glauben heute, daß diese Botenmoleküle die entscheidenden Kommunikationskanäle zwischen der Seele und dem Körper sind.

Da sie Signale innerhalb der gesamten Seele-Körper-Einheit übertragen und alles zu einem Ganzen koordinieren, nennen die Wissenschaftler diese Botenmoleküle auch *Informationssubstanzen* (*informational substances*). Diese Boten sagen uns, wann wir hungrig oder satt, gestreßt oder entspannt sind, wann wir Energie freisetzen und wann wir uns ausruhen und erholen müssen. Sie steuern unseren Energiehaushalt, unsere Schmerzempfindlichkeit, den Sexualtrieb, Durst, Wachheit, Zorn oder Vergnügen und unsere Befindlichkeit, indem sie alle unsere psychischen und physischen Erfahrungen beeinflussen. Diese Informationssubstanzen (Botenmoleküle) »schmeißen« sozusagen »den ganzen Laden«.

Die Tatsache, daß unsere seelisch-körperlichen Aktivitäten durch die periodische Ausschüttung von Botenmolekülen gesteuert werden, bedeutet allerdings nicht, daß wir von unseren Hormonen kontrolliert werden. Wir wissen, daß unsere Gedanken, Einstellungen und Gefühle die Freisetzung und den Fluß dieser Botenmoleküle ebenso beeinflussen können, wie sie ihrerseits unser Denken, Fühlen und Verhalten beeinflussen. Wenn uns etwas Gutes widerfährt, reagiert die Seele-Körper-Einheit, indem sie Botenmoleküle aussendet, die das Gefühl der Freude und des Vergnügens verstärken. Genauso ist es, wenn wir einen unerwarteten Rückschlag erleben: Dann setzt unsere Seele-Körper-Einheit die Botenmoleküle frei, die das Gefühl der Traurigkeit und Enttäuschung vertiefen.

Die Kommunikation zwischen Seele und Körper kann in beide Richtungen verlaufen. So wie der Körper mit der Seele über die Botenmoleküle kommunizieren kann, kann nach neuesten Erkenntnissen die Seele über den gleichen Kanal mit unserem Körper Verbindung aufnehmen. Vor kurzem hat Candace Pert, die ehemalige Leiterin der Abteilung für die Biochemie des Gehirns am National Institute of Mental Health, diese Botenmoleküle »Biochemie der Gefühle« genannt. Im Zusammenhang mit den Botenmolekülen und ihren Rezeptoren auf Zellebene stellte Frau Pert die Hypothese auf, daß Rezeptoren und Botenmoleküle ein psychosomatisches Netzwerk bilden, welches die Grundlage der seelisch-körperlichen Kommunikation bildet.

Der Ursprung der ultradianen Zyklen: die Verbindung zwischen der Seele und den Genen

Obwohl die Botenmoleküle mit dem 90 bis 120minütigen Aktivitäts-Ruhe-Zyklus in der Seele und im Körper in Verbindung gebracht werden, ist die Grundlage dieser Verbindung erst vor kurzem systematisch untersucht worden. Nach neuesten Erkenntnissen über die Molekularbiologie der Zelle entstehen die Botenmoleküle der ultradianen Rhythmen der Seele und des Körpers aus der grundlegenden Informationsmatrix des Lebens selbst – aus unseren Genen.

Untersuchungen an Pflanzen und Tieren, von der Hefe bis zu Bäumen, von Schnecken bis zu Mäusen, haben zur Entdeckung ultradianer Rhythmen auf der Ebene der Zelle und der Gene bei allen Lebensformen geführt. Die genetische Grundlage der 90- bis 120minütigen BRAC läßt sich im elementarsten Lebensprozeß feststellen: bei der Zellteilung und beim Zellwachstum. Es hat sich gezeigt, daß eine Zelle, die sich zu teilen beginnt, dem Zeitplan des BRAC folgt. Eine Periode von 20 Minuten wird zum Aufbau einer optimalen Konzentration des Cyclin, eines Botenmoleküls, das den Prozeß der Zellteilung unterstützt, gebraucht. Der gesamte Prozeß dauert etwa 90 bis 120 Minuten.

Neuere Untersuchungen dieser genetischen Grundlage der 90- bis 120minütigen ultradianen Rhythmen lassen auch den Umstand, daß die Kommunikation zwischen Seele und Körper in beiden Richtungen erfolgen kann, in einem neuen Licht erscheinen. Ein Mensch hat schätzungsweise 100 000 Gene. Der größte Teil von ihnen reguliert sich in bestimmten Körpergeweben auf rein physischen und biologischen Ebenen selbst und kann bei der Seele-Körper-Kommunikation nicht eingesetzt werden. Ungefähr 30 000 Gene werden jedoch Haushaltsgene genannt, weil sie ständig mit den Signalen aus der Umwelt in Verbindung stehen und offensichtlich auf die psychosoziale Welt reagieren, in der wir leben. Offenbar steht die Seele ständig in Kontakt mit einem Drittel unserer Gene. Wir haben bisher nur ein paar erste flüchtige Blicke auf diese Verbindung zwischen der Seele und den Genen geworfen, und es bedarf noch eingehender Untersuchungen, bevor wir wissen werden, wie sich der gesamte Prozeß im Detail vollzieht.

Der Zusammenhang zwischen den ultradianen Rhythmen und der Leistung

In der 20minütigen Regenerationsphase des grundlegenden Ruhe-Aktivitäts-Zyklus, holt unsere Seele-Körper-Einheit einen großen Teil der Hausarbeit nach und sorgt dafür, daß unsere komplexen Systeme reibungslos zusammenarbeiten können. Botenmoleküle befördern Signale zwischen Seele und Körper, um viele wichtige Heil- und Wachstumsprozesse zu integrieren. Im Inneren unserer Knochen werden in jeder Sekunde Millionen neuer Blutzellen gebildet, die jede einzelne Zelle mit Sauerstoff und Nährstoffen versorgen. Die Billionen von Zellen, aus denen der Körper besteht, füllen winzige Bläschen (vesiculae) an ihren Innenwänden wieder auf und lagern dort Botenmoleküle ab. Diese Speicher werden geleert, wenn in der Aktivitätsphase Instruktionen an das Gehirn, das zentrale Nervensystem und die Organe weitergeleitet werden. Der Körper ist in jenen Ruhephasen damit beschäftigt, die Energievorräte in der Hypophyse, im Hypothalamus, in den Nebennieren und im endokrinen System aufzufüllen, damit wir in der Lage sind, während der nächsten aktiven Phase unseres Grundzyklus aus Aktivität, Regeneration und Heilung wieder unser Bestes zu geben.

Das läßt darauf schließen, daß die 20minütige Regenerationsphase des grundlegenden Aktivitäts-Ruhe-Zyklus entscheidend für die optimale Leistung aller wichtigen Selbstregulationssysteme ist. Die Regenerationsphase des 90- bis 120minütigen ultradianen Zyklus ist eine dringend notwendige Pause von den psychischen Belastungen der Umwelt mit ihren ständigen Anforderungen, die es uns ermöglicht, uns den unerledigten seelisch-körperlichen Aufgaben zu widmen. Unser Geist wendet sich in diesen Zeiten stärker nach innen und fängt an, Ereignisse aus der Vergangenheit zu verarbeiten und neue Erkenntnisse und Bedeutungen aus ihnen abzuleiten, während unser Unbewußtes versucht, das Ganze zusammenzufassen und in ihm einen Sinn zu erkennen.

Im Alltag wirkt sich der ultradiane Ruhe- und Aktivitätszyklus am stärksten auf unsere geistige und körperliche Leistungsfähigkeit aus, auf das Lernen und auf die Fähigkeit, Probleme zu lösen. Der Zusammenhang zwischen den ultradianen Rhythmen und der Leistungsfähigkeit hat für uns alle eine tiefgreifende Bedeutung, angefangen vom Schüler in der Klasse bis zum Manager, der in einer Konferenz eine Entscheidung treffen muß.

Zu den Schlüsselfaktoren, die Leistung, Kreativität und Lernen beeinflussen und die während des 90- bis 120minütigen BRAC-Musters ansteigen und wieder abnehmen, gehören:

Verbale Fähigkeiten und räumliche Orientierung

Es hat sich gezeigt, daß Leistungen bei sprachlichen Tests und Tests, die das räumliche Vorstellungsvermögen messen, sich im Laufe des Tages in einem voraussagbaren 90- bis 100minütigem Rhythmus verändern, während wir von einer BRAC-Phase zur nächsten wechseln – ein Ergebnis der ultradianen Verschiebungen zwischen den beiden komplementären Hirnhälften.

Körperliche Aktivitäten

Wissenschaftler der U.S.-Armee haben spontane körperliche Aktivitäten bei einer Gruppe von Freiwilligen im College-Alter untersucht. Wenn man sie in einem spärlich möblierten, ruhigen Raum alleinließ, bewegten sie sich und veränderten ihre Position in einem eindeutigen 113-Minuten-Rhythmus.

Koordination zwischen Auge und Hand und Gedächtnis

Psychiater der Harvard- und der Cornell-Universität untersuchten die Geschicklichkeit von Freiwilligen bei Videospielen. Die

Versuchspersonen erreichten alle 86 Minuten eindeutige Spitzenleistungen im Hinblick auf die Koordination zwischen Auge und Hand und alle 88 Minuten auf dem Gebiet des Lernens und des Kurzzeitgedächtnisses.

Geistige Wachheit

Eine Gruppe von Forschern ließ Versuchspersonen komplizierte Aufgaben lösen, die ein hohes Maß an geistiger Wachheit erforderten. Auch in diesem Fall variierten die Leistungen in 90- bis 120minütigen ultradianen Rhythmen.

Kreativität

Die Reaktionen der Versuchspersonen auf psychologische Tests, bei denen die Kreativität gemessen wird, beispielsweise auf den Rorschach-Test, variierten etwa alle 90 Minuten.

Die Bedeutung dieser Untersuchungen liegt auf der Hand. Wenn wir lernen, uns unsere ultradianen Rhythmen bewußt zu machen, können wir mit Hilfe dieser natürlichen Zyklen unsere Gesundheit, Leistungsfähigkeit und unsere Fähigkeit, Streß zu kontrollieren sowie jede Funktion, die den Aktivität/Ruhe-Zyklus der Seele-Körper-Einheit widerspiegelt, positiv beeinflussen.

Wenn wir lernen, auf die Signale zu achten, die uns sagen, daß wir in eine aktive Phase des ultradianen Leistungsrhythmus eintreten, können wir unsere Leistungsfähigkeit insgesamt steigern, indem wir uns immer dann auf die vorliegenden Aufgaben konzentrieren, wenn die Kurve unserer Energie und Konzentration ansteigt. Und wenn wir lernen die Zeichen zu beachten, die uns anzeigen, daß wir in die 20minütige Phase der Ruhe und Regeneration eintreten, können wir uns optimal erholen, so daß wir später, wenn die Kurve unserer Energie und Konzentration erneut ansteigt, wieder ein Leistungshoch erreichen können.

In den nächsten beiden Kapiteln werden Sie lernen, Ihre persönlichen ultradianen Rhythmen zu erkennen, das ultradiane Streßsyndrom zu vermeiden und die ultradiane Heilreaktion zu nutzen.

3 Streß: Wenn die ultradianen Rhythmen nicht beachtet werden

Weil Uhren und Terminpläne gesellschaftlicher Aktivitäten ökonomischer Effizienz oder Zweckmäßigkeit dienen, wird der einzelne lernen müssen, seine eigenen Zyklen wahrzunehmen, um sich im Interesse seiner Gesundheit nach ihnen richten zu können.

Dr. Gay Gaer Luce,
National Institute of Mental Health

Vor langer Zeit, als unsere Vorfahren noch in der Wildnis lebten, gab es viele Gefahren, beispielsweise Raubtiere, und es gab auch andere Notsituationen, die es den damaligen Menschen unmöglich machten, alle 90 Minuten einfach alles stehen und liegen zu lassen, um sich ihren ultradianen Rhythmen zu widmen. Deshalb hat die Evolution diese Rhythmen so flexibel gestaltet, daß wir uns an veränderte Umweltbedingungen anpassen können. Wenn wir zu einer bestimmten Zeit eine besondere Anstrengung unternehmen müssen, dehnen sich unsere ultradianen Rhythmen so aus, daß unsere geistige Wachheit und körperliche Kraft uns in einer Notsituation das Überleben garantiert – und das sogar während des 20minütigen Leistungstiefs. Obgleich wir eigentlich in dieser Zeit eine Erholungspause einlegen sollten, muß diese Pause nicht unbedingt genau alle neunzig Minuten stattfinden. Der menschliche Organismus kann sich so anpassen, daß er eine gewisse Zeit abwarten oder hin und wieder sogar eine Erholungsperiode überschlagen kann, vorausgesetzt, wir haben in der übrigen Zeit, in der keine realen Notsituationen bestanden, die Erholungspausen mit einer gewissen Regelmäßigkeit eingehalten.

Jahrtausendelang haben unsere Vorfahren in direktem Kontakt mit den Rhythmen der Natur gelebt. Sie sind bei Sonnenaufgang aufgewacht, haben sich bei Sonnenuntergang zum Schlafen hingelegt und sich tagsüber immer dann ausgeruht, wenn sie das Bedürfnis dazu verspürten. Das verhältnismäßig entspannte Tempo des Lebens in der Natur sorgte dafür, daß unsere Vorfahren weitgehend auf ultradiane Signale reagieren konnten.

Dieses System funktionierte über 99 Prozent der Zeitspanne der menschlichen Evolution gut, also ungefähr 135 Millionen Jahre lang. In den letzten zehntausend Jahren – in der gesamten Evolutionsspirale des Menschen ist das nur ein flüchtiger Augenblick – hat jedoch irgend etwas dieses natürliche Gleichgewicht zerstört.

Im Laufe einiger tausend Jahre hat die Zivilisation uns so geformt, daß wir nicht mehr unseren natürlichen Rhythmen, sondern den Rhythmen der Gesellschaft gehorchen, in der wir leben. Kulturelle und politische Konventionen zwingen uns in Tagesabläufe und Arbeitszeiten hinein, die unserem natürlichen Bedürfnis nach ultradianer Erholung zuwiderlaufen und von uns verlangen, daß wir immer noch ein bißchen mehr leisten. Telefone und Verkehrsstaus, Termine und überzogene Konten versetzen uns in einen chronischen Streßzustand. Je mehr das elektrische, also künstlich erzeugte Licht unsere Aktivitätsperioden verlängert, um so weniger schlafen wir. Wir entspannen uns immer weniger, weil wir in Städten leben, wo wir von einer Vielzahl von Zerstreuungsmöglichkeiten umgeben sind, die uns permanent in einem Zustand extremer Überstimulation halten, bis wir schließlich von der völligen Erschöpfung überwältigt werden.

Sehr bald übertönte die immer lauter werdende Kakophonie von Zivilisation und Streß die relativ leise ultradiane Stimme in unserem Inneren. Nun entwickelte sich eben jene Flexibilität, die ursprünglich eine so wichtige Bedeutung für unser Überleben hatte, zu einem schädlichen Faktor. Was die Natur als Ausnahme vorgesehen hatte – unsere Fähigkeit, uns über die ultradianen Signale hinwegzusetzen, um uns mit kurzzeitigen Notsituationen auseinandersetzen zu können –, wurde zur Regel. Verschwunden waren die in einem natürlichen Rhythmus auftretenden Perioden der stillen Reflexion und Erneuerung, deren Funktion es war, unseren inneren Haushalt regelmäßig wieder in Ordnung zu bringen. Statt dessen wurde das menschliche Bewußtsein mit Reizen, Ablenkungen und Forderungen überschüttet, die immer größere Leistungen in der Außenwelt verlangten. Es wurde uns zunehmend leichter gemacht, ja sogar von uns gefordert, die inneren Signale unserer ultradianen Heilreaktion zu vernachlässigen und nicht zu beachten.

Je weniger wir Menschen unsere natürlichen ultradianen Rhythmen beachteten, um so weniger wurden sie uns bewußt. Schließlich hatten die meisten von uns den Kontakt zu dem natürlichen Bedürfnis nach körperlicher Regeneration und nach Wiederherstellung des seelischen Gleichgewichts völlig verloren, und das, obwohl die Evolution hundert Millionen Jahre gebraucht hatte, um es in unsere seelisch-körperlichen Systeme und in unsere Gene einzubauen.

Doch unser angeborenes Bedürfnis nach Erholung verschwand nicht einfach, sondern es fing an, sich in Form von Störungen zu äußern: Ein großer Teil der natürlichen Rhythmen, die mit der Kommunikation zwischen Seele und Körper zusammenhängen, wurde gestört – die Rhythmen wurden asynchron, wie die Wissenschaftler das nennen. Es war von der Natur nicht vorgesehen, daß das Säugetier Mensch ständig mit einem hohen Pegel an Streßhormonen lebte. Wir können das zwar eine Zeitlang aushalten, aber wenn der Streß chronisch wird, fügen wir uns selbst Schaden zu. Streß nimmt uns unsere Kraft und die Botenmoleküle, die überall in unserem Körper gespeichert sind. Streß überflutet den Körper mit Erschöpfungstoxinen, die zahlreiche Störungen auslösen.

Ein derartiger Streßzyklus beginnt damit, daß wir die ersten Hinweise übersehen, die uns mitteilen wollen, daß wir eine Pause machen sollten. Wenn wir uns dann zwingen weiterzuarbeiten, glaubt der Körper, es gäbe einen wichtigen Grund dafür und hilft uns, indem er zusätzliche Streß-Botenmoleküle aussendet und die Regenerationsarbeiten aufschiebt. Wenn Streß und Erschöpfung sich jedoch über einen gewissen Zeitraum akkumulieren, weil wir ständig die Forderung unserer Seele-Körper-Einheit nach einer Periode ultradianer Heilung mißachten, werden wir Opfer des ultradianen Streßsyndroms.

Das ultradiane Streßsyndrom

Das ultradiane Streßsyndrom besteht aus einer Anzahl von psychosomatischen Symptomen, die unser Leben empfindlich beeinträchtigen können und die entstehen, weil wir ständig die ultradianen Hinweise ignorieren, die uns die Notwendigkeit einer Ruhepause signalisieren. Ultradianer Streß kann zu Störungen führen, die das Gedächtnis und die Lernfähigkeit betreffen, er kann zu Unfällen, Erschöpfungszuständen und selbstzerstörerischen Tendenzen führen, die die Leistungsfähigkeit, das Wohlbefinden und die persönlichen Beziehungen eines Menschen beeinträchtigen. Alle diese Symptome haben die gleiche Ursache: Das natürliche Bedürfnis nach Regeneration wird vernachlässigt, und dies führt zu körperlicher und seelischer Erschöpfung. Durch diese Vernachlässigung können außerdem wesentlich ernstere streßbedingte Störungen entstehen, beispielsweise Herzkrankheiten, Schlaganfälle und eine Vielzahl von psychosomatischen Symptomen wie Kopfschmerzen, Rückenschmerzen, Bluthochdruck, Magengeschwüre, Asthma, Hautkrankheiten, Depressionen, Angstzustände, Schlaflosigkeit, Übergewicht und zwanghaftes Eßverhalten, Abwehrschwäche und eine Anfälligkeit für gewöhnliche Krankheiten wie Erkältungen, Grippe und alle möglichen anderen Infektionskrankheiten, die dem Betroffenen oft sehr gelegen kommen. Einige Fachleute glauben sogar, daß eine durch aufgestauten Streß entstandene Blockierung des Immunsystems bei Krebs und AIDS eine Rolle spielt.

Glücklicherweise nehmen die Prozesse der Selbstregulation Ihrer Seele-Körper-Einheit in dem Augenblick ihre Arbeit wieder auf, in dem Sie wieder anfangen, die notwendigen Erholungspausen einzulegen. Dann werden die lebenswichtigen Botenmoleküle wieder produziert und das optimale gesunde Gleichgewicht wird wiederhergestellt. Wenn diese Regenerationsaktivitäten wieder einsetzen, können sogar langwierige Störungen, die durch ultradianen Streß verursacht wurden, wieder geheilt werden.

Leiden Sie unter dem ultradianen Streßsyndrom?

Die Signale und die verschiedenen Stadien des ultradianen Streß zu erkennen ist nur dann hilfreich, wenn es Ihnen dabei hilft, Streß zu vermeiden. Durch Beantwortung der folgenden zehn Fragen können Sie herausfinden, ob Sie unter dem ultradianen Streßsyndrom leiden:

1. Leiden Sie unter streßbedingten Gesundheitsproblemen, zum Beispiel Rückenschmerzen, Spannungskopfschmerzen, Magenerkrankungen oder Verdauungsstörungen, Hautkrankheiten, Asthma oder hohem Blutdruck?
2. Leiden Sie unter Anfällen von Depression und mangelndem Selbstvertrauen, und machen Sie sich Sorgen, wenn Sie tagsüber psychisch erschöpft sind?
3. Vergessen Sie, wenn Sie übermüdet sind, häufig Namen oder bestimmte Wörter, oder kommt es häufig vor, daß Sie dann nicht mehr wissen, wo Sie etwas hingelegt haben?
4. Leiden Sie zu bestimmten Tageszeiten unter Stimmungsschwankungen, Reizbarkeit, Ungeduld, vorübergehender schlechter Laune, Nervosität oder sogar unter Weinkrämpfen?
5. Leiden Sie unter einer Eßstörung, die Sie nicht unter Kontrolle bringen können? Neigen Sie dazu, am späten Nachmittag oder frühen Abend zuviel zu essen, oder naschen Sie den ganzen Tag über Süßigkeiten?
6. Sind Sie süchtig nach Alkohol, Zigaretten, Kaffee, Schokolade, Cola-Getränken oder anderen, möglicherweise schädlichen Substanzen, mit denen Sie Ihre Stimmung verbessern oder sich beruhigen wollen?
7. Leiden Sie unter nervösen Angewohnheiten wie zum Beispiel Nägelkauen und nervösen Zuckungen, oder ziehen Sie sich häufig an den Haaren oder lutschen an den Fingern?
8. Betrachten Sie wichtige Beziehungen zu anderen Menschen als stressig und konfliktträchtig? Haben Sie häufig das Gefühl, daß Sie in Gesellschaft etwas nicht begreifen oder andere Menschen mißverstehen?
9. Sind Sie ein sogenannter Unglücksrabe? Stoßen Sie sich an allem? Werfen Sie Gegenstände um oder vergießen Sie Ihr Getränk? Machen Sie bei Arbeiten, die akribische Feinarbeit verlangen, nach ein, zwei Stunden viele Fehler, nachdem Sie sich vorher gut konzentrieren konnten?
10. Schlafen Sie in der Regel schlecht ein oder wachen Sie morgens auf und haben das Gefühl, nicht wirklich ausgeschlafen und erfrischt zu sein?

Wenn Sie eines dieser Symptome von sich selbst kennen, kann das mit den Auswirkungen des ultradianen Streßsyndroms zusammenhängen. Die Umwelt hat Sie so überfordert, daß Sie den Ruf der Natur nach einer ultradianen Heilperiode überhört haben – ohne es zu merken, haben Sie zugelassen, daß die lebenswichtigen Rhythmen der Kommunikation zwischen Seele und Körper asynchron geworden sind, und dadurch haben Sie sich selbst die Chance zu einer natürlichen Regeneration und Heilung genommen.

Die vier Stadien des ultradianen Streß

Meine klinische Erfahrung hat mich gelehrt, daß der ultradiane Streß sich in vier Stadien entwickelt. Gewisse Aspekte jedes dieser Stadien werden Sie bereits aus persönlicher Erfahrung kennen. Doch selbst wenn Sie solche Anzeichen häufig gespürt haben, haben Sie wahrscheinlich nicht verstanden, was sie Ihnen signalisieren wollten.

Erstes Stadium: Mach-mal-Pause-Signale

Die Mach-mal-Pause-Signale sind die ersten Hinweise der Seele und des Körpers, daß Sie sich Zeit für eine innere Erneuerung nehmen und den Streßzyklus durchbrechen sollten, in den Sie durch Ihre Aktivitäten geraten sind. Ihr Körper hat seine Energiereserven und die vielen Botenmoleküle, die Seele und Körper in einem Zustand harmonischen Gleichgewichts halten, weitgehend aufgebraucht. Wenn Ihre Seele-Körper-Einheit die ersten Mach-mal-Pause-Signale aussendet, um Ihnen mitzuteilen, daß die 20minütige Ruhe- und Erholungsperiode des ultradianen Rhythmus beginnt, haben Sie immer noch die Möglichkeit, die krankmachenden Effekte des ultradianen Streßsyndroms zu vermeiden. Aber Sie sind wahrscheinlich in diesem Augenblick gerade besonders aktiv und in Ihre Arbeit vertieft. Sie fühlen sich wohl, also machen Sie weiter. Und eine Zeitlang geht auch alles gut.

Dann wird das Signal stärker. Sie spüren plötzlich das Bedürfnis, sich zu recken und zu gähnen. Vielleicht knurrt auch Ihr Magen, oder Sie möchten die Beine ausstrecken oder auf die Toilette gehen. Womöglich seufzen Sie einmal tief, machen einen kleinen Flüchtigkeitsfehler oder ertappen sich dabei, daß Sie ein und denselben Satz mehrmals lesen. Sie würden am liebsten eine Pause machen, sich bewegen, ein Glas Wasser trinken, eine Kleinigkeit essen oder rauchen. Sie haben den plötzlichen Drang, mit einem Freund zu reden. Sie fühlen sich zwar wohl, würden aber gern vorübergehend etwas kürzer treten. Wenn Sie auf die Uhr schauen, werden Sie feststellen, daß Sie vor ungefähr 90 bis 120 Minuten angefangen haben zu arbeiten.

Sie werden auf eine sanfte Art, aber doch durch ein deutliches Signal daran erinnert, daß Sie eine Pause machen müssen, damit Ihre Seele-Körper-Einheit sich von der Anspannung der Arbeit erholen kann.

Mach-mal-Pause-Signale

- das Gefühl, sich recken, umherlaufen oder eine Pause machen zu wollen
- Gähnen oder Seufzen
- Sie stellen fest, daß Sie trödeln und nicht mehr in der Lage sind, zügig zu arbeiten.
- Sie stellen fest, daß Ihr Körper verspannt und erschöpft ist.
- Sie bekommen plötzlich Hunger.
- Sie stellen fest, daß Sie urinieren müssen.
- Sie fühlen sich irgendwie »daneben«; es fällt Ihnen schwer, sich zu konzentrieren, Sie schweifen immer wieder ab.
- Sie sind deprimiert oder fühlen sich seelisch verletzlich.
- Sie sind zerstreut und haben Tagträume, die möglicherweise sexueller Natur sind.
- Sie haben leichte Gedächtnisstörungen; Sie vergessen Wörter, obwohl Sie das Gefühl haben, daß sie Ihnen »auf der Zunge liegen«.
- Sie machen in der Rechtschreibung Flüchtigkeitsfehler, Tippfehler oder verrechnen sich.
- Sie erleben einen krassen Leistungsabfall.

Wenn Sie auf diese Zeichen, die Ihnen die Notwendigkeit einer Erholungspause signalisieren, eingehen, können Sie ultradianen Streß und Erschöpfung vermeiden und sich selbst (Ihrer Seele-Körper-Einheit) die Gelegenheit geben, die beiden Hirnhälften und das Nervensystem wieder ins Gleichgewicht zu bringen, Abfallstoffe aus dem Zellgewebe abzutransportieren und den Vorrat an Botenmolekülen in allen Zellen wieder aufzufüllen. Psychologisch helfen Ihnen solche ultradianen Perioden, in denen Sie sich auf Ihr Innenleben konzentrieren, die Ereignisse und Gefühle in Ihrem Leben zu einem sinnvollen Ganzen zusammenzufassen. Die ultradiane Heilreaktion bietet Ihrer Seele die Möglichkeit, sich zu reorganisieren, damit Sie Ihre Erlebnisse in einen sinnvollen Zusammenhang stellen, bzw. das, was um Sie herum geschieht, ordnen und auf diese Weise eine neue Sinnebene und ein neues Verständnis erreichen können.

Wenn Sie Ihrer Seele diese Möglichkeit vorenthalten, können unerledigte Vorgänge in Ihr Unbewußtes gelangen und dort den Keim für seelische Störungen, Zwangsvorstellungen, Phobien und Angstzustände legen. Die Seele muß dann versuchen, ihre Arbeit zu tun, ohne jedoch über ihre volle Kapazität verfügen zu können.

Gehen wir einmal davon aus, daß Sie, wie so viele von uns, sich zwanghaft mit der Aufgabe beschäftigen, die vor Ihnen liegt, und daß Sie einfach versuchen weiterzuarbeiten. Nehmen wir an, Ihr innerer Projektleiter ist sehr streng mit Ihnen: »Schau her, du hast eine sehr wichtige Arbeit vor dir, also hör auf herumzutrödeln; jetzt ist keine Zeit, sich auszuruhen!« Oder Ihre inneren Mach-mal-Pause-Signale werden Ihnen nicht einmal bewußt. Sie zucken die Achseln, recken sich einmal, schütteln den Kopf, als müßten Sie Spinnweben abschütteln, und zwingen sich, weiterzuarbeiten.

Sie haben gerade Ihre erste Chance für eine Erholungspause verpaßt. Sie haben die Möglichkeit der ultradianen Heilreaktion verpaßt. Der heilende Augenblick geht ungenutzt vorüber, und das ultradiane Streßsyndrom nimmt seinen Anfang.

Obwohl sich bereits etwas verändert hat, geht zunächst alles weiter wie zuvor. Tief in den Falten Ihres Gehirns, in einer Region, die sich limbisch-hypothalamisches System nennt, haben eine Anzahl von Streß-Botenmolekülen damit begonnen, Notsignale zu jedem Punkt Ihres Körpers und Ihrer Seele zu senden. Diese Signale erreichen sehr schnell alle Organsysteme Ihres Körpers und führen Sie in das zweite Stadium des ultradianen Streßsyndroms.

Zweites Stadium: »High« von den eigenen Hormonen

In der Natur gibt es selten etwas umsonst. Die natürlichen Rhythmen unserer Seele und unseres Körpers lassen sich leicht von wichtigen sozialen oder anderen Umweltreizen beeinflussen. Die ultradianen Rhythmen sind flexibel, damit wir uns an die Anforderungen der Außenwelt anpassen können. Doch diese Anpassung hat ihren Preis. Wir zahlen dafür mit einem Überschuß an Streßhormonen.

Solche Streßboten waren ursprünglich als wirksame, kurzfristige Lösung für eine unmittelbar lebensbedrohliche Situation gedacht. Wenn einer unserer Vorfahren von einem Raubtier bedroht wurde, wurde sein gesamter Kreislauf mit Streß-Botenmolekülen überflutet. Dadurch wurden die Reflexe seines Nervensystems beschleunigt, er wurde in erhöhte Alarmbereitschaft versetzt, die Sauerstoffversorgung seiner Muskeln wurde in Erwartung der Anstrengung verbessert, die Energievorräte in der Leber wurden freigesetzt, wodurch die Muskeln auf Kampf oder Flucht vorbereitet wurden. Streß-Botenmoleküle versetzten den Körper in die Lage, alle Leistungsreserven zu aktivieren, um auf diese Weise kurzzeitige, gefährliche Situationen bestehen zu können.

Doch was in jener Frühzeit des Menschen hilfreich war, kann heute schädlich sein. In der heutigen Zeit besteht Streß nicht mehr aus kurzzeitigen Konfrontationen auf Leben oder Tod. Unser Streß ist selten lebensbedrohlich, sondern eher chronisch. Er nagt an uns mit all den Irritationen, die unser geschäftiger Alltag so mit sich bringt. Das Klingeln des Telefons, der wütende Chef, der Berufsverkehr, die unbezahlten Rechnungen – all das ist nicht lebensbedrohlich. Doch da unser Körper das nicht weiß, tut er angesichts einer scheinbaren Notsituation das, wozu er geschaffen wurde: Er schüttet Streß-Botenmoleküle aus.

Wenn alle diese Streßhormone, vor allem das Adrenalin, freigesetzt sind, spüren wir schon nach ein paar Minuten das, was wir »zweite Luft« nennen. Sie haben das Gefühl, neue Kraft zu haben, und begeben sich wieder an Ihre Arbeit. Wahrscheinlich sind Sie sogar stolz darauf, daß es Ihnen gelungen ist, die Müdigkeit abzuschütteln. Sie sind erfrischt und wach, Sie fühlen sich plötzlich wieder stark, kreativ und leistungsfähig. Sie sind hellwach und ganz bei der Sache, Sie fühlen sich wohl, Erschöpfung und Schmerzen sind durch eine Vielzahl von natürlichen Opiaten betäubt, zu denen das Beta-Endorphin zählt, ein Botenmolekül, das dafür sorgt, daß Sie sich auch dann noch wohlfühlen, wenn Sie unter Streß stehen.

In diesem Fall spiegelt unsere Sprache das Erleben exakt wider, wenn sie von einem »Energieschub« spricht. Sie sind »high« von Ihren eigenen Hormonen. Ohne daß es Ihnen bewußt wird, erleben Sie bereits die schädliche Wirkung des ultradianen Streßsyndroms. Es kann sein, daß Sie sich noch eine Zeitlang wohlfühlen und glauben, Sie wären besonders leistungsfähig – in einem gewissen Sinn stimmt das ja auch. Sie haben sich selbst in einen Zustand gebracht, den man »high« nennt, und der mitunter an einen Rausch erinnert und sogar den Eindruck einer Sucht erweckt.

In diesem zweiten Stadium treten folgende Symptome des ultradianen Streßsyndroms in Erscheinung: Beschleunigung des gesamten Verhaltens, Hyperaktivität, manisches Verhalten, Interaktionen, die überhastet und durch übermäßigem Druck gekennzeichnet sind, Reizbarkeit, Ungeduld, Zornausbrüche und egozentrisches, narzißtisches Verhalten.

Wenn wir uns in einem derartigen Zustand befinden, wissen wir oft nicht mehr, wie und wann wir aufhören müssen. Wir haben womöglich das Gefühl, die Größten zu sein, während wir in Wirklichkeit einem Betrunkenen ähneln, der selbst nicht merkt, wie ausfallend sein Verhalten geworden ist. Andere Menschen merken, wie hastig, egozentrisch und ungelduldig wir geworden sind, aber wir selbst sind blind für unsere Symptome.

Wer hat noch nie einen hyperaktiven Workaholic erlebt: den zerstreuten Chef, der in einem Wirbel von Aktivität an uns vorbeisaust, der nicht merkt, daß er völlig unsinnige Forderungen stellt, während seine Assistenten einander völlig verzweifelte Blicke zuwerfen? Bei Menschen, die von den eigenen Hormonen »high« sind, treten in der Regel Spannungen, Feindseligkeiten, Mißtrauen, Groll und Ressentiments auf, und sie fühlen sich leicht in ihren Gefühlen verletzt. Wenn diese Symptome des ultradianen Streßsyndroms chronisch auftreten, so kann dies unsere Beziehungen zu Arbeitskollegen, Freunden und zur eigenen Familie schwerwiegend beeinträchtigen. Wenn Menschen sich auf Dauer an das faszinierende Gefühl gewöhnen, das ein solcher Hormonschub auslöst, können sie süchtig danach werden – darüber sind sich viele medizinische Experten einig. Arbeiten unter großem Druck, das die Betroffenen »high« werden läßt, ähnelt den durch Streß vermittelten Gefühlen der Erschöpfung und Depression, die die Menschen veranlassen, zu Drogen zu greifen. Möglicherweise greifen wir nur deshalb zu Drogen oder anderen schädlichen Substanzen, weil wir ein noch intensiveres Gefühl erleben wollen als dasjenige, das unsere natürlichen Hormone uns vermitteln. Manche Menschen nehmen Zuflucht zu Kaffee, Alkohol, Zigaretten, Kokain oder anderen, rezeptpflichtigen oder nicht rezeptpflichtigen Drogen. Wenn ein Mensch solche Substanzen regelmäßig und im Übermaß konsumiert, können sie bei ihm das ultradiane Streßsyndrom verschlimmern und einen Teufelskreis in Gang setzen, in dessen Verlauf der Betreffende die Dosis des künstlichen Anregungsmittels immer weiter erhöhen muß. Man kann das Problem der Sucht in unserer Gesellschaft in mancher Hinsicht als eine Reaktion auf den überwältigenden Streß betrachten, der uns ständig zwingt, hinsichtlich unserer Energie über unsere Verhältnisse zu leben – weil wir ständig die leisen, zarten Signale der Natur überhören und unser Bedürfnis nach einer ultradianen Erholungspause ignorieren.

Drittes Stadium: an der Schwelle der Funktionsstörungen

Inzwischen braucht unser Körper dringender denn je eine Erholungsphase. Die winzigen Vorratssäcke in vielen Zellen unseres Gehirns und des restlichen Körpers, die wichtige Botenmoleküle wie zum Beispiel das Adrenalin enthalten, sind fast leer. Wenn die Reserven derart erschöpft sind, schreien unsere Körperzellen nach einer Pause, in der sie diese Vorräte auffüllen und sich wieder in einen Zustand des Gleichgewichts bringen können. Aber Sie denken gar nicht daran aufzuhören – Sie sind süchtig nach dem hormonellen Schub, und das Gefühl ist zu schön, als daß Sie bereit wären, jetzt schon Schluß zu machen. Sie sind von dem hohen Streßbotenspiegel in Ihrem Blut und von der damit verbundenen Stimmungsveränderung so berauscht, daß Sie die immer stärker werdenden ultradianen Signale nicht wahrnehmen, die Ihnen mitteilen wollen, daß Ihr Körper dringend Ruhe braucht. Sie werden durch die Beta-Endorphine aus Ihrem Gehirn, die Ihnen Glücksgefühle vermitteln, so betäubt, daß Sie Ihr Bedürfnis nach einer Periode der Ruhe und Erholung einfach ignorieren.

Dadurch haben Sie sich allerdings auf direkten Kollisionskurs mit den unabdingbaren Forderungen Ihrer Seele-Körper-Einheit gebracht: Sie befinden sich jetzt auf dem Weg zum ultradianen Streßsyndrom. Sie haben die natürliche 20minütige Erholungsphase des ultradianen Rhythmus zerstört und stehen vor der Konfrontation mit dem ultradianen Streßsyndrom, aus der Sie als Verlierer hervorgehen werden.

Sie haben Ihr Erholungsbedürfnis unterdrückt und das dritte Stadium erreicht. Ihr Gehirn, Ihr Körper und Ihr Nervensystem reagieren darauf mit Funktionsstörungen. Die hormonellen Botenmoleküle, die Gedächtnis, Wahrnehmung und Leistung koordinieren, sind leer. Ohne daß Sie es merken, geraten Sie in einen Streßzustand und entwickeln Funktionsstörungen. Dann beginnt das normalerweise gut funktionierende Seele-Körper-System, Fehler zu machen, die ernste soziale und persönliche Konsequenzen haben können. Im dritten Stadium des ultradianen Streßsyndroms geht es im wesentlichen um Fehler: um dumme Fehler, fehlerhafte Beurteilungen und körperliche Fehlleistungen, die mehr oder weniger folgenschwer sein können.

Wenn Sie sich in dieser Phase der Funktionsstörungen befinden, sieht es so aus, als könnten Sie nichts mehr so wie sonst – sei es Lesen, Schreiben, Denken oder sogar Sprechen. Ihre Sinneswahrnehmungen, Sehen, Hören und Fühlen, sind stärker beeinträchtigt, als Ihnen bewußt ist. Ihre Reaktionsgeschwindigkeit ist unter den Durchschnitt gefallen, wodurch Sie bei der Arbeit und beim Sport Gefahr laufen, Unfälle zu produzieren. Ihr Gedächtnis läßt Sie in kläglichster und peinlichster Weise im Stich. Sie werden wütend auf sich selbst und haben keine Geduld mit anderen Menschen. Nichts klappt mehr. Zu den wissenschaftlich dokumentierten psychischen und geistigen Funktionsstörungen zählen:

- Neigung zu Unfällen, Ungeschicklichkeit; man schüttet Gläser um, stößt sich an allen möglichen Gegenständen.
- Beurteilungsfehler und Fehlentscheidungen, die gegen besseres Wissen getroffen werden
- wiederholte Rechtschreibefehler, Tippfehler, Rechenfehler
- schwere Gedächtnisstörungen, die dazu führen können, daß man vergißt, was man gerade sagen wollte oder was man gerade sucht
- Versprecher und falsche Wortwahl
- Dem Betroffenen entgehen wichtige geschäftliche Zusammenhänge, und er versteht Witze und Wortspiele nicht mehr.
- Anfälle von Ungeduld und Reizbarkeit
- Taktlosigkeiten und *Faux pax* im zwischenmenschlichen Bereich.

Wahrscheinlich dachte der französische Pychiater Pierre Janet an diesen ultradianen Streßzustand, als er bemerkte, daß wir mehrmals am Tag unsere Fähigkeit zur Synthese verlieren – unsere Fähigkeit, auf effektive Weise mit der Realität umzugehen und unsere alltäglichen Pflichten ordentlich zu erledigen. Jeder von uns hat hin und wieder schon einmal dieses dritte Stadium erreicht, weil er die natürlichen ultradianen Signale für eine Erholungspause mißachtet hat.

Wenn man Tag für Tag in den Zustand kommt, in dem solche Funktionsstörungen auftreten, konditioniert man sich so, daß das Gefühl der Inkompetenz chronisch wird, und schließlich betrachtet man sich dann als Versager. Wenn ein Mensch tief im ultradianen Streß gefangen ist, sind seine seelischen Reserven und Abwehrmechanismen schwach geworden, weil dem Betreffenden die Kraft fehlt, sie aufrechtzuerhalten. In solchen Augenblicken haben wir alle große Schwierigkeiten zu beurteilen, was wahr ist und was nicht, und es kann dann leicht passieren, daß wir von uns selbst das Schlechteste denken. Wir sagen uns dann womöglich kopfschüttelnd und voller Verachtung: »Nun schau dir dieses Durcheinander an! Ich bin tatsächlich völlig unfähig!« Zu derartigen negativen Selbsteinschätzungen kann es kommen, wenn wir uns Tag für Tag in das ultradiane Streßsyndrom treiben.

Wenn Sie in dieser Phase sind, sind Sie äußerst empfindlich und stehen in enger Verbindung zu Ihrem Unbewußten, so daß es leicht passieren kann, daß Sie jedes Glas nur noch als halbvoll betrachten. Wenn Sie unter solchen Funktionsstörungen leiden, fehlt Ihnen ganz einfach die seelische Energie, um die Lösung des Problems, mit dem Sie gerade konfrontiert sind, erkennen zu können. Und wenn dieser Streßzustand anhält und die negativen Selbstgespräche chronisch werden, verlieren Sie Ihr Selbstwertgefühl und werden depressiv.

Sie können sich vielleicht mit einer meiner Klientinnen identifizieren, einer erfolgreichen Architektin, die in ihrem Beruf sehr gefordert wurde und die deshalb ständig kurz vor schwerwiegenden Funktionsstörungen stand. Nach einem aufreibenden Arbeitstag nahm sie noch an gesellschaftlichen Veranstaltungen teil, weil Sie dort möglicherweise neue Kunden gewinnen konnte. Da sie tagsüber ihr Bedürfnis nach Ruhe und Erholung mißachtete, hatte sich ihre Situation leider so weit zugespitzt, daß sie unter chronischem Streß litt. Die Folge war, daß ihre Reserven, sowohl die seelischen als auch die körperlichen, fast völlig aufgebraucht waren. In einer Therapiesitzung klagte sie, daß sie am Ende eines anstrengenden Tages verschiedenen leitenden Angestellten einer bedeutenden Firma – einem potentiellen Kunden – vorgestellt worden war und sich zu ihrem Entsetzen schon wenige Augenblicke später nicht mehr an ihre Namen erinnern konnte. »Mein Gott, bin ich dämlich! Ich passe einfach nicht auf!« sagte sie sich und mußte feststellen, daß sich ihr Konkurrent offenbar alle Namen gemerkt hatte. Sie fühlte sich noch inkompetenter und beschimpfte sich selbst: »Ich kann mir einfach keine Namen merken!« Dadurch verspannte sie sich natürlich noch mehr, was dazu führte, daß sie sich in Zukunft Namen noch schlechter merken konnte.

In der urbanen Leistungsgesellschaft mit ihren harten Geschäftsmethoden und der großen Bedeutung sichtbaren Erfolgs werden Therapeuten und Unternehmensberater ständig mit diesem Paradox konfrontiert. Menschen, die außerordentlich leistungsmotiviert sind – dazu zählen Manager, Direktoren, Schriftsteller, Rechtsanwälte, Ärzte und Ingenieure – alle sogenannte »Leistungsträger«, haben oft ein geringes Selbstbewußtsein und halten sich für Versager. Das sind genau diejenigen, die sich ständig selbst in die Funktionsstörungen des ultradianen Streßsyndroms treiben. Wenn sie schließlich zwangsläufig bei einer Aufgabe versagen, weil sie das Bedürfnis des Körpers und der Seele nach Ruhe und Erholung mißachten, ist das für sie ein Beweis für ihre Schwäche oder Faulheit und für die Tatsache, daß sie eben im entscheidenden Moment versagen. Das erklärt womöglich auch, warum so viele Menschen, die in ihrem Beruf ein hohes Ansehen genießen, Störungen entwickeln und depressiv werden oder mitunter sogar selbstmordgefährdet sind.

Viertes Stadium: der Körper rebelliert

Leider kommen nicht alle Menschen vor dem Auftreten solcher Funktionsstörungen zur Besinnung. Manche mißachten die Forderungen ihrer Seele-Körper-Einheit nach Ruhe und einer Erholungspause und überfordern sich weiterhin in hoffnungsloser Weise, weil sie glauben, daß die Umwelt das von ihnen erwartet. Diese unglücklichen Menschen treten in das letzte, äußerst destruktive Stadium des ultradianen Streßsyndroms ein, in dem der Körper beginnt zu rebellieren. Menschen, die sich ständig über ihre ultradianen Rhythmen hinwegsetzen, indem sie ihr natürliches Bedürfnis nach regelmäßigen Ruheperioden ignorieren, obwohl sie die eindeutigen Signale der Funktionsstörungen des dritten Stadiums erlebt haben, entwickeln zwangsläufig psychosomatische Erkrankungen.

Wenn wir das Bedürfnis nach einer natürlichen, ultradianen Heilung nicht beachten, kann unsere Seele-Körper-Einheit die normalen Abnutzungs- und Verschleißerscheinungen nicht ausgleichen und baut ganz einfach ab. Eine derartige Vernachlässigung hat fatale Folgen, die kumulativen Charakter haben. Wenn wir unentwegt weiterarbeiten und die bedrohlichen Signale des immer größer werdenden Streß nicht beachten, kann das zu zahlreichen ernsten Symptomen und Krankheiten führen.

Die Symptome werden durch die kumulative Wirkung des chronisch hohen Pegels an Streß-Botenmolekülen verursacht. Hans Selye, der kanadische Neurophysiologe und Pionier der Streßforschung, hat nachgewiesen, daß ein abnorm hohes Maß an Streß zu seelischen und körperlichen Schäden führt. Heute wissen wir, daß ein Überschuß an Streßhormonen Gehirnzellen zerstören kann, die für das Gedächtnis und das Lernen zuständig sind. Auch psychosomatische Störungen wie Magengeschwüre, Kopfschmerzen, Rückenschmerzen, Muskelschmerzen, Herzkrankheiten, Erkrankungen der Atemwege wie Bronchitis und Asthma werden mit einem Übermaß an Streß in Verbindung gebracht. Streß blockiert darüber hinaus das Immunsystem, so daß wir für eine Vielzahl von Infektionen anfällig werden wie zum Beispiel Erkältungen und Grippe. Er kann sogar unsere Fähigkeit, lebensbedrohliche Krankheiten wie Krebs abzuwehren, beeinträchtigen.

Erst in den letzten Jahren haben wir das ultradiane Teilstück dieses Streßpuzzles gefunden. Die Unterdrückung unseres alle anderthalb Stunden auftretenden natürlichen Bedürfnisses nach ultradianer Erholung ist eine der entscheidenden Ursachen für chronischen Streß. Eine Möglichkeit, wie das ultradiane Streßsyndrom zu körperlichen und seelischen Symptomen führen kann, besteht in der chronischen Unterbrechung unseres natürlichen, elementaren Zyklus von Aktivität und Ruhe. Dr. Stanley Friedman vom Institut für Psychiatrie an der Mount Sinai Hospital School of Medicine der City University of New York zeigte, daß bei einer psychosomatischen Erkrankung die geheimnisvolle Brücke zwischen Seele und Körper eine Rolle spielt. Daraus läßt sich ableiten, daß ultradiane Ruhe und Erholung zur Besserung oder vollständigen Heilung psychosomatischer Störungen, die mit Streß zusammenhängen, führen können.

Es tauchen ständig neue Beweise für die Hypothese auf, daß alle unsere Seele-Körper-Systeme der Selbstregulierung durch eine ständige Mißachtung der ultradianen Rhythmen und unseres Bedürfnisses nach regelmäßigen ultradianen Pausen ernsthaft beeinträchtigt werden können. Das vierte Stadium des ultradianen Streßsyndroms führt auf vier verschiedenen Gebieten zu ernsthaften Störungen.

Schlafstörungen: Menschen, die sich chronisch in diesem vierten Stadium befinden – vor allem solche, deren Arbeitsrhythmus sich ständig verändert und die deshalb ständig zu anderen Zeiten schlafen und wachsein müssen –, stören ihre zirkadianen und ultradianen

Rhythmen ganz erheblich. Schichtarbeiter machen nachweislich mehr Fehler und leiden in höherem Maß unter Erkrankungen wie Bluthochdruck, Magenkrankheiten, Atemnot, Menstruationsstörungen und seelischen Störungen. Eine Untersuchung an Schiffsmaschinisten, die Bereitschaftsdienst hatten und jederzeit damit rechnen mußten, aus dem Schlaf geweckt zu werden, zeigten auch dann signifikante Störungen der Hirnstromwellen, des EKGs und der Schlafqualität, wenn sie nicht aufgeweckt worden waren. Die Autoren schlossen daraus, daß die Schlafstörungen »auf die Spannungen und das ungute Gefühl, womöglich von einem Alarm aus dem Schlaf gerissen zu werden, zurückzuführen sind«.

Diese Ergebnisse haben für Ärzte, Krankenschwestern, Pfleger, Polizisten, Feuerwehrleute, Geschäftsleute und Boten, die ständig durch ihren Piepser kontrolliert werden, eine große Bedeutung. Bereitschaftsdienst verursacht Streß. Angemessene ultradiane Erholungsperioden, in denen man nicht auf Abruf bereit sein muß, sind für Gesundheit und Wohlbefinden unerläßlich.

Magen-Darm-Störungen: Seit zum erstenmal darüber berichtet wurde, daß sich der Magen in einem 90- bis 120minütigen Rhythmus kontrahiert, sind viele Belege gefunden worden, die auf einen Zusammenhang zwischen diesen ultradianen Rhythmen und emotionalen und psychosomatischen Störungen hinweisen. Das flaue Gefühl im Magen ist oft das erste Anzeichen dafür, daß wir Angst haben, uns verkrampfen und seelisch stark engagiert sind. Diese Reaktion des Magens ist ein frühes Warnzeichen, das den Beginn des ultradianen Streßsyndroms ankündigt. Magen-Darm-Störungen gehören deshalb auch zu den Problemen, die von Schichtarbeitern und Menschen, die unter dem sogenannten *Jetlag* leiden, am häufigsten genannt werden.

In letzter Zeit hat man eine Vielzahl von hormonellen Botenmolekülen, die in ultradianen Rhythmen ausgeschüttet werden, mit Eßstörungen wie *Anorexia nervosa* (Magersucht), Bulimie (Eßsucht) und Fettleibigkeit in Verbindung gebracht. Man hat zum Beispiel festgestellt, daß die Fähigkeit des Wachstumshormone freisetzenden Hormons (GHRH), tatsächlich solche Hormone freizusetzen, sowohl von der Tageszeit als auch vom Hunger der Person abhängt.

Normale Frauen reagieren anders als fettleibige oder magersüchtige Frauen: Ihre Nahrungsaufnahme hat eine angemessene Hemmwirkung auf die Ausschüttung des Wachstumshormons durch das GHRH; bei fettleibigen oder magersüchtigen Frauen ist dies hingegen nicht der Fall.

Die ultradianen Beziehungen zwischem dem Fasten und der Freisetzung des Wachstumshormons sind kürzlich sowohl bei Männern als auch bei Frauen nachgewiesen worden. Es sind jedoch noch weitere Untersuchungen erforderlich, um herauszufinden, in welchem Maße ein regelmäßiges Eßverhalten, das im Einklang mit unseren natürlichen Magenrhythmen steht, Verdauungs- und Eßstörungen zu beseitigen vermag. Doch auch ohne solche Untersuchungen ist es offensichtlich, daß wir unser Wohlbefinden steigern können, wenn wir uns an unseren ultradianen Nahrungsbedürfnissen orientieren, zur richtigen Tageszeit essen und dabei auch auf die angemessene Menge achten. Im 7. Kapitel wird im einzelnen ausgeführt, wie man mit Hilfe der ultradianen Heilreaktion das Gewicht kontrollieren und die Eßgewohnheiten verbessern kann.

Herzstörungen: Lang andauernder ultradianer Streß kann zu Störungen der Herztätigkeit führen. Das haben Untersuchungen an der University of Oklahoma und am Walter Reed Army Institute of Research ergeben. Die Wissenschaftler berichten, daß »der stabile ultradiane Herzrhythmus das erste ist, was bei Streß (in einer Streßsituation) gestört wird.« Wenn der Streß andauert, versucht der Ryhthmus sich wieder zu normalisieren, bleibt aber unregelmäßig und weist Ausschläge auf, die größer als normal sind, was dann zu den Herzstörungen führt.

Verkürzung der Lebensspanne: Die Vernachlässigung unseres periodisch auftretenden Bedürfnisses nach ultradianer Ruhe und Erholung kann lang anhaltende, ernste Auswirkungen haben. Forscher der medizinischen Fakultät der University of Minnesota haben eine Gruppe von Mäusen einem ständig wechselnden Hell-Dunkel-Rhythmus ausgesetzt, um so deren innere zirkadiane und ultradiane Rhythmen aus dem Gleichgewicht zu bringen. Die Lebenserwartung der Tiere verkürzte sich dadurch um 6 Prozent –

das wären übertragen auf den Menschen viereinhalb Jahre. Dr. Franz Halberg hat darauf hingewiesen, daß beispielsweise Piloten und Flugbegleiter, die Langstrecken fliegen und deren innere Rhythmen dadurch ständig aus dem Gleichgewicht gebracht werden, tatsächlich schneller alt werden.

Alle diese Belege machen eines klar: Wenn wir die ultradianen Signale mißachten, begeben wir uns in Gefahr.

Wie man den Teufelskreis des ultradianen Streßsyndroms durchbricht

Nachdem Sie jetzt das ultradiane Streßsyndrom und seine bekanntesten Symptome kennengelernt haben, können wir eine Lösung des Problems ins Auge fassen. Statt die ultradianen Signale zu ignorieren, müssen wir lernen, unsere angeborenen Aktivität-Ruhe-Rhythmen als das zu akzeptieren, was sie tatsächlich sind: eine wunderbare Art der Natur, die Leistungsforderungen der Außenwelt mit unserem inneren Bedürfnis nach Erholung, Heilung und Selbsterneuerung in Einklang zu bringen. Wenn wir das erste Mach-mal-Pause-Signal beachten, können wir die zerstörerischen Aspekte des ultradianen Streßsyndroms vermeiden.

Im nächsten Kapitel soll gezeigt werden, wie man den Teufelskreis des ultradianen Streßsyndroms durchbrechen kann, indem man sich die ultradiane Heilreaktion zunutze macht.

4 Die 20-Minuten-Pause - die ultradiane Heilreaktion

Die Untersuchungen der Biorhythmen und des Bewußtseins des Menschen lassen den bedeutsamen Schluß zu, daß man im Interesse einer Steigerung der eigenen Bewußtheit den natürlichen Veränderungen des Körpers mehr Aufmerksamkeit schenken und sie auf harmonische Weise mit der Umwelt in Einklang bringen sollte.

Dr. Roger Broughton

Die ultradiane Heilreaktion ist die der Natur eigene Heilperiode, eine Lösung des Problems des ultradianen Streßsyndroms, die uns die Seele-Körper-Einheit anbietet. Ganz gleich, wie sehr Sie Ihre ultradianen Rhythmen in der Vergangenheit mißachtet haben oder wieviel Streß Sie durch Ignorieren der inneren Signale aufgebaut haben, jetzt haben Sie die Möglichkeit, die Situation schon in den nächsten 90 bis 120 Minuten zu verbessern. Von jetzt an können Sie auf die Signale der Natur achten, die Ihnen den Weg zur Heilung und Wiederherstellung des Gleichgewichts weisen. Sie können lernen, Ihren Körper und Ihre Seele wieder eins werden zu lassen und in sich persönliche, schöpferische und heilende Potentiale entdecken, von denen Sie bislang nichts geahnt haben.

Die ultradiane Heilreaktion

Ähnlich wie das ultradiane Streßsyndrom besteht auch die ultradiane Heilreaktion aus vier Stadien, die allerdings nicht so eng definiert sind, sondern eher als Leitlinie zu betrachten sind. Zuerst wollen wir uns anschauen, was in jedem einzelnen dieser Stadien geschieht und welche Gefühle damit verbunden sind. Darüber hinaus werden im Verlauf des Textes immer wieder ultradiane Tips angeboten und Vorschläge gemacht werden, wie Sie Seele und Körper schneller heilen können. Anschließend werden wir uns mit einigen der weitreichenderen Vorteile der ultradianen Heilreaktion beschäftigen – für die Leistungsfähigkeit, die Kreativität und das Bewußtsein.

Erstes Stadium: Erkennungszeichen

Die ultradiane Heilreaktion beginnt mit den gleichen Mach-mal-Pause-Signalen, die das erste Stadium des ultradianen Streßsyndroms kennzeichnen. Sie entscheiden darüber, ob es zu einer Heilreaktion oder zum Streß kommt. Statt diese frühen Warnungen zu ignorieren, erkennen Sie sie jetzt als das, was sie wirklich sind: die ersten leisen, zarten Andeutungen Ihrer Seele-Körper-Einheit, die Ihnen sagen wollen, daß Sie eine Pause machen und sich in den Genuß der erholsamen ultradianen Heilreaktion bringen sollten. Es ist wichtig, daß Sie lernen, diese Zeichen als Hinweis darauf zu deuten, daß Sie sich heilen und regenerieren sollen. Sie dürfen sie nicht als ein Zeichen der Schwäche, der Unzulänglichkeit oder des Versagens betrachten. Wenn Sie die Signale in diesem positiven Licht sehen, werden Sie sie mit einem Gefühl des Wohlbehagens begrüßen.

Es folgt nun eine Aufstellung der Signale, von denen jedes einzelne eine positive, lebenswichtige und natürliche Botschaft der Seele-Körper-Einheit darstellt.

Erkennungssignale

- Sie möchten sich recken oder Ihre Muskeln entspannen.
- behagliches Gähnen oder Seufzen
- Sie bemerken, wie Ihr Körper ruhig wird und sich entspannt.
- Sie haben Appetit auf einen kleinen Imbiß oder das leichte Bedürfnis zu urinieren.
- Ihnen fallen angenehme Dinge ein, und Sie denken an glückliche Zeiten.
- Sie haben ein Gefühl der Dankbarkeit, horchen in sich hinein und vertrauen darauf, daß Sie Ihre Arbeit gut gemacht haben.
- Sie fühlen sich wohl und sind zufrieden.
- Sie haben angenehme Phantasien und/oder fühlen sich sexuell leicht erregt.
- Sie stellen fest, daß Ihr Arbeitstempo langsamer wird und Sie einen Zugang zu Ihrer inneren Heilung gewinnen.

Wenn Sie diese Signale erkennen und sofort auf sie reagieren, können Sie sie als eine Einladung zu einer erholsamen, entspannenden inneren Erneuerung betrachten. Sie brauchen gar nichts Besonderes zu tun – Sie gleiten ohne jede Anstrengung von selbst in die ultradiane Heilreaktion hinein. Denken Sie immer daran, es handelt sich dabei um ein natürliches Phänomen, zu dem Ihre Seele-Körper-Einheit unmittelbaren Zugang hat, es sei denn, Sie versuchen, das Ganze bewußt zu umgehen.

Ultradianer Tip

Von jetzt an sollten Sie immer dann, wenn Sie eines der Mach-mal-Pause-Signale des ersten Stadiums bemerken, froh darüber sein und es als Zeichen dafür ansehen, daß Sie soeben die ultradiane Heilreaktion erleben. Entspannen Sie sich und lassen Sie sich in den natürlichen Zustand der Heilung Ihrer Seele und Ihres Körpers gleiten, der sich in den nächsten 20 Minuten ohne bewußte Anstrengung einstellt.

Selbst wenn wir sehr erfahren sind und uns gut auf unsere Seele-Körper-Signale einstellen können, dauert es bei den meisten von uns eine gewisse Zeit, bis wir das Stadium erreicht haben, in dem wir diese Signale erkennen können. Unser Verstand versucht normalerweise, körperliche und seelische Ablenkungen auszublenden, um sich besser auf seine Aufgaben konzentrieren zu können. Deshalb braucht unser Bewußtsein ein paar Minuten, um diese subtilen Signale erkennen zu können.

In dieser anfänglichen Erkennungsphase fragt sich ein Mensch, der sich seiner ultradianen Rhythmen bewußt ist: »Wollen mir diese Signale sagen, daß ich eine Pause machen soll?« Die Antwort lautet in der Regel ja. Ihr Unbewußtes läßt in diesem Stadium eine solche Frage oft wie einen Versuchsballon in Ihr waches Bewußtsein steigen. Schon der bloße Umstand, daß eine solche Frage auftaucht, läßt darauf schließen, daß das Gleichgewicht zwischen dem Bewußtsein und dem Unbewußten in Ihrem Gehirn sich leicht zugunsten der natürlichen ultradianen Heilreaktion verlagert hat. Sie können sich das Eintreten in die ultradiane Heilreaktion erleichtern, wenn Sie eine möglichst ruhige Umgebung aufsuchen, in der Sie nicht gestört werden. Der Mangel an Außenreizen fördert die natürliche Tendenz der Seele und des Körpers, sich nach innen zu wenden. Im Idealfall haben Sie vielleicht einen ruhigen Platz, wo Sie sich hinlegen können, sonst schließen Sie einfach die Tür Ihres Büros und entspannen sich in einem bequemen Sessel. Auch ein kurzer Spaziergang im Park oder an einem anderen ruhigen Platz kann Ihnen helfen, sich zu entspannen. Das Ziel besteht darin, die klingelnden Telefone, die lauten Gespräche und all die anderen belastenden Forderungen eines typischen Arbeitsplatzes so gut wie möglich auszuschalten.

Das Telefon kann warten, und die Arbeit ist auch noch da, wenn Sie zurückkommen. Sie brauchen diese ultradiane Erholungsperiode jetzt, um sich zu entspannen, zu heilen und innerlich zu regenerieren. Ihre Seele-Körper-Einheit möchte jetzt ihren inneren Haushalt in Ordnung bringen, um die Stoffwechselprozesse, die die Erneuerung und Erholung begleiten, zu optimieren, und die Botenmoleküle und die Energiespeicher wieder aufzufüllen.

Lernen Sie, den Botschaften Ihrer Seele-Körper-Einheit zu vertrauen. Kritiker der Therapiemethoden und Lebensphilosophien, die davon ausgehen, daß der Mensch sich selbst helfen kann, halten diese Auffassung für narzißtisch und egozentrisch. Wenn man bewußt eine 20minütige Pause einlegt, um der ultradianen Heilreaktion eine Chance zu geben, den Streß, unter dem Seele und Körper leiden mußten, zu heilen, handelt man jedoch nicht aus Eitelkeit oder Egoismus. Ein solches Verhalten ist natürlich und lebenswichtig, wenn man seelisch und körperlich fit bleiben will. Die Natur hat diesen Grundzyklus der Aktivität und Ruhe entwickelt, um uns zu bremsen, damit wir Zeit haben, uns um uns selbst kümmern zu können. Das kulturell geprägte Vorurteil dagegen, daß man sich selbst etwas Gutes tut, ist ein Grund dafür, daß wir den Ruf unserer ultradianen Rhythmen oft überhören. Bedauerlicherweise sind die meisten von uns so programmiert, daß sie eine negative Einstellung gegen Ruhepausen und ein paar Minuten Entspannung im Tagesverlauf haben. Wir neigen dazu, die normalen Signale unseres Körpers, mit denen er uns sagen will, daß er in die ultradiane Heilreaktion eintritt, als Zeichen von Schwäche und Nachgiebigkeit uns selbst gegenüber zu deuten. Schon die Wörter *Erschöpfung* und *Ruhe* haben eine abwertende Färbung, sie suggerieren einen unerwünschten Zustand. Versuchen Sie, das einmal anders zu sehen: Wenn wir dem Ruf unserer ultradianen Rhythmen gehorchen, begeben wir uns in einen Zustand der inneren Erneuerung, Erholung, Restauration, Revitalisierung und Regeneration – alles Begriffe, die eine positive Bedeutung haben. Einige von ihnen beginnen mit der Vorsilbe »Re«, was darauf hinweist, daß sie Teil eines natürlichen Heilungsrhythmus sind, der der Quelle des Lebens selbst entspringt und in unseren Genen kodiert ist.

Ultradianer Tip

Machen Sie sich keine Selbstvorwürfe und glauben Sie nicht, Sie seien schwach, nur weil Sie eine Ruhepause benötigen. Verwandeln Sie diese negative Selbstbewertung in einen positiven, natürlichen Heilungsprozeß. Reden Sie sich selbst gut zu, sagen Sie sich: »Ich trete jetzt in meine natürliche ultradiane Heilreaktion ein. Ich lehne mich zurück, stimme mich ein und lasse der Natur ihren Lauf, damit sie mich in meinem tiefsten Inneren heilen und revitalisieren kann. Meine Seele-Körper-Einheit hat mir in den letzten paar Stunden so sehr dabei geholfen, meine Alltagsaufgaben zu lösen, daß ich ihr zum Dank den Gefallen tue und mir selbst die innere Heilung und Erholung gönne, die ich jetzt brauche.«

Daß wir den Ruf unserer ultradianen Rhythmen so oft überhören, hängt auch damit zusammen, daß wir die Veränderungen, die sie auslösen, nicht einmal dann bemerken, wenn sie stattfinden. In der 20minütigen Phase der Ruhe und Erholung begeben wir uns in einen Zustand der Verinnerlichung, in dem wir nichts mehr wahrnehmen. Eine ultradiane Forschungsgruppe, ein gemeinsames

Projekt der Veterans Administration und der University of California, stand vor einem Rätsel: Die Untersuchten schienen die ultradianen Veränderungen selbst dann nicht zu bemerken, wenn diese ziemlich auffällig waren. »Die Versuchspersonen nahmen nicht eine einzige der rhythmischen Veränderungen in sich wahr, selbst wenn sie gerade dabei waren, ihre eigenen Zyklen zu protokollieren. Es ist nicht klar, wie derart tiefgreifende Veränderungen des Erlebens wache Versuchspersonen beeinflussen können, ohne daß ein introspektives Erkennen stattfindet«, berichteten die Forscher.

Da die Signale der ultradianen Heilreaktion so subtil sind, daß sie sich leicht an die veränderten Umweltbedingungen anpassen können, werden sie oft von den stärkeren Reizen der Außenwelt übertönt. Je mehr man jedoch auf sie achtet, um so besser wird man sie mit der Zeit erkennen und auf sie reagieren können.

Ultradianer Tip

Manche Menschen benötigen Tage, andere ein paar Wochen, bevor sie ihre ultradiane Heilreaktion erkennen und sich auf sie einstellen können. Jeder von uns hat sein persönliches Tempo, es gibt in dieser Hinsicht keine absoluten Werte. Man sollte sich dabei nie nach der Uhr oder nach dem Kalender, sondern nur nach seinem Gefühl und der eigenen Erfahrung richten.

Zweites Stadium: der Zugang zu einer tieferen Atmung

Wenn Sie gelernt haben, auf das erste Erkennungssignal zu reagieren, und Sie sich Zeit für die ultradiane Heilreaktion nehmen, werden Sie sehr bald feststellen, daß sich Ihre Atmung verändert. Spontan, natürlich und unwillkürlich atmen Sie ein, zweimal tief durch, seufzen genüßlich oder gähnen. Dabei wird das rhythmische Heben und Senken Ihres Brustkorbs flacher und beruhigt sich langsam. Dies zeigt an, daß Sie die zweite Stufe der ultradianen Heilreaktion erreicht haben, den Zugang zu einer tieferen Atmung.

Diese Veränderung der Atmung kündigt an, daß sich das sympathische Nervensystem, das Erregung und Aktivität steuert, etwas zurückzieht, und das parasympathische Nervensystem, das für Entspannung und Heilung zuständig ist, die Kontrolle übernimmt. Eine langsamere, tiefere Atmung bringt Ihren Körper in einen entspannten Zustand. Die gleiche Veränderung der Atmung findet auch dann statt, wenn sich Ihre Seele-Körper-Einheit abends auf den Schlaf vorbereitet.

Es ist kein Zufall, daß Hypnotherapeuten wie beispielsweise Erickson schon seit langer Zeit die tiefe Atmung zur Unterstützung der Induktion der therapeutischen Trance einbezogen haben. Sie sagen Ihren Patienten zum Beispiel: »Sie werden jetzt tief durchatmen, die Augen schließen und in einen hypnotischen Zustand gelangen.« In diesem Sinne fördert die therapeutische Hypnose die natürliche Tendenz in uns, entspannter zu atmen, um einen Zugang zu den tieferen Ebenen unserer natürlichen ultradianen Heilreaktion zu finden.

Ultradianer Tip

Wenn Sie spüren, daß Sie in die ultradiane Heilreaktion eintreten, dann achten Sie einfach nur auf Ihre Atmung und darauf, wo in Ihrem Körper das Gefühl des Wohlbehagens am stärksten spürbar ist. Wenn Sie dies tun, haben Sie die Möglichkeit, dieses wohltuende Gefühl auf Ihren ganzen Körper auszuweiten. Genießen Sie einfach jenes beruhigende Gefühl, durch das Sie Zugang zu Ihrer natürlichen ultradianen Heilreaktion bekommen.

Biologen nennen diese Abstimmung der natürlichen Rhythmen der Seele und des Körpers *entrainment*. Dazu bedarf es jedoch keiner äußeren Suggestion, sofern wir gelernt haben, uns selbst zu helfen, indem wir die ultradiane Heilreaktion erkennen und geschehen lassen. In dieser Phase der ultradianen Heilreaktion brauchen Sie nichts zu tun. Jeder natürliche, ruhige Atemzug hilft Ihnen, in die nächste Phase der ultradianen Heilung zu gelangen, in der sich die Türen Ihrer inneren Seele-Körper-Einheit öffnen.

Sie müssen lernen, diese wohltuenden Heilungsperioden, die den ganzen Tag über ablaufen, zu begrüßen und zu genießen, denn es sind Augenblicke, in denen Sie weder denken noch reagieren, weder sich verteidigen noch Dinge tun müssen, um die Kontrolle nicht zu verlieren. Ihr gesteigertes Wohlbefinden ist ein Signal der Natur, daß viele Familien von Botenmolekülen (wie zum Beispiel die Endorphine) durch Ihre Seele-Körper-Einheit strömen, Ihre Heilung fördern und für Ihr Wohlbefinden sorgen.

Drittes Stadium: Seele-Körper-Heilung

In diesem Stadium erreichen Sie das Herz der ultradianen Heilreaktion, die Stelle, an der die tiefgreifendsten seelisch-körperlichen Heilungsprozesse ablaufen. Lassen Sie sich gehen, entspannen Sie sich, genießen Sie einfach das angenehme Gefühl und überlassen Sie Ihrer Seele-Körper-Einheit die Heilung und Erneuerung. Sie werden feststellen, daß sich Ihr Wohlbefinden auf eine ganz natürliche Weise steigert, so wie es vor dem Einschlafen der Fall ist, wenn Sie sich hinlegen, um ein Nickerchen zu machen. Sie brauchen sich nicht bewußt anzustrengen, genießen Sie einfach das schöne Gefühl, das die ultradiane Heilreaktion in Ihnen auslöst, und lassen Sie die natürlichen Rhythmen Ihrer inneren Seele-Körper-Einheit den Rest besorgen.

Jeder von uns erlebt diese dritte Stufe auf eine andere Weise. Analytische, logische Menschen neigen von Natur aus dazu, sich mit Erinnerungen, Gedanken und unerledigten Dingen zu beschäftigen. Künstlerische, intuitive Typen, bei denen die rechte Hirnhälfte dominiert, haben eher Gefühlserlebnisse und bildhafte Vorstellungen. Manche erleben ein Kaleidoskop an visuellen Phantasien, die in ihrer Intensität an Traumbilder erinnern, oder sie glauben, in einem beruhigenden Vakuum ohne Gefühle, Gedanken oder Sinneseindrücke zu schweben. Beim Erleben des dritten Stadiums kann man nichts richtig oder falsch machen. Es geht nicht darum, ein bestimmtes Ziel zu erreichen. Sie sollten sich einfach dem angenehmen Gefühl hingeben und Ihre Seele-Körper-Einheit die Kontrolle übernehmen lassen, damit sie das tun kann, was im Interesse Ihrer Regeneration und Revitalisierung getan werden muß.

Das wichtigste Merkmal dieses dritten Stadiums, das sich auch bei vielen esoterischen Praktiken beobachten läßt, besteht darin, daß Sie *nichts tun*: Sie lassen Ihre Seele-Körper-Einheit die Arbeit auf ihre Art und Weise tun und beobachten bestenfalls ruhig und objektiv, welche Veränderungen stattfinden, ohne sich einzumischen oder in irgendeiner Weise auf sie zu reagieren. Dieses objektive Beobachten des inneren Zustands und die daraus gewonnenen Einsichten, haben für viele Menschen die Bedeutung, daß sie ein Gefühl für ihre eigene innere Wahrheit bekommen.

Ultradianer Tip

Menschen, die geistig besonders aktiv sind, werden bei ihrer ersten Konfrontation mit der ultradianen Heilreaktion von Gedanken und Sorgen wegen irgendwelcher unerledigter Arbeiten abgelenkt. Das ist jedoch kein großes Problem. Wenn so etwas geschieht, gestatten Sie sich ganz einfach, das wahrzunehmen, was geistig in Ihnen vorgeht, und machen Sie sich mit den Gedanken, die Sie bedrücken, vertraut. Während Sie dann diesen Gedanken gegenüber eine distanzierte, beobachtende Einstellung gewinnen, können Sie sich etwas von ihnen lösen und werden sich anschließend ganz von selbst wohler fühlen. Wenn Sie nach etwa zwanzig Minuten erfrischt wach werden, werden Sie überrascht sein, daß Sie vergessen haben, wie diese Verschiebung vom geschäftigen Geist zum inneren Wohlbefinden stattgefunden hat. Das ist ein sicheres Zeichen dafür, daß Sie erfolgreich waren und einen Zugang zu dem heilenden Zauber gefunden haben, der daraus besteht, *nichts zu tun.*

In der Phase der ultradianen Heilreaktion, in der unser aktiver, bewußter Geist sich zurückzieht, wird ganz automatisch auf einer tieferen Ebene die eigentliche Arbeit geleistet. Während dieser ruhigen, aber zutiefst heilenden Minuten, sorgt die Seele-Körper-Einheit dafür, daß ihre vielen Rhythmen und Systeme wieder synchron laufen. Oxidations-Abfallprodukte und freie Radikale, die sich in den Leistungs- und Streßperioden angesammelt haben, werden aus den Zellen entfernt. Die Speicher der Botenmoleküle, die für die Kommunikation zwischen Seele und Körper so lebenswichtig sind, werden wieder aufgefüllt und die Energiereserven ergänzt.

Auf der psychischen Ebene versucht Ihr Verstand, die Erlebnisse des Tages zu verarbeiten und einzuordnen. Alte Erfahrungen, Gefühle und Ereignisse werden zu einem übersichtlichen, streßfreien Ganzen zusammengefaßt, wodurch eine neue Ebene der Sinnfindung und des Verständnisses erreicht wird. Das gelingt dann am besten, wenn Sie sich entspannen und nichts Anstrengendes tun.

Diese Phase Ihres ultradianen Rhythmus ist ein in der Tiefe verborgenes Fenster, durch das Sie einen Zugang zu Ihrer schöpferischen und regenerativen Fähigkeit, dem Wesenskern der ultradianen Heilreaktion, finden können. In der Regel dauert das etwa zwanzig Minuten, kann aber von Mensch zu Mensch oder bei ein und derselben Person zu verschiedenen Zeiten unterschiedlich lang dauern. Lassen Sie sich dabei von der Natur leiten.

Wenn die Sinne Ihrer Seele-Körper-Einheit sich wieder völlig erholt haben und sich den Aktivitäten und dem Streß des Lebens wieder stellen können, werden Sie feststellen, daß Sie ganz leicht und mühelos das letzte Stadium der ultradianen Heilung erreichen: Sie wachen innerlich erneuert und erfrischt auf.

Viertes Stadium: innere Erneuerung und Aufwachen

Wenn Sie das vierte Stadium, das Stadium der inneren Erneuerung, erreichen, nehmen Sie wieder Kontakt mit dem normalen Wachzustand Ihres Geistes auf: Sie sind wieder hellwach, aber ruhig und erfrischt. Sie öffenen die Augen, recken sich genüßlich und atmen womöglich ein, zweimal tief durch.

Achten Sie darauf, wie beweglich und gelassen Sie sind und wie wohl Sie sich fühlen. Dadurch signalisiert die Seele-Körper-Einheit, daß Erholung und Heilung stattgefunden hat. Mit diesem guten Gefühl sagt die Natur uns, daß wir etwas richtig gemacht haben.

In diesem vierten Stadium ernten Sie die Früchte, die Sie auf der Reise durch Ihr Inneres gesät haben. Sie haben jetzt eine natürliche Heilungsperiode beendet, und Ihre Seele-Körper-Einheit beginnt mit dem nächsten Zyklus, der von optimaler Leistung und Aktivität gekennzeichnet ist. Ihr Körper ist jetzt wieder erfrischt und energiegeladen. Sie haben Ihrer Seele Gelegenheit gegeben, sich zu regenerieren, und wachen deshalb mit einem Gefühl großer Klarheit und gesteigerter Intuition auf. Vielleicht wissen Sie die Lösung zu einem Problem, das Ihnen zuvor unlösbar erschien. Sie betrachten sich jetzt wahrscheinlich objektiver, weil die aufgestauten seelischen Belastungen, die Sie mit in die ultradiane Heilungspause genommen haben, Ihnen nicht mehr den Blick verstellen.

Manche Menschen genießen dieses Gefühl so sehr, daß sie in Versuchung geraten, sich umzudrehen, um gleich noch eine ultradiane Heilreaktion anzuschließen. Sie sagen sich, daß etwas, das beim erstenmal gut war, beim zweitenmal noch besser sein müßte. Überraschenderweise ist das in der Rgel nicht der Fall. Wenn Sie nicht übermüdet sind oder unter einem Übermaß an Streß leiden, sind Sie nach der ultradianen Heilreaktion ein ganz anderer Mensch. Gewöhnlich will die Seele-Körper-Einheit nicht noch einmal zwanzig Minuten lang nur herumsitzen oder liegen. Sie beginnt wieder zu denken, zu planen und richtet ihre ganze Aufmerksamkeit wieder auf die Außenwelt. Sie stellen fest, daß Sie immer wacher und lebendiger werden – Ihr Körper teilt Ihnen auf diese Weise mit, daß er wieder völlig revitalisiert ist und jetzt in die Aktivitätsphase des ultradianen Rhythmus eintreten möchte.

Genießen Sie diesen Übergang zum normalen wachen Bewußtsein ein paar Minuten und wenden Sie sich dann nach und nach wieder Ihren äußeren Aufgaben zu. Das ist das ganze Geheimnis der ultradianen Heilreaktion: Erkennen, einen Zugang schaffen, Heilung der Seele und des Körpers und innere Erneuerung. Diese vier Stadien sind ohne jede Anstrengung zu erreichen, Sie müssen einfach nur der Natur ihren Lauf lassen.

Die Tabelle auf der nächsten Seite enthält eine Gegenüberstellung des ultradianen Streßsyndroms und der ultradianen Heilreaktion. Beide unterscheiden sich voneinander durch Ihre Einstellung und die Bereitschaft, mit den natürlichen Rhythmen zu kooperieren.

Die ultradiane Heilreaktion	Das ultradiane Streßsyndrom
1. *Erkennungssignale:* Wenn Sie der Stimme der Natur folgen, die Ihnen sagt, daß Sie eine Pause brauchen, werden Sie sich hinterher wohlfühlen und dankbar sein.	1. *Mach-mal-Pause-Signale:* Eine Mißachtung des natürlichen Bedürfnisses, sich auszuruhen und neue Kraft zu schöpfen, um sich anschließend wieder wohlzufühlen, führt zu Streß und Erschöpfung.
2. *Zugang zu einer tieferen Atmung:* Nach ein paar ruhigen Momenten stellt sich ganz von selbst eine tiefere Atmung ein. Sie zeigt an, daß Sie jetzt in einen tieferen Zustand der Entspannung und Heilung sinken. Achten Sie darauf, wie sich das angenehme Gefühl, das sich spontan einstellt, vertieft. Betrachten Sie einmal die Möglichkeiten einer Kommunikation zwischen den Genen und der Seele und einer daraus resultierenden Heilung mit »leidenschaftsloser Anteilnahme«.	2. *»High« von den eigenen Hormonen:* Fortgesetzte Anstrengungen trotz Erschöpfung führen zur Ausschüttung von Streßhormonen, die das Bedürfnis nach einer ultradianen Ruhepause unterlaufen. Weil die Erschöpfung nicht wahrgenommen wird, kommt es zu einer vorübergehenden Leistungssteigerung, so daß weiterer Streß und das Bedürfnis nach künstlicher Stimulierung entsteht (Koffein, Nikotin, Alkohol, Kokain usw.).
3. *Seele-Körper-Heilung:* In dieser Phase treten zur Heilung und Neuordnung des Lebens spontane Phantasien, Erinnerungen, gefühlsbetonte Komplexe, aktive Bildvorstellungen und numinose Seinszustände auf.	3. *Einsetzen funktionaler Störungen:* Leistung, Gedächtnis und Lernfähigkeit werden in immer größerem Maße durch Fehler beeinträchtigt; seelische Störungen tauchen auf. Es kommt unter Umständen zu Depressionen und zu gesteigerter Reizbarkeit. Ihr Verhältnis zu sich selbst und zu anderen Menschen wird getrübt.
4. *Erholung und Erwachen:* Ein natürliches Erwachen, das von einem Gefühl heiterer Gelassenheit, Klarheit und Erholung begleitet ist. Gleichzeitig weiß man jetzt, wie man seine Leistungsfähigkeit und sein Wohlbefinden in der Alltagswelt verbessern kann.	4. *Der Körper rebelliert:* Klassische psychosomatische Symptome treten auf, so daß Sie schließlich gezwungenermaßen Schluß machen müssen, um sich auszuruhen. Sie haben das quälende Gefühl, versagt zu haben, sind deprimiert und fühlen sich elend.

Wie Sie die ultradiane Heilreaktion unterstützen können

Da die ultradiane Heilreaktion dafür sorgt, daß es uns gut geht, suchen viele Menschen Mittel und Wege, diesen Zustand leichter und aus eigener Kraft zu erreichen. Die ultradiane Methode bedingt allerdings ihrem Wesen nach, daß man sich weder anstrengen noch dirigistisch sein darf, sondern sich einfach nur auf die natürlichen ultradianen Rhythmen der Seele-Körper-Einheit einstimmen sollte. Am besten unterstützt man diesen Prozeß dadurch, daß man lernt, die natürlichen Signale zu erkennen, die seinen Beginn kennzeichnen. Dann braucht man nur noch dem Ruf der Natur zu gehorchen und sich hineingleiten zu lassen.

Es gibt jedoch viele Möglichkeiten, wie Sie sich selbst helfen können, auf ganz natürliche Weise in die ultradiane Heilreaktion hineinzugleiten:

- Wenn Sie Hunger haben, sollten Sie einen kleinen Imbiß von höchstens 200 bis 300 Kalorien zu sich nehmen.
- Schauen Sie aus dem Fenster auf eine friedliche Szene.
- Strecken Sie Arme und Beine oder atmen Sie ein paarmal tief.
- Massieren Sie sich Ihren Nacken oder Rücken.
- Suchen Sie sich ein ruhiges Plätzchen, wenn möglich mit gedämpfter Beleuchtung.

Ultradianer Tip

Betrachten Sie die ultradiane Heilreaktion ohne Vorurteile. Alle Menschen haben unverwechselbare, außerordentlich individuelle ultradiane Strukturen; stimmen Sie sich auf Ihre eigenen ein. Es gibt dafür keine feste Formel und keine richtige Art, wie man die Reaktion erleben soll. Obwohl wir häufig erwähnt haben, daß die ultradiane Heilreaktion alle 90 bis 120 Minuten eintritt und etwa 15 bis 20 Minuten dauert, läßt sie sich in der Realität selten so klar definieren. Ihre persönlichen ultradianen Rhythmen sind außerordentlich flexibel, damit sie Ihrer Seele-Körper-Einheit helfen können, sich auf natürliche Weise an all das anzupassen, was Sie tun müssen.

- Legen Sie sich hin oder entspannen Sie sich in einem bequemen Sessel, achten Sie darauf, welcher Körperteil sich am wohlsten fühlt. Geben Sie sich diesem angenehmen Gefühl hin, dann wird es sich auf den ganzen Körper ausdehnen.
- Stimmen Sie sich auf die natürlichen Rhythmen Ihrer Seele-Körper-Einheit ein, auf die Atmung, den Herzschlag und den Puls.
- Stellen Sie sich etwas besonders Schönes vor, ein Bild oder einen beruhigenden Gedanken – zum Beispiel, Sie würden Urlaub in den Bergen machen oder über Wiesen wandern.
- Denken Sie an Ereignisse aus dem wirklichen Leben, die Ihnen ein angenehmes Gefühl vermitteln.

Weitere Vorteile der ultradianen Heilreaktion

Die ultradiane Heilreaktion besitzt nicht nur ein Erholungspotential, sondern hat vor allem im dritten Stadium noch weitere Vorteile wie schöpferische Erkenntnisse, lebendige Tagträume und das, was manche höheres Bewußtsein oder Bewußtseinserweiterung nennen.

Schöpferische Erkenntnisse

Daß das Unbewußte der Ursprung aller menschlichen Kreativität ist, ist inzwischen allgemein bekannt. Psychologische Untersuchungen, die Benjamin Libet von der Stanford University und andere Forscher durchgeführt haben, haben gezeigt, daß unser waches Bewußtsein etwa zwei Zehntel Sekunden hinter unserem Unbewußten herhinkt. Schöpferische Gedanken werden uns erst bewußt, wenn sie aus dem Unbewußten aufsteigen und wie Blasen an die Oberfläche unseres Bewußtseins steigen. Es ist ein beglückender Augenblick, wenn wir die Lösung eines verzwickten Problems gefunden haben, plötzlich eine neue Perspektive entdecken oder plötzlich einen genialen Einfall haben. In der Hetze unseres Alltags kann diese Kreativität nur gelegentlich in unser waches Bewußtsein dringen.

Im dritten Stadium der ultradianen Heilreaktion öffnet sich jedoch die Tür, die das wache Bewußtsein mit dem Inneren der Seele verbindet. Wenn wir uns in der aktiven Phase der ultradianen Rhythmen auf die Außenwelt konzentrieren, sind wir nicht empfänglich für die innere Welt unserer Kreativität, denn die äußere Welt der Leistung nimmt unsere ganze Aufmerksamkeit in Anspruch. Während der ultradianen Periode der inneren Erholung sind wir empfindsamer für diese innere Welt und die neuen kreativen Ideen, die sich in ihr entwickeln.

Wenn die ultradiane Heilreaktion Ihnen einen Zugang zu Ihrer inneren Seele geschaffen hat, öffnen sich auch die Türen zu Ihrem schöpferischen, inneren Selbst. Sie können diese Kreativität in vielen verschiedenen Formen erleben: als Gedanken, visuelle Vorstellungen, Klänge, Stimmen oder sogar als Körpergefühl. Wichtig ist, daß Sie Ihre natürliche, persönliche Art eines Zugangs zu Ihrem Inneren finden.

Menschen aller Epochen und Kulturen haben dieser ultradianen Periode der Kreativität die verschiedensten Namen gegeben. Sie nannten sie Muse, innere Stimme, die beobachtende Seele, das schöpferische Unbewußte, das Selbst, spiritueller Führer, Tier-Totem, Seele oder Anima. Wie auch immer man es nennen mag, im dritten Stadium der ultradianen Heilreaktion gibt Ihr normales waches Bewußtsein – das, was die Psychologen das handelnde Ich nennen – die Kontrolle ab und gestattet den inneren, kreativen Teilen der Seele und des Gehirns, neue Strukturen des Verständnisses und der Sinnfindung anzubieten.

Versuchen Sie aber nicht mit Gewalt, kreativ zu sein oder zu neuen Erkenntnissen gelangen zu wollen. Sie können nicht erwarten, daß Sie bei jeder ultradianen Pause einen Strom von schöpferischen Einfällen erleben! Ihre Seele-Körper-Einheit hat oft andere wichtige Dinge zu tun. Wenn Sie das Gefühl haben, daß im Laufe des dritten Stadiums nichts geschehen ist, vertrauen Sie darauf, daß der innere seelisch-körperliche Aufladungsprozeß in angemessener Weise abläuft und daß in diesem Augenblick genau das Richtige geschieht, um Sie geistig, körperlich und seelisch wieder in eine optimale Verfassung zu bringen.

Tagträume

Tagträume sind während der 20minütigen ultradianen Heilungspause nichts Ungewöhnliches. Manche Forscher sind der Ansicht, daß der 90- bis 120minütge ultradiane Rhythmus dem Rhythmus unserer nächtlichen Träume entspricht. Wenn Sie in diesen angenehmen, nach innen gerichteten Zustand gleiten, steigen womöglich Gefühle, Erinnerungen, Bilder und Gedanken in Ihr Bewußtsein, die sonst hinter den Mauern des ständig beschäftigten rationalen Verstandes eingesperrt sind.

In Wirklichkeit sind das Tagträume. C.G. Jung nannte unsere Träume eine kleine, verborgene Tür, die zu den innersten und geheimsten Winkeln unserer Seele führt. Die ultradiane Heilreaktion schafft uns einen Zugang zu dieser kleinen Tür und zu den ungeahnten Möglichkeiten des Unbewußten, das auf ihrer anderen Seite liegt. Die innere Stimme richtet sich jedoch nicht nach den rationalen Bedingungen der Logik des Bewußtseins. Sie fühlt möglicherweise intuitiv, mystisch, zufällig oder losgelöst und unzusammenhängend. Wie beim nächtlichen Traum führt uns gerade diese scheinbare Zusammenhanglosigkeit der Tagträume zu neuen Erkenntnissen im Hinblick auf alte Probleme. Die sogenannte Zufälligkeit der Tagträume enthält in Wirklichkeit eine innere Problemlösungslogik, die der bewußte Verstand noch nicht begreift.

Menschen, die Erfahrungen mit der ultradianen Heilreaktion haben, berichten häufig, sie hätten das Gefühl gehabt, eine Art kosmischer Bewußtseinserweiterung zu erleben, das es ihnen möglich gemacht habe, den »großen Zusammenhang« zu begreifen. Wenn Sie erst einmal mit der ultradianen Heilung vertraut sind, ist es ganz normal, daß Sie ein neues Gefühl für den Sinn und Zweck des Lebens bekommen. Viele Menschen erleben einen höheren Sinn, den Zusammenhang des Ganzen, die Gestalt der Zusammenhänge zwischen dem Leben und dem Universum.

Manche Menschen, die regelmäßig ultradiane Pausen machen, berichten gelegentlich über angenehme Erlebnisse, bei denen sie ihren Körper verlassen und ein Gefühl für eine andere Wirklichkeit bekommen hätten. Solche Erlebnisse weisen auf einen gemeinsamen Faktor hin, der die ultradiane Heilreaktion mit den uralten Disziplinen der Meditation und der Bewußtseinserweiterung verbindet. In diesem Sinne spiegeln die Methoden der Esoterik, die über eine innere Arbeit zu solchen transzendenten oder transpersonalen Erlebnissen führen, tatsächlich die Weisheit der Seele-Körper-Einheit wider, die ihr natürliches Potential der Heilung, Erholung und Transzendenz von der Begrenztheit unserer alltäglichen Einstellungen nutzt. Das gilt auch für die transzendentale und die Zen-Meditation, für Yoga, ja sogar für das Gebet.

Einige allgemeine Fragen

Die meisten Menschen haben viele Fragen, die sich auf die ultradianen Rhythmen und die ultradiane Heilreaktion beziehen. Auch wenn wir sie heute noch nicht alle beantworten können, wollen wir Ihnen doch das sagen, was wir wissen.

Was ist der Unterschied zwischen der ultradianen Heilreaktion und einem kleinen Nickerchen?

Das persönliche Erleben ist bei jedem Menschen anders, deshalb ist der Unterschied nicht immer deutlich auszumachen. Im allgemeinen ist es allerdings so, daß Sie beim Schlafen einen Zustand erreichen, der sich im EEG als Delta-Wellen-Schlaf zeigt. Das heißt, daß Ihre Hirnstromwellen eine Frequenz zwischen 0,5 und 4 Hertz aufweisen. Im ultradianen Zustand schwanken diese Wellen dagegen zwischen 8 und 14 Hertz (Alphawellen) und zwischen 4 und 8 Hertz (Thetawellen).

Wenn Sie nach einem Nickerchen wachwerden, schnaufen Sie gewöhnlich einmal und haben ein leicht benommenes Gefühl, das Ihnen sagt, daß Sie geschlafen haben. Wenn Sie aus der ultradianen Heilreaktion kommen, haben Sie dagegen ein angenehmes Gefühl und sind völlig wach. Sie haben sich vorübergehend in einem Zustand befunden, der zwischen Wachsein und Schlaf liegt. Im Gegensatz zum Nickerchen haben Sie nach einer ultradianen Heilreaktion kein Gefühl der Benommenheit, sondern Sie fühlen sich entspannt und erfrischt.

Amerikaner gönnen sich im Durchschnitt zwei Nickerchen pro Woche, ein Drittel der Bevölkerung macht vier oder mehr pro Woche. Sie sollten Ihre persönliche Erfahrung zum Maßstab machen. Wenn Sie nach einer kurzen Siesta erfrischt sind, ist das womöglich die beste Art, wie Sie nach dem Mittagessen oder am frühen Nachmittag Ihre ultradiane Pause machen können.

Besteht ein Zusammenhang zwischen der ultradianen Heilreaktion und der Meditation?

Sollte es wirklich ein Zufall sein, daß bei den meisten Meditationstechniken (zumindest für Anfänger) 20minütiges Üben empfohlen wird? Und ist es Zufall, daß Tausende von wissenschaftlichen Untersuchungen, die sich mittels der unterschiedlichsten Methoden – Visualisation, Meditation, Hypnose und Biofeedback – mit dem Problem der ganzheitlichen Gesundheit beschäftigt haben, ebenfalls eine 20minütige Heilungsperiode verwenden? Obwohl weder die traditionellen Lehrer der Meditation noch die modernen Wissenschaftler sagen, warum sie diese 20minütige Heilungsperiode empfehlen, glaube ich, daß sie auf die gleiche, natürliche Ruhe- und Erholungsperiode unseres 90- bis 120minütigen Basiszyklus der Aktivität und Ruhe gestoßen sind. Ich möchte daher die Hypothese aufstellen, daß die verschiedenen Meditationstechniken und die Heilung der Seele-Körper-Einheit in Wirklichkeit durch verschiedene Kulturen geprägte Methoden sind, mit denen dieselbe natürliche 20minütige ultradiane Heilreaktion ausgelöst werden soll.

Wir können uns vorstellen, daß es bei der Entstehung dieser verschiedenen Methoden, mit deren Hilfe man einen Zugang zu seinem Inneren bekommt, irgendwann einmal ein Genie gegeben hat, einen Menschen, der besonders begabt war, visuelle Bildvorstellungen auszulösen, und versucht hat, all seinen Anhängern diese Methode beizubringen: »Man erreicht es mit visuellen Bildvorstellungen.« Ein anderer Lehrer hatte womöglich einen besonderen kinästhetischen Muskelsinn und empfahl Körpermassage, und wieder andere meinten, Yogaübungen, Atemtechniken, Klänge und Mantras seien der beste Zugang zur Heilung und Regeneration.

Das Problem bei diesen alten Auffassungen besteht darin, daß sie inzwischen so formalisiert worden sind, daß sie Ihren individuellen Bedürfnissen unter Umständen nicht gerecht werden können. Man *verlangt* von Ihnen, daß Sie in einer bestimmten Stellung, über bestimmte Bildvorstellungen oder innerhalb eines bestimmten Glaubenssystems, das Ihnen und Ihrem kulturellen Hintergrund nicht gerecht wird, meditieren. Im Gegensatz dazu ist die ultradiane Heilreaktion kulturunabhängig. Sie versucht, zu heilen und das Wohlbefinden zu steigern, indem sie unseren natürlichen anderthalbstündigen Lebensrhythmus beachtet.

Ist die ultradiane Heilreaktion eine Art Hypnose?

Das trifft zu, wenn Sie daran glauben, daß Sie immer dann, wenn Sie eine Pause machen und sich ein bißchen entspannen wollen, das erleben, was einige Therapeuten die »gewöhnliche Alltagstrance« nennen. Das ist keine Hypnose in dem Sinne, daß Sie sich selbst programmieren oder sich etwas einsuggerieren wollen. Die ultradiane Heilreaktion besteht daraus, daß Sie der Natur gehorchen – und nicht versuchen, ihr vorzuschreiben, was sie zu tun hat.

Wie unterscheidet sich die ultradiane Heilreaktion von Bestätigungsmethoden, Autosuggestion usw.?
Heutzutage ist die Ansicht weit verbreitet, daß wir Suggestionen, Programmierungen und Bestätigungen brauchen, um uns selbst zu sagen, was wir tun sollen. Die ultradiane Heilreaktion verlangt dagegen von uns, daß wir die Botschaft beachten, die aus unserer Seele kommt, die alle anderthalb Stunden mit uns reden will.

Warum bringt mir ein guter Nachtschlaf oder ein entspanntes Wochenende nicht den gleichen notwendigen Erholungseffekt?
So etwas bringt Ihnen tatsächlich ein gewisses Maß an Erholung, die Sie brauchen, um die Vernachlässigung der ultradianen Rhythmen im Laufe der Woche wieder auszugleichen. Es ist jedoch so, daß Menschen, die die ganze Woche über hart arbeiten, am Wochenende das gleiche tun. Wieviele von uns nutzen heutzutage diese Zeit tatsächlich für Heilung und Erholung? Das ist das Problem.

Wieviele ultradiane Perioden brauche ich wirklich pro Tag?
Wir alle müssen lernen zu erkennen, was uns fehlt. Wenn Sie erst einmal Ihr individuelles Bedürfnis nach ultradianen Heilreaktionen erkannt haben, können Sie wissen, wie oft Sie sich in dieser Weise erholen müssen, um optimal zu funktionieren. Viele Menschen haben festgestellt, daß sie am besten arbeiten können, wenn sie pro Tag zwei bis drei 15 bis 20minütige ultradiane Erholungspausen machen.

Unsere Bedürfnisse können allerdings zu verschiedenen Zeiten unterschiedlich sein. Wenn eine Menge aufregender Dinge passieren, kann es vorkommen, daß Sie ein oder zwei ultradiane Pausen vergessen. Das ist völlig in Ordnung. Ihre Seele-Körper-Einheit kann ein paar ausgefallene Pausen leicht wieder ausgleichen. Vergessen Sie aber nicht, daß Sie täglich ein Dutzend oder sogar noch mehr ultradiane Zyklen durchlaufen, und wenn Sie die ultradiane Heilreaktion zu oft ignorieren, geraten Sie unweigerlich in das ultradiane Streßsyndrom.

Während meines Arbeitstages ist es mir nicht möglich, eine ultradiane Erholungsperiode einzulegen. Ich kann mir eine solche Unterbrechung einfach nicht leisten. Was soll ich machen?
Im 6. Kapitel werde ich Ihnen erklären, wie Sie die ultradiane Erholungsreaktion bei der Arbeit nutzen können, und Ihnen einige Alternativen anbieten, falls es Ihnen nicht möglich sein sollte, sich die Zeit für eine richtige Pause zu nehmen. Vorläufig sollten Sie das Problem jedoch folgendermaßen betrachten: Viele von uns haben das Gefühl, daß wir unseren Arbeitsablauf nicht selbst bestimmen können, aber es gibt dessenungeachtet Augenblicke, in denen wir eine solche Gelegenheit ungenutzt verstreichen lassen. Wenn Sie zum Beispiel das Gefühl haben, daß Sie regelmäßig um drei Uhr nachmittags am liebsten eine Pause machen würden, reservieren Sie sich um diese Zeit selbst einen Termin. Wenn Sie dann um drei Uhr nicht das Bedürfnis haben, eine Pause einzulegen, können Sie Ihre Arbeit fortsetzen und sind weniger gehetzt. Wenn Sie dagegen Pause machen wollen, haben Sie sich die Zeit dafür reserviert.

Wir neigen alle dazu, uns den Tag mit Terminen vollzupacken, und viele Menschen hätten zwar Gelegenheit, sich selbst eine Erholungspause zu gönnen, nehmen sie aber nicht wahr. Das Problem ist, wie gut Sie ohne solche Pausen funktionieren und wieviel besser Sie funktionieren würden, wenn Sie eine Pause gemacht hätten. Es ist immer schwierig, sich Zeit für eine neue Aktivität zu nehmen. Einige kurze Versuche werden Sie allerdings davon überzeugen, daß Ihre Produktivität sich enorm steigert, wenn Sie solchen Pausen in Ihrem Terminkalender einen festen Platz einräumen – ganz zu schweigen von den psychischen und körperlichen Vorteilen, die eine Befriedigung Ihrer Bedürfnisse mit sich bringt. Sie brauchen einfach nur die Entscheidung zu treffen, daß Sie immer dann eine ultradiane Erholungspause einlegen wollen, wenn Sie das Gefühl haben, daß es Ihnen guttun würde, und dann zu dieser Entscheidung stehen.

Bringt mich jede 20-Minuten-Pause in den Genuß der ultradianen Erholungsreaktion? Könnte ich in der gleichen Zeit auch einen Spaziergang im Park machen, etwas lesen oder mich vor dem Fernseher entspannen?

Jede bedeutsame Pause bringt Sie zumindest teilweise in den Genuß der Vorteile der ultradianen Erholungsreaktion. Wenn Sie in Ihrem Beruf überwiegend sitzen, kann ein entspannender Spaziergang für Sie die ideale Gelegenheit sein, eine ultradiane Erholungsreaktion zu erleben.

Aber warum sollten Sie Ihren Kopf mit Lesen oder Fernsehen belasten, während Ihre Seele-Körper-Einheit sich zur gleichen Zeit bemüht, die innere Buchführung in Ordnung zu bringen? Wenn Sie sich nur mit Hilfe von leichter Literatur oder Fernsehen entspannen können, dann machen Sie das. Aber während Sie dabei sind, sollten Sie sich auf die angenehmen Gefühle einstimmen und allmählich lernen, sie so zu genießen, daß Sie Lesen oder Fernsehen nicht mehr als Krücke oder Zerstreuung brauchen.

Manchmal fühle ich mich nach einer 15 bis 20minütigen ultradianen Pause müder als vorher. Was soll ich tun?

Wenn Sie sich nach einer 20minütigen ultradianen Pause müder fühlen, als Sie vorher waren, ist Ihr Bedürfnis nach Ruhe und Erholung größer, als Ihnen bewußt ist. Das gilt in ganz besonderem Maße für die Zeit nach dem Mittagessen und für den frühen Nachmittag, die Zeit, in der viele Menschen eine Siesta halten. Versuchen Sie doch einmal, regelmäßig einen Mittagsschlaf von einer Stunde Dauer zu machen. Sie sollten allerdings auch in der Nacht länger schlafen.

Komme ich auch, wenn ich meinen Kopf zurücklege und 20 Minuten lang Tagträumen nachhänge, in den Genuß der ultradianen Erholungsreaktion?
Ja, Sie werden viele positive, natürliche ultradiane Wirkungen erleben. Die Tatsache, daß Sie das Bedürfnis haben zu phantasieren, bedeutet, daß Sie die ultradiane Erholungsreaktion erleben.

Wenn eines meiner Signale darin besteht, daß ich Hunger bekomme, ist es gut vor oder nach der Pause eine Kleinigkeit zu essen?
Die meisten Menschen haben die besten Erfahrungen damit gemacht, vor der ultradianen Erholungsreaktion eine Kleinigkeit zu essen. Ein kleiner Imbiß reicht aus, um Ihren alle 90 Minuten auftretenden Hungerimpuls zu stillen und Ihrer Seele-Körper-Einheit das Zeichen zu geben, daß der günstige Zeitpunkt für die innere Erholung vom Streß des Alltags gekommen ist.

Wie lange vor dem Schlafengehen kann ich eine ultradiane Pause machen, ohne meinen normalen Schlafrhythmus zu stören?
Zwei oder drei Stunden. Ihr normaler Schlafrhythmus besitzt seine eigenen zirkadianen und ultradianen Rhythmen, die sich etwa alle neunzig Minuten zwischen mindestens vier Phasen des Schlafens und Träumens bewegen.

Wie kann man die ultradiane Erholungsreaktion am besten regelmäßig üben?
Nehmen Sie sich einfach die Zeit und versuchen Sie herauszufinden, wie Sie im gewöhnlichen Alltag Ihr Bedürfnis nach einer Pause erleben. Allmählich werden Sie dann lernen, auf die Signale zu achten, die Ihre Seele-Körper-Einheit aussendet. Ähnlich wie beim Autofahren wird Ihnen das Ganze bei den ersten Versuchen kompliziert vorkommen, aber danach werden Sie sehr bald alles automatisch und ohne Anstrengung bewältigen.

Ich empfehle Ihnen, am Anfang einen siebentägigen ultradianen Intensivkurs zu machen. Das wird Ihnen den Zugang zur ultradianen Erholungsreaktion erleichtern und ihre Wirkung erhöhen. Sie brauchen dazu nur auf Ihre ultradianen Rhythmen zu achten und

Ihre Erfahrungen eine Woche lang mehrmals täglich in ein spezielles Tagebuch einzutragen.

Und so sieht Ihr ultradianer Intensivkurs aus:

1. Notieren Sie sieben Tage lang sorgfältig alle Hinweise, die den Beginn einer ultradianen Erholungsreaktion anzeigen. Halten Sie auch den Zeitpunkt ihres Auftretens fest.
2. Wenn Ihnen die Hinweise auf die ultradiane Erholungsreaktion bewußt werden, sollten Sie nach Möglichkeit eine Pause machen und sich ganz dem angenehmen Gefühl hingeben, denn Sie wissen, daß Sie nichts *tun* müssen. Genießen Sie die ultradiane Erholungsreaktion etwa zwanzig Minuten lang.
3. Wenn Sie bemerken, daß die ultradiane Erholungsphase auf natürliche Weise zu Ende geht, halten Sie fest, wie lange sie gedauert hat. Achten Sie darauf, wie Sie sich fühlen, bringen Sie ein paar Sätze über Tagträume, Erinnerungen, Einsichten und Gefühle, die Sie hatten, zu Papier. Halten Sie schriftlich fest, ob Ihnen irgendwelche Problemlösungen eingefallen sind oder Sie neue Einfälle hatten – setzen Sie sich dabei aber keinesfalls unter Druck. Im Interesse einer möglichst positiven Wirkung sollten Sie Ihre Seele-Körper-Einheit ihre Arbeit tun lassen, ohne daß sie Ihnen etwas darüber sagen muß.

Bei einem solchen ultradianen Intensivkurs ist es oft sehr nützlich, wenn Sie Ihre Erlebnisse aufschreiben, und zwar aus zwei Gründen. Erstens kann es sehr heilsam sein, wenn man sich an die persönlichen Strukturen erinnern kann, die für das Selbstverständnis wichtig werden können. Auch wenn jede einzelne Erholungsperiode subjektiv ist, können Sie sich mit Hilfe eines solchen Protokolls mit der Zeit eine objektive Dokumentation der Probleme und Potentiale Ihrer Seele schaffen – um zu wissen, mit welchen Problemem Sie sich beschäftigen, ohne daß sie Ihnen bewußt sind.

Ein derart intensiver Bericht versetzt Sie in die Lage, sich selbst objektiv sehen zu können. Er stellt ein Inventar dessen dar, was Sie in Ihrem Inneren beschäftigt. Sind Ihnen die Probleme bewußt? Wenn nicht, sollten Sie noch eine weitere Beobachtungswoche ansetzen. Viele Teilnehmer meiner Untersuchungsgruppen haben sich jeweils nach ein paar Monaten einem solchen ultradianen Intensivkurs unterzogen, weil sie wissen wollten, was sich in der Zwischenzeit verändert hat und welche neue Bewußtseinsebene sie erreicht haben.

Diejenigen, die täglich eine ultradiane Erholungsreaktion erlebten, stellten fest, daß sie mit der Zeit immer tiefere Einsichten über sich selbst und ihr Leben gewonnen hatten. Viele berichteten, ihr Wohlbefinden und ihre Sensibilität für die eigenen Wünsche habe sich verbessert und sie hätten darüber hinaus ein besseres Verständnis für ihren Wesenskern entwickelt. Es kann sein, daß auch Sie feststellen, daß die Fenster Ihrer Seele, die sich in der ultradianen Heilreaktion öffnen, Ihnen viel über das sagen können, was Sie beschäftigt und wonach Sie sich sehnen. In diesen inneren Sitzungen können Sie wichtige Hinweise bekommen, wie Sie mit dem Streß in Ihrem Leben fertigwerden können.

Unabhängig davon, was Ihnen persönlich die ultradiane Erholungsreaktion bringt, werden Sie mehr davon haben, wenn Sie bereit sind, alle Veränderungen voll zu erleben und aufmerksam zu beobachten – ohne sie mit Gewalt herbeiführen zu wollen.

5 Der ultradiane Werkzeugkasten

Dieses Kapitel bietet Ihnen eine Reihe von ultradianen Werkzeugen an, mit denen Sie das Potential der ultradianen Heilreaktion in Ihrem Leben vergrößern können. Sie haben womöglich Schwierigkeiten im Beruf, in der Familie oder mit Ihrem Partner oder Sie leiden unter Streß, haben sexuelle Störungen, essen zuviel oder haben chronische Körperbeschwerden. Vielleicht wollen Sie auch nur mehr über Ihre psychische und spirituelle Entwicklung wissen.

Sie werden feststellen, daß ein großer Teil dieser ultradianen Werkzeuge universell ist; man hat sie zu verschiedenen Zeiten in verschiedenen Kulturen unter den verschiedensten Namen gekannt: Meditation, Selbstbeobachtung, Massage, Bildvorstellungen, Hypnose, Geistheilung, Biofeedback, viele Rituale der Schamanen, Spiritismus und Gebete, alles hängt mit einer Einstimmung in den natürlichen Prozeß der Heilung zusammen. Die ultradiane Heilreaktion spiegelt das Wesen all dieser ganzheitlichen Methoden der Seele-Körper-Heilung wider. Weise Menschen, die diese Methoden praktizieren, geben voller Bescheidenheit zu, daß sie damit nur der Natur eine Gelegenheit bieten, ihre Heilkraft zu entwickeln. Folgende ultradiane Werkzeuge stehen Ihnen zur Verfügung:

1. Einstimmung auf das Gespräch, das zwischen Seele und Körper stattfindet. Das ist die natürlichste Art und Weise, wie Sie lernen können, daß die Bewegungen, Symptome, Empfindungen und Gefühle Ihres Körpers Kommunikationskanäle sind, durch die Ihr Körper und Ihre Seele Ihnen helfen können, Ihre Probleme zu lösen.

2. Ultradiane Fragen. Diese Fragen konzentrieren sich auf die innere Arbeit der Seele und des Körpers, um Ihnen bei spezifischen Problemen zu helfen, die sich auf Ihre Gesundheit, Leistungsfähigkeit und Kreativität beziehen.

3. Zugang und Neuordnen. Das ist die natürliche Methode, wie Sie Ihre alten Grenzen überschreiten und Ihre Potentiale ausschöpfen können, um seelische Probleme aus der Vergangenheit und Gegenwart zu lösen.

4. Der Zusammenhang zwischen dem Gehirn und der Atmung. Das ist eine neue Methode, die dazu dient, mit Hilfe der Atmung einen Ausgleich zwischen der rechten und linken Hirnhälfte zu erreichen. Dadurch verbessern Sie Ihre Stimmung und steigern Ihre geistigen Fähigkeiten und Ihre Leistungen im täglichen Leben, bei der Arbeit und im Sport.

5. Einstimmung in die ultradianen Rhythmen. Das ist eine natürliche und angenehme Methode, mit deren Hilfe man sich auf sich selbst und auf andere Menschen einstimmen kann, um das Zusammenleben in der Familie, Liebesbeziehungen, das Leben in der Schule und im Geschäft zu verbessern.

Wie Sie sich auf den Dialog zwischen Ihrer Seele und Ihrem Körper einstimmen können

Wir alle erleben ein solches Gespräch zwischen unserer Seele und unserem Körper, auch wenn uns das nicht bewußt wird. Jeder Juckreiz, jedes Hungergefühl, jeder Schmerz, jedes Gefühl, jede Bildvorstellung, Ahnung, Verspannung und Sehnsucht ist eine Botschaft, die zwischen Seele und Körper ausgetauscht wird. Wir haben häufig Schwierigkeiten mit solchen Botschaften, weil sie zur falschen Zeit kommen, deshalb blenden wir sie aus. Wir versuchen, den Überbringer der Botschaft umzubringen, nur weil uns die Botschaft nicht behagt.

Die ultradiane Heilreaktion kann zwischen Seele und Körper wie ein Radioempfänger wirken. In dem ruhigen, aufnahmebereiten ultradianen Zustand können wir die natürlichen Botschaften, die zwischen Seele und Körper ausgetauscht werden, empfangen und verstärken, und ihnen die Möglichkeit geben, sich in heilende und problemlösende Hinweise zu verwandeln.

Die meisten von uns müssen erst lernen, die natürliche Sprache der Seele-Körper-Einheit zu verstehen und würdigen zu können. Das Führen eines ultradianen Tagebuchs kann eine große Hilfe sein, wenn man die Geheimnisse des eigenen Stils der Sprache zwischen Seele und Körper entschlüsseln will. Ich möchte Ihnen ein paar Beispiele aus Tagebüchern verschiedener Menschen geben, die zeigen, in welcher Weise eine Einstimmung in den Dialog, der während der ultradianen Heilreaktion zwischen Seele und Körper stattfindet, heilende und problemlösende Wirkung hat.

Das erste Beispiel zeigt, auf welche Weise die ultradiane Heilreaktion bei einer körperlichen Verletzung Erleichterung bringen kann. Der Patient hatte große Schmerzen, die durch eine Verletzung seines Beins und seiner Hüfte verursacht wurden. Mit Hilfe der ultradianen Heilreaktion war es ihm möglich, den Schmerz so zu verändern, daß nur noch ein sanfter, juckender Wundschmerz übrigblieb. An einer Stelle schreibt er:

> Ich spürte einen mittleren bis schweren Druck in der Hüftgegend. Ich glaubte, mein rechter Fuß läge auf der linken, verletzten Seite. Als ich ihn bewegen wollte, merkte ich, daß meine Beine gespreizt waren. Ich konzentrierte mich ganz auf den Schmerz, um herauszufinden, was dann passieren würde. Das Schmerzgefühl verschwand sehr bald und ich stellte anschließend fest, daß ich in der Lage war, das Gefühl zu haben, mein verletztes Bein in alle Richtungen bewegen zu können, ohne es tatsächlich zu bewegen. Ich probierte das mehrmals aus, da mich der Effekt damals faszinierte. Der Schmerz in dem verletzten Bein ist jetzt nur noch ein sanftes Jucken, wie man es hat, wenn eine Verletzung heilt.

In einem anderen Fall trug die Verbesserung der Kommunikation zwischen Seele und Körper dazu bei, daß ein Problem zwischen Mutter und Tochter gelöst wurde, das offenbar die Ursache für Spannungskopfschmerzen gewesen war.

> Es fängt mit Kopfschmerzen an, die sich vom Nacken her ausbreiten, und dann gehen mir ein paar Worte eines Liedes durch den Kopf: »... was meinst du?« Verschwommen wird mir dann klar, daß

ich immer noch über die Tagesereignisse nachdenke und wegen ähnlicher Vorfälle aus der Vergangenheit wütend auf meine Tochter bin. Plötzlich habe ich dann eine Erkenntnis, die sich auf ein Gespräch mit meiner Tochter bezieht, das an diesem Morgen stattgefunden hat.

Danach sind die Kopfschmerzen weg, aber ich erlebe jetzt bewußt eine unangenehme Spannung, die mir sagt, daß ich die Angelegenheit mit meiner Tochter klären und mit ihr reden sollte.

Im folgenden Fall befreite sich ein Patient mit Hilfe des angenehmen Gefühls der ultradianen Heilreaktion vom Streß seines Arbeitstages.

Das war ein aufregender Tag. Hatte Schwierigkeiten mit der Bank und war außer mir. Als ich mich hinlegte, geriet ich zunächst in einen unangenehmen, angespannten Zustand – ich mußte zwanghaft immer wieder an die Sache mit der Bank denken. Dann gelangte ich an einen Ort, ins »Nirgendwo«. Ich fühlte mich wohl, so wie bei der Meditation, ohne aber auch nur ein Mantra zu sprechen oder sonst etwas tun zu müssen. Das ist das erste Mal, daß so etwas passiert ist, und ich habe jetzt das Gefühl, alles klarer erkennen zu können. Ich habe jetzt auch eine Idee, wie ich die Sache mit der Bank regeln kann, und fühle mich entschieden besser.

Ein solcher Dialog zwischen Seele und Körper und die Auseinandersetzung, die offenbar ganz von selbst stattfindet, ist typisch für die Art, wie man die ultradiane Heilreaktion einsetzen kann, um mit quälenden, unerledigten Problemen umzugehen.

So lernt man, den natürlichen Kommunikationsprozeß zwischen Körper und Seele zu erkennen und zu fördern:

1. Empfangen Sie die Botschaft. Am Anfang sollten Sie einfach auf alle Botschaften achten: ein Summen im Ohr, Schmerzen im Zeh, Kopfschmerzen, Worte eines Liedes, seelischer Kummer usw.. Es kann sein, daß Sie Zeuge eines Dialogs werden, der in Ihrem Inneren stattfindet, wie es bei dem Patienten der Fall war, der sich auf seine Schmerzen konzentrierte, die dann bald verschwanden.

2. Lassen Sie spontane, ultradiane Verschiebungen zwischen Aktivierung und Entspannung zu. Bei den Botschaften, die zwischen Ihrer Seele und Ihrem Körper ausgetauscht werden, kann es völlig überraschend zu spontanen Veränderungen und Verschiebungen kommen, die Sie nicht behindern sollten. Manche Menschen erleben zum Beispiel in der Anfangsphase der ultradianen Heilreaktion eine Art Erregung. Das kann den Beginn einer spontanen Aktivierung der Seele-Körper-Einheit markieren, die sich auf eine Problemlösung vorbereitet. Sehr bald darauf ändert sich dieses Gefühl wieder und die Betreffenden erleben anschließend das angenehme, beruhigende Gefühl, das die Lösung eines Problem mit sich bringt.

Wenn Sie versuchen sollten, sich selbst Entspannung zu suggerieren oder sich entsprechend zu programmieren, wie es die meisten ganzheitlichen Therapieschulen empfehlen, kann es geschehen, daß Sie diese natürlichen Problemlösungsprozesse stören. Sie haben die Illusion, gesund zu sein und decken in Wirklichkeit nur Ihre Probleme zu. Das macht der zweite geschilderte Fall deutlich, bei dem die Kopfschmerzen der Patientin sehr bald zu der Einsicht führten, daß sie sich über zurückliegende Ereignisse geärgert hatte, und daß die gegenwärtige Kommunikationsstörung mit ihrer Tochter durch diesen Ärger verursacht wurde. Andere Therapieschulen fordern ihre Patienten häufig auf, sich zu entspannen, und bringen sie dadurch um die Chance, mühelos Probleme lösen und neue Einsichten gewinnen zu können.

Ultradiane Fragen

Ultradiane Fragen sind eine Möglichkeit, den Dialog zwischen Seele und Körper während der vier Stadien der ultradianen Heilreaktion auf das Problemlösen zu konzentrieren.

Erstes Stadium: Das Stadium des Erkennens der ultradianen Heilreaktion kann ein günstiger Zeitpunkt für die erste Frage sein. Wenn Sie sich recken und beschließen, eine Pause zu machen, denken Sie einfach einmal darüber nach, womit sich Ihre Seele-Körper-Einheit wohl beschäftigen möchte. Dazu müssen Sie sich keineswegs in irgendeiner Weise selbst programmieren. Eine offene und nichtdirektive Einstellung ist am besten, denn Sie eröffnet Ihnen den Zugang zu dem enormen Fundus an Wissen und zu den Hilfsquellen in Ihrem Inneren.

Zweites Stadium: Zugang. Während Sie sich in dieser Phase auf Ihre Empfindungen, Gefühle und auf Ihre Atmung einstimmen, fragen Sie sich womöglich, welche Bedeutung ein bestimmtes aktuelles Erlebnis für Sie hat. Die meisten Meditationsschulen raten Ihnen, einfach nur das zu registrieren, was auftaucht, und es geschehen zu lassen. Dieses Geschehenlassen versetzt Sie in einen Zustand, den manche Psychotherapeuten therapeutische Dissoziation nennen. Ihr Bewußtsein erreicht einen Zustand heiterer Gelassenheit, während Ihre Seele sich mit dem Problem beschäftigt.

Dieser traditionelle Ansatz hat gewiß seine Verdienste. Aber nehmen wir einmal an, Ihre Seele beschäftigt sich zwanghaft immer wieder mit denselben Problemen? Offensichtlich hat sich Ihre Seele-Körper-Einheit in ein Problem verbissen und versucht verzweifelt, es zu lösen. Dieser Zeitpunkt bietet die günstige Gelegenheit, Ihrer Seele-Körper-Einheit ein paar Fragen zu stellen, die sich auf die Probleme beziehen, die Sie analysieren wollen. Psychologen nennen solchen Fragen *Fragen, die einen Zugang schaffen* (*accessing questions*).

Bei der Einleitung eines solchen Dialogs geht es darum, kreative, offene Fragen zu stellen, die nicht suggestiv sein sollten. Am besten ist es, wenn diese Fragen zu weiteren Untersuchungen anregen, und nicht durch ein einfaches Ja oder Nein zu beantworten sind. Diese Art des Fragens zeigt, daß Ihre Beziehung zu Ihrem inneren Selbst durch Geben und Nehmen geprägt ist. Sie könnten sich sagen:

- Ich frage mich, wie meine Seele mit diesem Problem umgehen wird.
- Ich frage mich, ob mir wohl nach der ultradianen Heilreaktion etwas Neues einfällt, so daß ich aus der Sackgasse herauskomme, in der ich bei meiner Arbeit gelandet bin.
- Ich frage mich, ob meine Seele mir irgendwelche definitiven Erkenntnisse bescheren wird, mit deren Hilfe ich mein Eßproblem lösen kann.

- Ich frage mich, auf welche Weise mein innerer Heiler mir helfen kann, meine Kopfschmerzen/Schlaflosigkeit/Magengeschwüre loszuwerden.

All das sind Variationen der Grundfrage: »Wie kann meine Seele-Körper-Einheit alle meine Potentiale und Lebenserfahrungen nutzen, um mit den anstehenden Problemen fertigzuwerden?«

Wenn Sie Ihrer Seele-Körper-Einheit eine Frage stellen, eröffnen Sie den Dialog mit anderen Teilen Ihres Selbst. Sie leiten einen Prozeß ein, in dessen Verlauf Ihre Seele mit dem Körper redet, um alle inneren Hilfskräfte für die Problemlösung und die Gesundung zu mobilisieren. Dazu können innere Hilfskräfte zählen, von deren Existenz Ihr Bewußtsein überhaupt nichts weiß.

Ausgesprochen direktive Suggestionen und viele, populäre Methoden der Selbstprogrammierung mit Hilfe von Tonbändern, die unterschwellige Botschaften enthalten, können problematisch sein. Eines der Probleme besteht darin, daß Sie bei diesen Methoden Ihrem Unbewußten sagen, was es tun soll. Derartige Direktiven können unproduktiv sein. Wer von uns ist schon so weise, daß er tatsächlich weiß, wie er sich programmieren und die Milliarden Botschaften, die ständig zwischen unserer Seele und dem Körper ausgetauscht werden, dirigieren kann?

Sie sollten Probleme *nicht* aus der gewöhnlichen Sicht betrachten, sondern neuen Ideen, Bildern und Empfindungen, die ganz natürlich aufsteigen, eine Chance geben, denn aus einem solchen kreativen inneren Dialog gewinnen Sie neue Erkenntnisse und neue Heilungsmöglichkeiten. Aus diesem Grund eignen sich offene Fragen am besten am Anfang eines solchen Dialogs mit dem inneren Selbst.

Diese Auffassung stimmt außerdem mit der Philosophie der ultradianen Heilung überein: Wir stellen ohnehin schon zu viele Forderungen an uns selbst. In der ultradianen Erholungsphase kümmert sich die Seele-Körper-Einheit um die Probleme, die sie für die vordringlichsten hält. Das ist kaum der richtige Augenblick, bewußte Kontrolle auszuüben oder Anordnungen zu geben, denn wenn Ihr Bewußtsein eine Lösung wüßte, wären Sie gar nicht erst mit dem Problem konfrontiert worden.

Drittes Stadium: Dialog zwischen Seele und Körper. Während dieser Phase, in der die ultradiane Heilreaktion ihre Arbeit leistet, erleben Sie womöglich ein typisches Gespräch zwischen Seele und Körper. Es kann natürlich auch sein, daß Sie auf ein solches Selbstgespräch und eine derartige Selbstanleitung verzichten, sobald Sie Ihrer Seele eine Frage gestellt haben, mit der sie sich allein beschäftigen kann. In keinem Fall sollten Sie versuchen, etwas zu erzwingen.

Viertes Stadium: Erneuerung. Auf der vierten Stufe erholen Sie sich und befinden sich wieder an einem der Fenster, durch das Sie sich selbst wahrnehmen können. Sie sollten sich dabei zunächst still verhalten und alle direkten und offensichtlichen Früchte Ihrer inneren Reise registrieren, die Ihrem Bewußtsein in unmittelbarer Zukunft zur Verfügung stehen werden.

Bevor Sie aufstehen und sich wieder an die Arbeit begeben, sollten Sie diesen Augenblick nutzen, um Inventur zu machen. Sie könnten sich zum Beispiel fragen:

- Hatte meine Seele bei diesem Problem eine Orientierungshilfe?
- Sehe ich die Situation jetzt in einem neuen Licht?
- Wie kann ich diesen Gedanken wirksam umsetzen?

Es ist überraschend, wie oft sich der Keim einer neuen Idee zeigt oder eine alte Idee in einem neuen Licht erscheint. Sie waren womöglich unsicher, welche Option Sie im Hinblick auf ein persönliches oder berufliches Problem wählen sollten. Jetzt wissen Sie aus irgendeinem Grund plötzlich ganz genau, welche Richtung Sie einschlagen müssen.

Gehen Sie aber auch hier vorsichtig zu Werke. Ultradiane Probleme müssen mit leichter Hand und äußerst empfindsam angegangen werden. Kommandos und Suggestionen wie »Ich muß ein besserer Vater oder eine bessere Mutter sein« oder »Ich darf nicht so empfindlich sein« sind eher Forderungen, gegen die man verteidigt werden möchte, und können ein Versagen provozieren. Dadurch kann ein neuer Streßzyklus in Gang gesetzt werden. Sie werden Ihren Weg zu Gesundheit und Wohlbefinden finden, wenn

Sie sich dem Neuen, das sich ständig in Ihnen entwickelt, sanft und vorsichtig fragend öffnen.

Wenn Sie das Beste aus den ultradianen Fragen machen wollen, sollten Sie die folgenden Hinweise beachten:

1. Warten Sie, bis Sie so weit sind. Ultradiane Fragen haben dann die beste Wirkung, wenn Sie bereits mit der ultradianen Heilreaktion vertraut sind. Erst dann solten Sie mit offenen Fragen experimentieren. Vorher können solche Fragen Sie nur ablenken und den Lernprozeß stören, der Sie mit der ultradianen Heilreaktion vertraut machen soll.

2. Am besten lassen Sie einfach alles geschehen, ohne einzugreifen. Es ist immer falsch, die ultradiane Heilreaktion übermäßig zu dirigieren. Wenn Sie im Zweifel sind, sollten Sie jede Form der verbalen Autosuggestion vermeiden, die den natürlichen Prozeß der Kommunikation zwischen Seele und Körper stören könnte. Die Seele-Körper-Einheit hat Zugang zu vielen Informationsquellen aus praktisch jeder Körperzelle. Wir lassen es am besten auf seine eigene Weise arbeiten.

3. Gehen Sie sehr sanft vor. Sie dürfen ruhig Mitgefühl mit sich haben und sich wundern, aber Sie sollten sich nie programmieren. Es ist töricht, Befehle zu geben, zu drohen, zu schikanieren, zu erpressen oder mit dem inneren Selbst zu diskutieren, das ohnehin schon sein Bestes gibt.

Zugang und Neuordnung (Reframing)

Dann gibt es in der ultradianen Werkzeugkiste noch ein drittes Werkzeug für den Zugang zu einer Vielzahl von körperlichen und seelischen Symptomen, die Sie anschließend in einem völlig neuen Licht sehen können, vor allem die, die körperliches Unwohlsein und psychische Störungen verursachen.

Die Schaffung eines Zugangs und das Neuordnen hat seine Wurzeln in vielen Disziplinen der traditionellen und der nichtwestlichen Heilkunde. In der Theravada-Tradition des Buddhismus, in der hauptsächlich die Vipassana-Meditation gepflegt wird, ist diese Methode beispielsweise schon seit Tausenden von Jahren bekannt. Vor kurzem ist der ihr zugrundeliegende Gedanke in Ericksons neuem Ansatz der Hypnose und Psychotherapie wieder aufgetaucht.

Wie die anderen macht sich auch dieses Werkzeug die Regenerationsmöglichkeiten zunutze, die sich während der ultradianen Heilreaktion anbieten. Die Methode geht auf zwei Konzepte zurück. Sich einen Zugang zu schaffen, bedeutet, daß man besonders empfänglich für jedes Unwohlsein oder jedes Symptom ist, und solche Erscheinungen als nützliche Signale der Seele und des Körpers betrachtet und nicht als eine Störung, die man vermeiden sollte. Die schöpferische Neuordnung besteht darin, daß man ein breites Bezugssystem findet, in dem das Symptom-Signal eine umfassendere Bedeutung für das eigene Leben bekommt. Die Methode hilft Ihnen, Ihre Symptome als richtungsweisend für Ihre Heilung zu betrachten statt als Plage oder als Störungen. Statt die Symptome negativ zu erleben, erleben Sie sie als eine Botschaft Ihrer Seele-Körper-Einheit, die Ihnen mitteilt, wie Sie Ihr ultradianes Heilungspotential am sinnvollsten einsetzen können.

Wie man sich einen Zugang verschafft und zu einer schöpferischen Neuordnung findet

Wenn Sie in die ultradiane Heilreaktion eintreten, sollten Sie auf jede Empfindung und jedes Symptom achten, das Sie dabei erleben. Stimmen Sie sich ein und geben Sie sich dem Erlebnis hin. Versuchen Sie nicht, in der üblichen Weise gegen die unangenehmen Gefühle anzugehen. Erleben Sie sie statt dessen in ihrer ganzen Intensität. Wenn es dann zunächst so aussieht, als ob dadurch alles schlimmer würde, die Schmerzen stärker pulsieren oder intensiver würden, sollten Sie froh sein. Sie haben einen besseren Kontakt zu einem Symptom oder Signal bekommen, mit dem Ihre Seele-Körper-Einheit das Problem kodiert hat.

Nachdem Sie den Kontakt mit der Problemzone aufgenommen haben, können Sie erleben, wie sie sich in kreativer Weise neu ordnet und verändert. Verlagern sich die Kopfschmerzen, die sich auf eine bestimmte Stelle konzentriert hatten, ein wenig? Dehnen sich die Rückenschmerzen aus oder ziehen sie sich zusammen, nachdem Sie sich in einfühlsamer Weise auf sie eingestimmt haben? Dehnt sich der Schmerz, den Sie lokalisiert haben, nach oben oder auf die Glieder aus? Wird das Gefühl bei der Ausdehnung schwächer, verliert es an Intensität, so wie sich ein Tropfen Tinte in einem Glas Wasser ausbreitet?

Man muß erkennen, daß das Neuordnen ein kreatives Erleben ist, d.h. daß man es nicht bewußt macht. Man entscheidet sich nicht schon vorab, in welcher Form diese Neuordnung ablaufen soll – daß man zum Beispiel den Schmerz von einer Stelle zur anderen verlagern möchte. Man entscheidet nicht vorab, in welcher Weise man die Qualität des Schmerzes in Wohlbefinden umwandelt. Sie schaffen sich ganz einfach einen Zugang zu dem Schmerz und lassen sich von der Seele-Körper-Einheit durch eine schöpferische Neuordnung überraschen. Die Tatsache, daß Sie durch das therapeutische Ergebnis überrascht werden, beweist, daß es sich dabei um ein echtes kreatives Erlebnis handelt, das Sie nicht voraussehen konnten.

Das ist der Unterschied zwischen den therapeutischen Theorien, die mit Suggestionen und Programmierungen arbeiten, und dem ultradianen Prozeß der Schaffung eines Zugangs und einer kreativen Neuordnung. Bei den suggestiven Methoden versuchen Sie, Ihrer Seele und Ihrem Körper zu sagen, wie er reagieren soll. Sie haben einen Plan und versuchen, Ihre Seele entsprechend zu programmieren. Dabei geht man davon aus, daß die Seele ein schlafender Riese ist, dem etwas suggeriert werden muß. Die meisten Selbsthilfemethoden, wie sie in populären Büchern dargestellt werden, verwenden Suggestionen als Form des Programmierens, bei der nichts Neues oder Kreatives beteiligt ist – Sie sagen Ihrer Seele und Ihrem Körper ganz einfach, was sie tun sollen.

Warum brauchen wir ein wirklich neues und schöpferisches Erlebnis, um an den Problemen unserer Seele-Körper-Einheit arbeiten zu können? Wenn unser Erleben nichts Neues und Kreatives enthält, werden sich Ihre Symptome und Schmerzen ständig wiederholen, und Störungen, die auf Streß zurückzuführen sind, werden dadurch chronisch. Die Methode der Schaffung eines Zugangs und der kreativen Neuordnung ist deshalb besonders zur Behandlung alter, sich ständig wiederholender, chronischer Störungen geeignet.

Bei dieser Methode leiten Sie den Prozeß ganz bewußt ein, überlassen dann aber Ihrer Seele die schöpferische Neuordnung. Sie schaffen sich einen Zugang zu Ihren Symptomen, indem Sie sich einfach auf die Empfindungen, Gefühle oder Gedanken einstimmen, die mit ihnen verbunden sind, und sich die Frage stellen, wie Ihre Seele sie wohl auf kreative Weise neu ordnen wird. Mit Hilfe des offenen Fensters der ultradianen Heilreaktion ermöglichen Sie es Ihrer Seele, das Problem auf völlig eigenständige Weise zu lösen.

Ein Bespiel für kreatives Neuordnen, das mich besonders inspiriert hat, stammt aus Milton Ericksons eigenem Leben. Erickson litt in seinem letzten Lebensjahrzehnt unter chronischen Schmerzen, die von seiner Arthritis verursacht wurden. Tagsüber verschaffte er sich mit Hilfe der Selbsthypnose Linderung, nachts jedoch ließen ihn die Schmerzen etwa alle zwei Stunden wachwerden. Allein das war schon ein ultradianes Problem, da er wahrscheinlich aus den REM-Traumperioden geweckt wurde, die etwa alle 90 bis 120 Minuten ablaufen. Um die Schmerzen wieder zu lindern, setzte er sich ins Bett, schaffte sich einen Zugang zu ihrer besonderen Qualität und der genauen Stelle der Schmerzempfindungen. Eines Nachts wurde er von einem besonders intensiven Schmerz gequält, der tief aus den Knochen seines Schultergelenks zu kommen schien. Als er sich einen Zugang zu diesen fürchterlichen Schmerzen schuf, veränderten sie sich ganz plötzlich, und er hatte jetzt das Gefühl, als berühre ein kurzer, heißer Draht die *Oberfläche* seiner Schulter, der Schmerz kam also nicht mehr aus dem Inneren des Knochens. Das war ein schöpferisches Neuordnen, das er seiner Seele verdankte. Diese therapeutische Veränderung überraschte ihn völlig und er erlebte zu seiner großen Verwunderung, daß der intensive Schmerz, den der heiße Draht auf seiner Haut verursachte, langsam immer schwächer wurde und sich in Wärme verwandelte, die sich über die ganze Schulter, und schließlich zusammen mit einem Gefühl der Schwere über den ganzen Körper ausbreitete. Dann schlief er wieder ein und hatte dabei ein warmes, angenehmes Gefühl.

Elisabeth, Ericksons Frau, wachte oft mit ihm auf. Sie berichtet, daß es nicht immer leicht war, den therapeutischen Prozeß der

Schaffung eines Zugangs und der schöpferischen Neuordnung in die Tat umzusetzen:

> Es mag ja sein, daß das Unbewußte mehr weiß als das Bewußtsein und daß man es ungestört seine eigenen Erfahrungen machen lassen sollte. Dies ist jedoch gar nicht so leicht, denn es kann dabei durchaus auch in die falsche Richtung gehen.
>
> Manche Erlebnisse, die Erickson mit der Schmerzkontrolle hatte, basierten auf Versuch und Irrtum, wobei ein großer Anteil aus *Irrtum* bestand. Er hat zum Beispiel viele, mühevollen Stunden damit verbracht, Empfindungen Muskel für Muskel verbal zu analysieren, und er bestand nicht nur darauf, daß ihm jemand (in der Regel ich) dabei zuhörte, sondern derjenige mußte sich voll darauf konzentrieren, ganz gleich, wie spät es war oder welche anderen dringenden Arbeiten zu erledigen waren. Er kann sich hinterher an solche Sitzungen überhaupt nicht mehr erinnern, und ich kann sie bis heute nicht verstehen. Ich habe das Gefühl, daß es alles Sackgassen waren, obwohl dabei womöglich eine Art unbewußtes Lernen stattgefunden hat. Andererseits stimmt das vielleicht nicht. Ich erwähne es deshalb, weil ich glaube, daß viele Menschen den Mut verlieren, wenn sich ihr Unbewußtes vorübergehend in einer Sackgasse verirrt hat. Diesen Menschen kann ich nur sagen: »Laßt euch nicht entmutigen. Irgendwann wird es schon klappen!«

An diesem Beispiel aus dem Leben eines Menschen, der als ein Meister der Hypnose angesehen wird, erkennen wir, daß die Schaffung eines Zugangs und das kreative Neuordnen der Probleme der Seele und des Körpers eine Kunst ist, die man durch Versuch und Irrtum lernen muß. Es gibt keine Zauberformel, die bei jedem Menschen und bei jeder Gelegenheit funktioniert.

Der Zusammenhang zwischen Gehirn und Atmung

Der Zusammenhang zwischen Gehirn und Atmung läßt sich auf mannigfache Weise bei einer Vielzahl von Problemen der Seele und des Körpers ausnutzen. Um das verstehen zu können, bedarf es einiger Hintergrundinformationen. Seit etwa hundert Jahren weiß man in der modernen Medizin, daß einer der verborgenen ultradianen Rhythmen sich auf die wechselnde Durchblutung der linken und rechten Nasenseite bezieht. Wenn sich das Blut von einem Nasenloch zum anderen verlagert, wird die Größe und Form des Naseninneren verändert und damit auch die Leichtigkeit, mit der die Atemluft durch jedes einzelne Nasenloch strömen kann. Wenn sich das linke Nasenloch öffnet, um die Luft leicht durchzulassen, ist das rechte relativ eng gestellt, und umgekehrt.

Man hat herausgefunden, daß dieser schon seit langem bekannte nasale Rhythmus einen Schluß auf die Hirnhälftendominanz zuläßt. Die Forschungsergebnisse auf diesem Gebiet sind zwar noch umstritten, und die Reaktionen der einzelnen Menschen sehr unterschiedlich, aber unbestritten ist, daß die linke Hirnhälfte dominant ist, wenn das rechte Nasenloch mehr geöffnet ist, und umgekehrt. (Mit anderen Worten, das enger gestellte Nasenloch liegt auf der gleichen Seite wie die im gleichen Augenblick aktivierte Hirnhälfte.) Untersuchungen scheinen zu bestätigen, daß Menschen zu der Zeit, in der das rechte Nasenloch stärker geöffnet ist (was auf eine Dominanz der linken Hirnhälfte hinweist), bei solchen Aktivitäten bessere Leistungen bringen, die die linke Hirnhälfte betreffen, also zum Beispiel bei verbalen Aufgaben. Wenn das linke Nasenloch stärker geöffnet ist (also bei einer Dominanz der rechten Hirnhälfte), sind die Leistungen besser, die eine Aktivität der rechten Hirnhälfte erfordern, zum Beispiel Aufgaben, die räumliche Vorstellungsfähigkeit erfordern.

Wahrscheinlich nutzen wir diesen Zusammenhang zwischen dem Gehirn und der Atmung, ohne uns dessen bewußt zu sein. Ganz sicher schlafen wir auf der einen oder anderen Seite besser ein. Wir legen den Kopf instinktiv auf eine bestimmte Seite, um das nasale Gleichgewicht zu verändern. Auf diese Weise verlagern wir innerhalb des vegetativen Nervensystems gleichzeitig das Gewicht vom sympathischen, d.h. Erregung vermittelnden, zum entspannenden parasympathischen System und bereiten so das Gehirn auf den Schlaf vor. Möglicherweise wälzen sich Menschen, die schlecht einschlafen können, hin und her, weil sie unbewußt versuchen, das für den Schlaf optimale Verhältnis zwischen Gehirn und Atmung zu finden.

Bevor man dieses Werkzeug einsetzt, muß man zunächst feststellen, welche Hirnhälfte zur Zeit dominant ist. Im folgenden zeige ich Ihnen drei Möglichkeiten, wie Sie eine solche Überprüfung durchführen können.

1. Die Spiegel-Methode. Diese einfache Methode wird häufig von Yoga-Experten angewendet. Halten Sie sich einen kleinen Taschenspiegel unter die Nase und atmen Sie ganz normal ein paar Sekunden lang durch die Nase aus. Das Muster, das durch die Kondensation auf dem Spiegel entsteht, sagt Ihnen, welches Nasenloch weiter geöffnet ist – je kleiner der Fleck ist, um so enger ist das betreffende Nasenloch, was darauf hinweist, daß die Hirnhälfte auf der gleichen Seite dominant ist. Experimente haben ergeben, daß diese Methode in 92 Prozent der Fälle zutreffend war.

2. Geräusche beim Ausatmen. Halten Sie ein Nasenloch mit dem Daumen zu. Atmen Sie mit einem kurzen, heftigen Stoß aus und achten Sie auf das Geräusch, das dabei entsteht. Je enger das Nasenloch ist, um so höher ist der Ton, der beim Ausatmen entsteht. Machen Sie das gleiche mit dem anderen Nasenloch und wechseln Sie ein paarmal hin und her, um den Unterschied erkennen zu können. Das Nasenloch, das die höheren Töne erzeugt, ist das engere, was auf eine höhere Aktivität der Hirnhälfte hinweist, die auf der gleichen Seite liegt.

3. Taktile Methode. Diese Methode setzt eine gewisse Übung voraus. Atmen Sie langsam und tief durch die Nase ein und achten Sie darauf, welche Seite sich weiter und welche sich enger oder verstopfter anfühlt. Mit ein wenig Übung kann man feststellen, welches Nasenloch enger gestellt ist und welche Hirnhälfte folglich dominant ist.

Am leichtesten kann man das nasale Gleichgewicht dadurch verändern, daß man sich hinlegt. Wenn man sich ein paar Minuten auf die Seite legt, auf der sich das offenere Nasenloch befindet, sorgt ein physiologischer Reflex dafür, daß das Blut in das Gewebe der Nasenseite fließt, die unten liegt, wodurch es sich verengt. Gleichzeitig wird die Hirnhälftendominanz auf diese Seite verlagert. Erfahrungen aus der klinischen Praxis haben gezeigt, daß sich allein dadurch häufig die Stimmung und die psychosomatischen Symptome verändern.

Sie können eine Vielzahl von Positionen einnehmen, um diesen Zusammenhang zwischen Gehirn und Atmung zu nutzen. (Siehe Abb. 3.) Nehmen Sie zunächst eine neutrale Position ein, um feststellen zu können, wie die augenblickliche Beziehung zwischen Atmung und Gehirn aussieht. In den neutralen Positionen A, B und C versuchen Sie nicht, die Hirnhälftendominanz und die Atmung zu verändern.

Wenn Sie auf der linken Seite liegen wie in Position D, wird sich das linke Nasenloch verengen und das rechte öffnen, wodurch die linke Hirnhälfte aktiviert wird, die eher verbal und analytisch orientiert ist. Wenn Sie dagegen wie in Position E auf der rechten Seite liegen, wird die rechte Hirnhälfte aktiviert, die ganzheitlicher orientiert ist und sich auf die räumliche Vorstellung und auf die Gefühle bezieht. Das sind natürlich nur allgemeine Hinweise. Sie müssen selbst herausfinden, in welcher Weise der Zusammenhang zwischen Gehirn und Atmung Ihre persönliche Art zu denken, Ihre Gefühle und Ihr ganzes Sein beeinflußt.

Das folgende Beispiel aus dem ultradianen Tagebuch einer jungen Frau zeigt in anschaulicher Weise, wie sie spontan eine wichtige Erkenntnis über den Zusammenhang zwischen ihren Kopfschmerzen und der Beziehung zu ihrem Freund gewann, indem sie Atmung und Hirnhälftendominanz dadurch veränderte, daß sie sich auf die rechte Seite legte.

> Ich spürte einen starken Widerstand dagegen, eine Pause zu machen, obwohl es schon drei Uhr nachmittags war und ich den ganzen Tag noch keine Pause gemacht hatte. Ich mußte ständig an die Dinge denken, die ich noch erledigen mußte oder eigentlich erledigen sollte. Ich versuche, diese Gedanken durch mich durchfließen zu lassen, aber ich kann einfach nicht loslassen. Meine Atmung wurde immer flacher und ich machte mir Sorgen, daß ich nicht bequem genug lag. Mir wird klar, daß ich auf der linken Seite liege, so daß möglicherweise meine analytische linke Hirnhälfte aktiviert wird, also

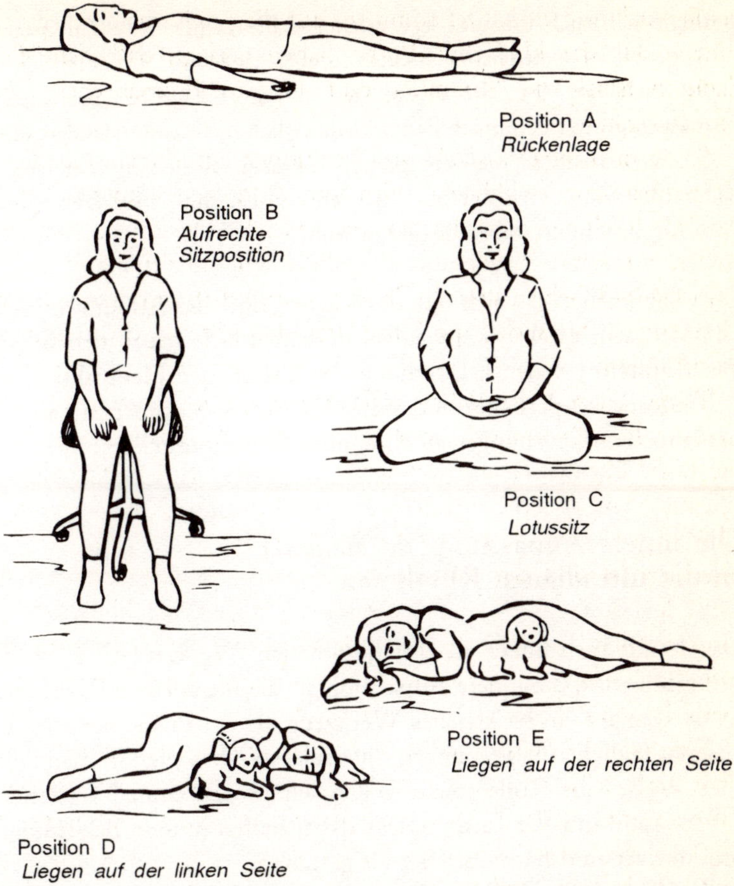

ABB. 3. *Veränderung der nasalen und der Hirnhälftendominanz. A, B und C sind neutrale Positionen, bei denen die ultradiane Heilreaktion Ruhe und Regeneration auf optimale Weise fördern kann, indem sie es dem Rhythmus der nasalen- und der Hirnhälftendominanz ermöglicht, das richtige Gleichgewicht zu finden. Position D, bei der die linke Gesichtshälfte unten liegt, fördert die Öffnung des rechten Nasenlochs und aktiviert die linke Hirnhälfte, die für nach außen gerichtete, intellektuelle Leistungen zuständig ist. Bei Position E liegt die rechte Gesichtshälfte unten, wodurch die Öffnung des linken Nasenlochs gefördert und die rechte Hirnhälfte aktiviert wird, die für die innere Arbeit und künstlerische Erlebnisse zuständig ist. Yogis empfehlen schon seit langem, nachts auf der rechten Seite zu schlafen. (Aus »New Yoga of the West«, Psychological Perspectives, Volume 22, 1990.)*

drehe ich mich um und lege mich auf die rechte Seite. Ein paar Augenblicke später habe ich einen ruhigen Gedanken, der mir wichtig erscheint: Meine Kopfschmerzen treten oft dann auf, wenn ich etwas sage, mit dem mein Freund womöglich nicht einverstanden ist. Ich bin überrascht, weil mir plötzlich Tränen in die Augen steigen. Dreißig Minuten später bin ich wieder wach, fühle mich zwar ein wenig benommen, aber ansonsten wohl.

Das Werkzeug, das sich auf das Gehirn und die Atmung bezieht, läßt sich sehr effektiv verwenden, deshalb werde ich in den folgenden Kapiteln bei der Erforschung der ultradianen Heilreaktion zur Behandlung körperlicher und seelischer Störungen im Beruf und in persönlichen Beziehungen noch einmal darauf zurückkommen.

Die innere Anpassung (*entrainment*) an die ultradianen Rhythmen

Das letzte Instrument in der ultradianen Werkzeugkiste ist das »entrainment«, die innere Anpassung an die ultradianen Rhythmen. Es ist weniger ein praktisches Werkzeug als ein Phänomen, das bei unseren täglichen Begegnungen mit anderen Menschen in mannigfacher Weise eine Rolle spielt. Wenn wir es erst einmal verstanden haben, kann uns das Entrainment dabei helfen, unsere Beziehungen produktiver und harmonischer zu gestalten.

Ein Entrainment findet statt, wenn wir die Signale empfangen, durch die unsere inneren ultradianen Rhythmen an andere Menschen oder Ereignisse in unserer Umgebung angepaßt werden. Wenn die Morgendämmerung uns weckt, wenn uns die Dunkelheit müde werden läßt, wenn wir einen Teller mit dampfendem Essen sehen und Hunger bekommen, oder wenn unsere Gefühle mit denen unseres Partners synchron laufen sollen, sorgen diese Signale für eine Anpassung unserer ultradianen Rhythmen an die Umwelt.

Einer der wirksamsten Faktoren, durch den unsere zirkadianen und ultradianen Rhythmen angepaßt werden, sind die Menschen um uns herum. Das Entrainment besteht aus einem Prozeß, der uns miteinander in eine Synchronizität bringt. Jedesmal wenn wir –

bewußt oder unbewußt – Signale aus der sozialen Umwelt empfangen oder aussenden, die unseren ultradianen Status mit dem einer anderen Person sychronisieren, findet ein solches Entrainment statt. Man kann es als eine Verknüpfung der eigenen ultradianen Rhythmen mit denen anderer Menschen betrachten.

Auch wenn uns das nicht bewußt geworden ist, stellen alle alltäglichen gesellschaftlichen Beziehungen eine endlose Reihe psychosozialer Entrainment-Signale dar. Wir senden und empfangen ständig Signale, die unseren eigenen ultradianen Status und den der anderen widerspiegeln und beeinflussen. Wenn zum Beispiel einer anfängt zu gähnen, müssen die anderen in seiner Umgebung auch gähnen; ein Freund sagt: »Ich werde mir etwas zu essen besorgen«, und Sie selbst stellen fest, daß Sie auch Hunger bekommen. Diese gesellschaftlichen und psychologischen Signale verändern durch den Prozeß des ultradianen Entrainments tatsächlich unsere Physiologie. Das ist eine der Möglichkeiten, wie die Seele den Körper beeinflussen kann. Wie wir schon früher betont haben, kann diese Art des Entrainments der ultradianen Rhythmen die Kluft zwischen Seele und Körper überbrücken.

Da unsere ultradianen Rhythmen so flexibel sind und so empfindlich auf das reagieren, was um uns vorgeht, können andere Menschen uns leicht in ein ultradianes Tal oder auf einen ultradianen Gipfel führen. Der Prediger, der sagt »Lasset uns beten«, versetzt dadurch die Gemeinde in einen kontemplativen, entspannten Zustand, weil durch seine Worte die natürliche ultradiane Heilreaktion eingeleitet wird. Der Hypnotherapeut, der seinen Patienten auffordert, sich in eine therapeutische Trance fallenzulassen, tut das gleiche. Selbst eine so alltägliche Geste wie das Streicheln eines Hundes oder einer Katze kann dazu beitragen, Streß und Spannung abzubauen. Das angenehme Gefühl und die Entspannung, die das Tier erlebt, löst unsere eigene ultradiane Heilreaktion aus.

Genauso leicht ist es, uns auf einen ultradianen Gipfel zu führen. Der Trainer, der sein Team vor dem großen Spiel anfeuert, der Redner, dessen leidenschaftliche Worte die Menge in Ekstase versetzen, und der Professor, der seine Studenten mit seiner eigenen Begeisterungsfähigkeit ansteckt, lösen bei ihren Zuhörern Spitzenleistungen aus.

Nahrung: der eßbare Entrainer

Das gemeinschaftliche Essen ist ein starker Entrainer, der zu einer Synchronisation der eigenen ultradianen Rhythmen mit den anderen führen kann. Ganz gleich in welcher Phase unserer ultradianen Rhythmen wir uns befinden, stellt der Anblick und Geruch von Essen ein Signal dar, daß unseren 90- bis 120minütigen Hungerrhythmus in Gang setzt. Wenn wir dieses Bedürfnis dadurch befriedigen, daß wir gemeinsam mit einer anderen Person essen, stellen wir unsere Rhythmen auf die gleiche Position, so daß wir anschließend auf verschiedenen Ebenen seelisch-körperlich synchron laufen.

Das kann auch der Grund dafür sein, warum das gemeinsame Brotbrechen ein so bedeutsamer gesellschaftlicher Akt ist, der tief in unserer genetischen Struktur verankert ist. In vielen Kulturen, zum Beispiel in den arabischen Ländern, in Italien oder in Japan, legt man großen Wert auf ein ausgedehntes gemeinsames Mahl, das zwei bis drei Stunden dauern kann und häufig in direkter Verbindung mit den Geschäften steht, die getätigt werden sollen. Die ultradiane Synchronizität dieser Ereignisse trägt dazu bei, daß die Menschen auf vielen seelisch-körperlichen Ebenen miteinander verbunden sind, und sich gemeinsam in einem Zustand befinden, der den persönlichen und geschäftlichen Beziehungen besonders förderlich ist. Wenn wir sogenannte Arbeitsessen ansetzen, tun wir das nicht nur, um Zeit zu sparen, sondern wir verbinden uns dann auf einer tieferen Ebene der Seele und des Körpers miteinander, synchronisieren uns und passen unsere Rhythmen an die der anderen Menschen an.

Die Anwendung des Entrainments zur Vermeidung des Jetlag

Ihr neuerworbenes Wissen läßt sich auf mannigfache Weise praktisch anwenden. Sie können zum Beispiel Ihre innere Uhr damit verstellen und so bei Ihrer nächsten Flugreise das Jetlag vermeiden. Die meisten Menschen, die bei ihren Reisen mehrere Zeitzonen überschreiten, haben Hunger, wenn eigentlich Schlafenszeit ist, sind mittags müde und im allgemeinen verdrießlich, desorientiert und etwas daneben. Das ist kein Wunder, denn ihre Körperrhythmen sind völlig aus dem Takt mit den äußeren Signalen des Entrainments. Es ist Morgen, wenn Ihr Körper erwartet, daß es dunkel ist, es gibt Abendessen, wenn Ihr Körper frühstücken will, man arbeitet, obwohl man eigentlich zu Hause im Bett liegen sollte. Da alle diese Signale zur falschen Zeit kommen, fühlt sich die Seele-Körper-Einheit eines Menschen, der unter dem Jetlag leidet, ein paar Tage lang völlig durcheinander, bis sich die ultradianen Rhythmen nach und nach wieder angepaßt haben und wieder mit den Signalen der neuen Umgebung synchron sind. Sie können sich vor, während und nach einer solchen Reise vorsichtig selbst an diese neuen Rhythmen anpassen, um die Wirkung des Jetlags auf ein Mindestmaß zu reduzieren. Die Grundregeln sind einfach.

1. Wenn Sie vor Antritt der Reise ein paar Tage fasten, wird es Ihnen am neuen Ort leichter fallen, sich auf die neuen Mahlzeiten einzustellen.
2. Stehen Sie am Reisetag früh auf, damit Ihr Schlafbedürfnis am Ankunftsort größer ist.
3. Nehmen Sie vor und nach dem Flug viel Flüssigkeit zu sich – keinen Alkohol – um einer Entwässerung entgegenzuwirken.
4. Halten Sie während des Fluges in den Stunden, in denen die Menschen an Ihrem Zielort schlafen, die Reize auf einem möglichst niedrigen Niveau.
5. Die Mahlzeiten am Ankunftsort sollten ausreichend sein, damit Ihr Körper ein starkes Umstellungssignal empfängt. Morgens sollten sie eiweißreiche Nahrung zu sich nehmen, abends vor allem Kohlehydrate.
6. Versuchen Sie, sich am ersten Tag an Ihrem Bestimmungsort drei bis vier Stunden lang in der Sonne aufzuhalten, das hat eine starke Wirkung auf die Umstellung Ihrer Rhythmen.
7. Ihre körperlichen Aktivitäten sollten sich am Bestimmungsort intensiv an dem dortigen Tagesablauf orientieren. Sie sollten zum Beispiel zu den ortsüblichen Zeiten ins Bett gehen, aufstehen und Ihre Mahlzeiten einnehmen.
8. Koffein stellt die Körperuhr vor, aber nur dann, wenn er spät am Tag getrunken wird; morgens stellt er sie zurück.

Probieren Sie diese einfachen Regeln bei Ihrem nächsten Urlaub oder auf Ihrer nächsten Geschäftsreise aus. Sie werden überrascht sein, wieviel leichter Sie Ihre Aktivitäts- und Schlafrhythmen umstellen können, wenn Sie an Ihren Körperrhythmen arbeiten.

Das folgende Beispiel wurde von Ehret, Groh und Meinert, einem Wissenschaftlerteam am Argonne National Laboratory in Illinois ausgearbeitet. Sie benutzen Essen, Koffein und Tageslicht, um die Effekte des Jetlags auf einem Flug von New York nach Paris, bei dem der Zeitunterschied sechs Stunden beträgt, zu verringern.

Drei Tage vor dem Abflug: Reichlich essen, morgens oder abends kein Koffein (Kaffee, Cola, Tee) – (am Spätnachmittag erlaubt).
Zwei Tage vor dem Abflug: Leichtes Essen, morgens oder abends kein Koffein (am Spätnachmittag erlaubt).
Ein Tag vor dem Abflug: Essen Sie reichlich, morgens oder abends kein Koffein (am Spätnachmittag erlaubt).
Tag des Abflugs: Früher als gewöhnlich aufstehen. Sehr leichtes Essen, Eiweiß zum Frühstück und zum Mittagessen, Kohlehydrate zum Abendessen. Obst ist erlaubt, Kalorienmenge möglichst niedrig halten. Den ganzen Tag über kein Koffein.
Während des Fluges: Essen Sie während des Fluges nichts. Auch keinen kleinen Imbiß, keinen Zucker, keine Sahne. Wenn Kaffee Sie wachhält, meiden Sie ihn; wenn nicht, trinken Sie zwei oder drei Tassen schwarzen Kaffee oder Tee. Schränken Sie gesellschaftliche Kontakte auf ein Minimum ein. Schalten Sie das Licht über Ihrem Sitz aus. Sehen Sie sich während des Fluges keinen Film an. Entspannen Sie sich, versuchen Sie zu schlafen.
Bei der Ankunft in Paris: Nehmen Sie sofort ein eiweißreiches Frühstück zu sich. Essen Sie mittags (Pariser Zeit) eine eiweißreiche Mahlzeit und abends ein kohlehydratreiches Abendessen. Bewegen Sie sich, seien Sie aktiv – schlafen Sie tagsüber nicht. Kein Koffein tagsüber. Gehen Sie um zehn Uhr abends (Pariser Zeit) ins Bett (das wollen Sie dann auch).
Der Tag nach der Ankunft: Essen Sie drei volle Mahlzeiten zu den Pariser Zeiten: ein eiweißreiches Frühstück und ein kohlehydratreiches Abendessen.

Sie verfügen jetzt über eine Grundausstattung an ultradianen Werkzeugen. Vergessen Sie nicht, daß die ultradianen Rhythmen zwar enorm flexibel sind und sich leicht verschieben lassen, daß Ihnen aber Ihre inneren ultradianen Signale die besten Hinweise auf den aktuellen Zustand Ihrer Seele-Körper-Einheit geben. Es ist und bleibt eine ultradiane Wahrheit, daß Sie die Signale Ihres Körpers im Hinblick auf äußere Leistungen und innere Erholung beachten sollten.

6 Maximierung der Leistungsfähigkeit: ultradiane Rhythmen in der Arbeitswelt, in der Schule und beim Sport

Die meisten von uns verbringen die Hälfte ihrer wachen Zeit damit, etwas zu leisten, etwas erreichen zu wollen, etwas zu tun – ganz gleich, ob im Beruf, in der Schule oder im Sport. Wenn wir sensibel sind und die Hinweise unserer Seele-Körper-Einheit beachten, können wir in dieser Zeit mehr Befriedigung erleben und produktiver sein. Sie werden in diesem Kapitel erkennen, daß unser Verständnis für die zirkadianen und ultradianen Rhythmen und die Ausnutzung der ultradianen Heilreaktion dazu beitragen können, unsere Leistungen zu verbessern. Wenn wir die Veränderungen unseres Denkens, unserer Stimmung und unseres Verhaltens erkennen können, die mit den ultradianen Verschiebungen zusammenhängen, können wir Produktivität, Kreativität und Effektivität steigern.

Ultradiane Rhythmen in Aktion

Heutzutage sind mehr Amerikaner als je zuvor im Dienstleistungs- und Informationssektor beschäftigt. Eine solche Arbeit erfordert Aufmerksamkeit, erhebliche geistige Fähigkeiten, ein gutes Gedächtnis und soziales Geschick. Und das sind natürlich genau die kognitiven Fähigkeiten, die am stärksten von den ultradianen Rhythmen beeinflußt werden. Wie schon früher erwähnt, haben Untersuchungen gezeigt, daß unsere verbalen Fähigkeiten, die räumliche Vorstellung, die Koordination zwischen Auge und Hand, das Kurzzeitgedächtnis, die geistige Wachheit, Phantasie und Kreativität, Konzentration und Lernfähigkeit von den ultradianen Rhythmen der Seele-Körper-Einheit beeinflußt werden.

Die Auswirkungen unserer angeborenen ultradianen Strukturen lassen sich von unserem ersten Schultag an bis in die augenblickliche Arbeit eindeutig nachweisen. Betrachten Sie einmal die Arbeitszeiten der Fabriken, Büros und Geschäfte in unserem Land. Der typische amerikanische Arbeitstag teilt sich in ultradiane Perioden von ungefähr 90 bis 120 Minuten auf, zwischen denen kurze Pausen liegen.

7.00- 7.30	Aufstehen
8.30- 9.00	Arbeitsbeginn
10.30	Kaffeepause
10.45-12.15	Arbeitszeit
12.15	Mittagspause
13.30	Ende der Mittagspause
15.30	kurze Kaffeepause
17.15-17.30	Arbeitsende

Leider nehmen viele Arbeitgeber keine Rücksicht auf diesen natürlichen Arbeitsrhythmus, sie tun immer noch so, als wäre jeder Mensch in der Lage, ständig, Stunde um Stunde ein optimales Arbeitstempo vorzulegen. Sie versuchen, uns an starre Arbeitspläne und Zeituhren zu binden und bemessen unseren Wert an den Stückzahlen, die wir produzieren, oder an den Umsätzen, die wir erzielen. Wie wir uns dabei fühlen, wie gut wir arbeiten und ob wir die Naturgesetze unserer Seele-Körper-Einheit dabei beachten, spielt dabei selten eine Rolle. Und wir selbst sind von der Leistungsideologie so verblendet, daß wir unser lebensnotwendiges Bedürfnis nach innerer Ruhe und Erholung völlig vernachlässigen. Bei unserer hektischen Jagd nach Erfolg unterbrechen wir eben jene ultradianen Rhythmen, die uns eigentlich schneller zum Ziel bringen könnten.

Es gibt allerdings auch eine Alternative. Nathaniel Kleitman, der in seiner bahnbrechenden Arbeit über den 90minütigen Zyklus von Ruhe und Aktivität auf die Bedeutung der 20minütigen ultradianen Heilreaktion hingewiesen hat, sagt zum Beispiel: »Vielleicht können wir diese ›biologische Stunde‹ bei der Zeiteinteilung in Schulen und bei der Arbeit in Fabriken und Büros nutzen... und unsere Aktivitäten auf einer rationalen, physiologischen Grundlage planen.« In der gegenwärtigen Situation können Sie mit Hilfe Ihrer neu gewonnenen Erkenntnisse über die ultradianen Rhythmen Ihre Leistungsfähigkeit im Laufe eines Arbeitstages steigern. Sie können diese Erkenntnisse anwenden,

- um erkennen zu können, wann Ihre Arbeits- und Lernfähigkeit Spitzenwerte erreicht
- um bei Konferenzen oder sonstigen Ereignissen besonders leistungsfähig zu sein
- um erkennen zu können, wann andere Menschen besonders stark oder schwach sind
- um Warnsignale frühzeitig erkennen zu können, die die Möglichkeit von Irrtümern oder Unfällen anzeigen
- um die Kreativität zu steigern und Streß abzubauen
- um in schöpferischen Berufen, als Manager oder in einem sozialen Beruf das sogenannte Burnout-Phänomen zu vermeiden
- um in der Schule oder am Arbeitsplatz ein positiveres Umfeld zu schaffen.

Wie man Leistungshochs und Tiefs in die Planung einbeziehen kann

Wir arbeiten besser und effektiver, wenn wir uns nicht gegen unsere natürlichen Körperrhythmen stellen. Da wir wissen, daß die Leistungsfähigkeit unserer Seele-Körper-Einheit ständig durch die ultradianen Rhythmen beeinflußt wird, ist es ratsam, nach Möglichkeit alle Aktivitäten so zu planen, daß sie den natürlichen Zyklen der Seele und des Körpers entsprechen, denn dann kann man sicher sein, daß die Arbeit mehr Freude macht und man produktiver ist.

Eine maximale Leistung läßt sich auf die einfache Formel bringen: »Intensivieren Sie Ihre Hochs und Tiefs.« Ein solcher alternierender Rhythmus kann zu einer beachtlichen Leistungssteigerung führen, dient gleichzeitig Ihrer seelischen Gesundheit und steigert Ihr Wohlbefinden.

Auf dem Gipfel eines ultradianen Zyklus befinden Sie sich in einem Zustand höchster Aktivität, der ideal ist, um zu lernen und Leistungen zu vollbringen. Die Empfindungen und die Wahrnehmung sind scharf und klar, sensorische, motorische und sonstige körperliche Leistungen erreichen Höchstwerte. Sie sprechen, denken und bewegen sich schneller und sind ganz allgemein konzentrierter.

Wenn Sie wissen, wann Sie in eine solche Phase eintreten, können Sie sich dann in Topform bringen, wenn Sie es brauchen: bei einer wichtigen Konferenz, bei einem neuen Kunden, oder wenn Sie an einem wichtigen Projekt arbeiten und einen kreativen Schub brauchen.

In einem Tief, also in einer ultradianen Erholungsphase, verlangsamt sich der größte Teil unserer Sinnes- und Wahrnehmungsfunktionen, da sich die Seele-Körper-Einheit nach innen wendet, um ihren Haushalt in Ordnung zu bringen. In dieser Zeit werden Sie daran erinnert, daß Sie eine 20-Minuten-Pause machen sollten. Sie passen bei der Arbeit nicht mehr so gut auf, sind unproduktiv und neigen dazu, Fehler zu machen. Der Buchhalter verrechnet sich, der Sachbearbeiter löscht aus Versehen eine wichtige Computerdatei, der Verkäufer wird einem Kunden gegenüber reizbar und unaufmerksam.

Wenn Sie trotzdem weiterarbeiten, können Sie in das ultradiane Streßsyndrom geraten. Menschen, die ein natürliches ultradianes Leistungstief nicht beachten und weiterarbeiten, bringen sich, ohne es zu wollen, um ihr Leistungshoch. In solchen Hochs werden nach außen hin gute Leistungen erbracht, in den Tiefs regeneriert sich der Mensch und läßt sich inspirieren. Wenn man diese Hochs und Tiefs nicht richtig nutzt, unterbricht man den natürlichen Rhythmus und gerät in eine sogenannte *Dysrhythmie mit niedrigen Amplituden.* Das bedeutet, daß man nie in den Genuß der Erholung kommt, die man für das nächste Hoch braucht. Der Mangel an ultradianer Regeneration führt dazu, daß einem die nötige Energie fehlt, um den nächsten natürlichen Leistungsgipfel zu erreichen, und das wiederum führt dazu, daß die Leistung nur noch mittelmäßig ist.

Wenn Sie alle Ihre Fähigkeiten nutzen wollen, um Spitzenleistungen vollbringen zu können, müssen Sie immer auf den richtigen Zeitpunkt achten. Das bedeutet, daß Sie in Ihrer Hochphase mit voller Konzentration arbeiten und sich in der ultradianen Erholungsphase absolute Ruhe gönnen.

Nutzen Sie Ihre natürlichen Hochs und Tiefs und richten Sie Ihren Tag entsprechend ein. Ich möchte Ihnen ein paar Vorschläge machen, wie Sie das bewerkstelligen können.

Maximieren Sie Ihre Hochs

Wenn Sie sich in Hochform fühlen, also »gut drauf« sind, sind Ihre Konzentration und Ihr Gedächtnis gut, Sie denken schnell, Ihr Körper fühlt sich wohl und funktioniert automatisch und ohne Probleme. Was Ihre motorischen Fähigkeiten anbetrifft, so sind sie präzise und sicher, Ihre Sinne sind geschärft. Sie haben das gute Gefühl, völlig in Ihre Arbeit vertieft zu sein. Sie passen auf, und das Lösen von Problemen macht Ihnen Freude und verschafft Ihnen ein Gefühl der Befriedigung. Ihre Neugier ist geweckt, Sie können staunen und Ihre Denkfähigkeit ist gesteigert.

Psychologen der transpersonalen Schule nennen diesen Zustand *flow (Fließen)*. Wenn wir uns Zeit nehmen und uns die 20-Minuten-Pause gönnen, die wir brauchen, um uns regenerieren zu können, erleben wir solche Leistungshochs auf natürliche Weise drei bis viermal pro Tag. Andere Perioden eines Arbeitstages sollten dazu genutzt werden, diese Leistungshochs zu fördern. Wenn Sie aus Ihren ultradianen Leistungshochs das Beste machen wollen, sollten Sie

- etwas tun, was Ihnen wirklich Freude macht, und sich auf Aufgaben konzentrieren, die Sie inspirieren und motivieren
- den Teil Ihrer Arbeit erledigen, den Sie für den kreativsten halten und der Sie am meisten fordert
- sich besonders anspruchsvollen, motivierenden Aktivitäten widmen.

Manche Menschen haben entdeckt, daß sie ihre Leistungshochs durch Musik, eine besondere Beleuchtung oder andere zusätzliche Sinnesreize steigern können. Von den Trommelrhythmen primitiver Kulturen bis zu den modernen Tonbändern, die der Synchronisation der beiden Hirnhälften dienen, ist stark rhythmische Musik schon seit langer Zeit als Schrittmacher für die natürlichen Rhythmen der Seele-Körper-Einheit betrachtet worden.

Man kann ein Leistungshoch auch durch Teamarbeit an einem Gruppenprojekt steigern. Unter idealen Bedingungen können sich die Gruppenmitglieder aufeinander einstimmen (entrainment), so daß sie ihr Leistungshoch zur gleichen Zeit erreichen und gemeinsam die Erholungsphasen genießen können, in denen sie eine Pause machen, um das nächste Hoch vorzubereiten.

Wie man Konferenzen plant

Sie sollten wichtige Konferenzen und Besprechungen so planen, daß sie mit einem Ihrer Leistungshochs zusammenfallen. Reservieren Sie die anderen Zeiten für weniger wichtige Konferenzen, bei denen Sie keine zentrale Rolle spielen. Wenn Sie zum Beispiel jemand fragt: »Können Sie in fünf Minuten einmal zu mir kommen, damit wir darüber reden können, welche Strategie wir bei dem Kunden XYZ befolgen wollen?« sollten Sie darauf achten, in welcher Phase Ihres ultradianen Rhythmus Sie sich zu der Zeit befinden. Spüren Sie Anzeichen ultradianer Erschöpfung oder sogar die ersten Hinweise auf das ultradiane Streßsyndrom? Dann sollten Sie antworten: »Tut mir leid, aber ich brauche noch etwas Zeit. Treffen wir uns doch in einer halben Stunde.« Auf diese Weise gewinnen Sie dreißig Minuten, in denen Sie in den vollen Genuß der ultradianen Heilreaktion kommen können. Wenn Ihre Seele-Körper-Einheit dann wieder erfrischt ist und auf ein ultradianes Hoch zusteuert, haben Sie womöglich eine gute Idee, die Sie bei der Besprechung vorbringen können.

Wenn eine Besprechung länger als neunzig Minuten dauert, sollten Sie vorschlagen, zwischendurch eine Pause zu machen. Wahrscheinlich sind auch die anderen Teilnehmer müde und erschöpft. Setzen Sie außerdem nie schwierige Termine oder Besprechungen an, ohne 15 bis 20minütige Pausen einzuplanen. Sie müssen auf Ihre ultradianen Rhythmen achten, damit Sie bei einer anstrengenden Veranstaltung, in der Sie Streß aufgebaut haben und müde geworden sind, wieder zu Ihrer maximalen Funktionsfähigkeit zurückfinden. Nur so können Sie sicher sein, daß Sie Ihr gesellschaftliches Geschick und Ihre Kreativität unter Kontrolle behalten.

Sie sollten aber nicht nur auf Ihren eigenen Zeitplan, sondern auch auf den Ihrer Kollegen achten. Versuchen Sie, die typischen ultradianen Strukturen Ihrer Mitarbeiter zu erkennen. Wenn einer von ihnen für ein bestimmtes Projekt besonders wichtig ist, versuchen Sie herauszufinden, wann er sein Leistungshoch hat. Ist er eine »Lerche« oder eine »Eule«? Richten Sie es so ein, daß alle Termine und Besprechungen sowohl in die Hochphase Ihres Kollegen als auch in Ihre eigene fallen.

Verschieben Sie Ihre Hochphasen

Man kann die natürlichen ultradianen Rhythmen bis zu einem gewissen Grad verschieben, obwohl das nicht unbedingt zu empfehlen ist. Es kann zum Beispiel vorkommen, daß Sie ein ultradianes Tief vermeiden wollen, weil Sie gerade eine wichtige geschäftliche Angelegenheit erledigen müssen. Oder Sie wollen bei einer besonders kritischen Verhandlung besonders fit sein.

In solchen Fällen können Sie das Werkzeug verwenden, das Ihnen im 5. Kapitel angeboten wurde: die Methode der nasalen Verschiebung. Nehmen wir einmal an, eine entscheidende Besprechung, in der von Ihnen klares, logisches Denken (linke Hirnhälfte) verlangt wird, beginnt um 15.00 Uhr. Dann sollten Sie fünfundvierzig Minuten vor diesem Termin eine ultradiane Erholungspause einlegen und sich dabei auf die rechte Seite legen, damit das Gehirn auf die rechte Hemisphäre (die kreative, ganzheitlich orientierte Hälfte) umschaltet. Während Sie sich entspannen, können Sie sich fragen, ob Ihr Unbewußtes Ihnen wohl vor oder während der Besprechung neue Erkenntnisse über die entscheidenden Probleme bringen wird, die vor Ihnen liegen. Etwa um 14.45 Uhr sollten Sie sich dann auf die linke Seite legen. Nach ein paar Minuten wird dann die analytische und verbale Hälfte Ihres Gehirns voll aktiviert sein, so daß Sie topfit in die Besprechung gehen können. Verbringen Sie die letzten Minuten vor dem Termin damit, die entscheidenden Fragen noch einmal zu überdenken, um zu sehen, ob Ihre Seele Ihnen irgendwelche neuen Erkenntnisse vermittelt hat. Wenn Sie dann in die Besprechung gehen, sind Sie gut vorbereitet und in Hochform.

Wenn Sie früh morgens eine Besprechung haben, sollten Sie abends eine halbe Stunde früher als sonst zu Bett gehen und den Wecker eine halbe Stunde früher stellen. Dadurch verschieben Sie Ihre ultradianen Rhythmen und können sicher sein, daß Sie bei dem Termin in Hochform sind. Genießen Sie die zusätzliche halbe Stunde, die Sie dadurch gewinnen, und geben Sie sich im Bett Tagträumen hin, die sich auf die Besprechung beziehen. Lassen Sie alle Gedanken und Ideen Revue passieren, die Ihnen dabei durch den Kopf gehen. Ihr schöpferischer Geist kann Ihnen in solchen Augenblicken neue Inspirationen vermitteln.

Heilen Sie sich während der Tiefs selbst

Wenn Ihre Seele-Körper-Einheit Ihnen signalisiert, daß Sie sich auf ein Tief zubewegen, sollten Sie die vier Schritte der ultradianen Heilreaktion befolgen, die im 4. Kapitel beschrieben werden. Nutzen Sie die Zeit so, wie es Ihnen die Natur vorschreibt. Am Anfang haben Sie womöglich Schwierigkeiten, Ihre Zeit und Ihren Terminplan so einzurichten, daß Sie zwischendurch eine ultradiane Pause einschieben können, aber wenn Sie es erst einmal ein paarmal ausprobiert haben, werden Sie feststellen, daß die ultradiane Heilreaktion Produktivität, Kreativität und Effizienz steigert.

Sie können beispielsweise zunächst einmal einen Teil Ihrer Mittagspause dazu nutzen, eine ultradiane Pause einzulegen. Wie schon erwähnt, können Sie auch in Ihrem Terminkalender Zeit für sich selbst freihalten, und zwar zu einer Tageszeit, in der Sie erfahrungsgemäß das Bedürfnis haben, eine Pause zu machen. Wenn die Zeit dann gekommen ist, können Sie sich immer noch entscheiden, ob Sie eine ultradiane Pause machen wollen oder weiterarbeiten.

Wenn es Ihnen nicht möglich ist, eine Pause zu machen, und Sie das Gefühl haben, weiterarbeiten zu müssen, sollten Sie für solche Zeiten immer gewisse Arbeiten auf Ihrem Schreibtisch liegen haben, die keine hohen Anforderungen an Sie stellen. Die meisten Berufe verlangen die Lösung unterschiedlicher Aufgaben, von denen ein Teil weniger anspruchsvoll ist und routinemäßig erledigt werden kann. Diese weniger wichtigen Tätigkeiten – das Ablegen von Aktennotizen, Rechnungen schicken, Routineanrufe erledigen – müssen auch getan werden. Am besten tun Sie das, wenn Sie sich in einem Leistungstief befinden, denn warum sollten Sie die kostbare Zeit, in der Sie voller Energie und hochkonzentriert sind, für solche unwichtigen Arbeiten verschwenden?

Manche Menschen halten es für sehr nützlich, Papier und Bleistift zur Hand zu haben, um sich Notizen machen zu können, falls Ihnen nach der 20-Minuten-Pause etwas Gutes einfällt. Auf diese Weise können sie schöpferische Erkenntnisse, die sie in der ultradianen Heilreaktion haben, festhalten. Vielen von uns ist es schon passiert, daß wir plötzlich eine brillante Idee hatten und genau wußten, daß wir das Problem lösen könnten. Da der Gedanke so klar in unserem Kopf war, glaubten wir, wir könnten sie auch später noch aufschreiben. Leider mußten wir dann feststellen, daß die Inspiration verschwunden war. Die Energie, die ursprünglich hinter dem steckte, was uns so fasziniert hat, ist verlorengegangen.

Was ist geschehen? Wahrscheinlich war unsere Seele-Körper-Einheit beim ersten Auftauchen der Idee schon damit beschäftigt, die ultradiane Verlagerung von der weniger verbalen rechten zur verbalen linken Hälfte (oder zu einer ganz bestimmten Kombination beider Hälften) zu vollziehen. Weil wir nicht erkannt haben, wie wichtig es gewesen wäre, die gute Idee entweder aufzuschreiben oder auf eine andere Art auszudrücken, haben wir den optimalen ultradianen Augenblick der Kreativivät unserer Seele-Körper-Einheit verpaßt. Solche Einfälle können zu den unmöglichsten Zeiten kommen, wenn wir aber unserer inneren Kreativität bei ihren natürlichen ultradianen zerebralen Verlagerungen folgen wollen, müssen wir auf die entsprechenden Hinweise achten.

Dieser ultradiane Wechsel der geistigen Fähigkeiten ist in einer klassischen Studie festgehalten worden, die 1979 in der Zeitschrift *Science* veröffentlicht wurde. Raymond Klein und Roseanne Armitage vom psychologischen Institut der Dalhousie University in Kanada stellten fest, daß der kognitive Stil des Menschen einem 90minütigen Rhythmus unterworfen ist. Die Gipfel der verbalen und räumlichen Fähigkeiten wechseln sich etwa alle anderthalb Stunden ab. Solche spontanen ultradianen Verschiebungen der Fähigkeiten des Verstandes bzw. des Gehirns können für viele Rätsel menschlicher Kreativität und Genialität verantwortlich sein. (Siehe Abb. 4)

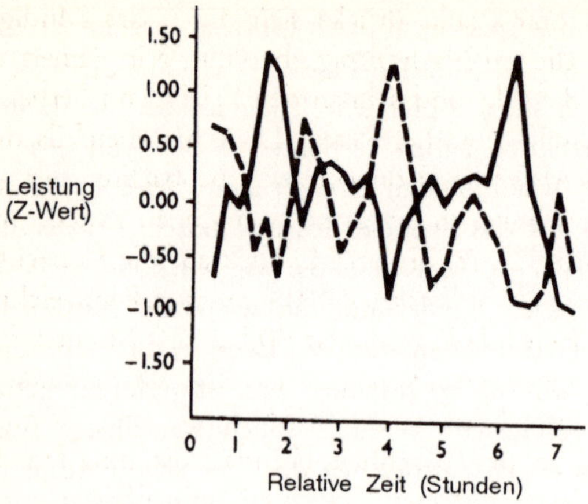

ABB. 4. *Unsere alternierenden verbalen und räumlichen Fähigkeiten. Diese Graphik illustriert die natürliche ultradiane Verschiebung der verbalen (linke Hirnhälfte) und räumlichen (rechte Hirnhälfte) Fähigkeiten. Die durchgezogene Linie zeigt die Leistungen der verbalen, linkshemisphärischen Fähigkeiten, die gepunktete Linie die der räumlichen, rechtshemisphärischen Fähigkeiten. (Aus: Klein and Armitage, 1979.)*

Wie man mit dem toten Punkt fertig wird

Zwischen 15.00 und 16.00 Uhr liegt für viele von uns die Zeit, die die beiden japanischen Forscher Yoichi Tsuji und Toshinori Kobayshi als toten Punkt (*breaking point*) bezeichnen. Sie registrierten über den ganzen Tag verteilt Hirnstromwellen und entdeckten zwei deutlich voneinander unterschiedene Rhythmen: einen regelmäßigen ultradianen Rhythmus von etwa 100 Minuten und einen längeren zirkadianen Rhythmus, der sich einmal im Laufe eines Arbeitstages verändert. Der tote Punkt ist erreicht, wenn ein Tief des ultradianen Rhythmus mit einem Tief des zirkadianen zusammenfällt, und beide sich gegenseitig verstärken. Der längere Rhythmus bewegt sich mehrere Stunden lang abwärts und führt uns schließlich zum tiefsten Punkt des Tages, der Schlafperiode, in der wir uns regenerieren. Gleichzeitig erreicht ein kürzerer ultradianer Rhythmus ebenfalls sein Tal. Das Ergebnis ist einer der tiefsten Punkte des Tages. Ein solcher toter Punkt drückt sich durch das Müdigkeitsgefühl aus, das uns alle am Nachmittag überfällt. Wir gähnen, recken uns, schauen auf die Uhr und sehnen den Feierabend herbei.

Der israelische Forscher Peretz Levie hat ebenfalls diesen nachmittäglichen Abfall der Konzentration beobachtet, der »die Wachzeit eines gewöhnlichen Tages in zwei Zonen einteilt: in die Morgen-Nachmittag Zone, die im Hinblick auf die Konzentration und Aufmerksamkeit durch schnelle Rhythmen gekennzeichnet ist, und deren vorherrschende Periodizität 90 bis 100 Minuten beträgt, und die Nachmittag-Abend-Zone, in der eine zunehmende Müdigkeit festzustellen ist. Diese Zone wird durch eine ziemlich abrupte Veränderung in der Wachheit beendet, die mit dem Beginn der Ruhephase des zirkadianen Zyklus zusammenfällt.«

Wenn wir unseren toten Punkt erreicht haben, sind wir im Hinblick auf unsere äußeren Aktivitäten nicht gerade in Hochform und auch nicht besonders gesellig (mit Ausnahme jener »Eulen«, die am späten Nachmittag und Abend aktiver und geselliger werden), und die Bedürfnisse unseres Körpers nach ultradianer Erholung sind immer deutlicher zu erkennen. Am besten stellt man sich im Tagesablauf auf diesen Tiefpunkt ein, indem man sich für diese Zeit erholsame Aktivitäten vornimmt, zum Beispiel ein Hobby, leichten geselligen Umgang, Lesen, Musikhören und Meditation. Wenn Sie einen derartigen Tiefpunkt bei der Arbeit erleben, können Sie

- die intensivste ultradiane 20-Minuten-Pause des Tages machen (möglich sogar ein Nickerchen, wenn Sie sich danach fühlen)
- alles für den nächsten Tag vorbereiten
- lesen oder sich anderen erholsamen Aktivitäten widmen, bei denen Sie sich nicht besonders anstrengen müssen
- ein entspanntes Gespräch führen oder etwas mit einem Kollegen unternehmen, dem die ultradiane Problematik vertraut ist.

Der tote Punkt eignet sich auch gut dazu, einmal ganz einfach über die Probleme und Fragen nachzudenken, mit denen man sich heute nicht beschäftigt hat, die man aber am nächsten Morgen in Angriff nehmen will. So gibt man den Fragen Zeit, über Nacht im Unbewußten zu reifen. Es kann sein, daß Sie am nächsten Morgen aufwachen und dank der Arbeit, die in Ihrer Seele stattgefunden hat, eine kreative Lösung gefunden haben oder die Situation jetzt aus einem anderen Blickwinkel sehen können.

Manche Menschen planen eine ultradiane Pause am Ende ihres Arbeitstages ein, bevor sie nach Hause gehen. Dadurch vermeiden Sie nicht nur den Berufsverkehr, sondern erleben auch die positive Wirkung, die eine solche Pause auf Ihr seelisches und geistiges Wohlbefinden hat, bevor Sie nach Hause zu Ihrer Familie fahren und sich den persönlichen Anforderungen stellen.

Wenn Sie keine 20-Minuten-Pause machen können

Wenn die ultradiane Heilreaktion im Idealfall ungestört ablaufen kann, dauert sie etwa 15 bis 20 Minuten. In der Hektik des Alltags läßt sich das jedoch nicht immer realisieren. In vielen Berufen scheint es fast unmöglich zu sein, die ultradianen Prinzipien in die Praxis umzusetzen.

Ein entscheidender Vorteil der ultradianen Heilreaktion besteht jedoch darin, daß sie sich an die jeweiligen Gegebenheiten anpassen kann. Auch wenn Sie nicht immer die Gelegenheit haben, die volle 20-Minuten-Pause zu machen, die Ihr Körper braucht, brauchen Sie deshalb nicht auf alle ihre Vorteile zu verzichten. Probieren Sie eine der folgenden Alternativen aus.

Die ultradiane Minipause

Viele Menschen haben festgestellt, daß sie keine vollen 20 Minuten brauchen, um sich nach der ultradianen Regenerationsphase wieder frisch zu fühlen; eine Minipause von drei bis fünf Minuten reicht womöglich aus und kann eine erstaunliche Wirkung haben.

Eine Chefsekretärin stellte zum Beispiel fest, daß sie gelegentlich während der Arbeitszeit zwei oder drei Minuten an ihrem Schreibtisch »wegtrat«. Ihre Kolleginnen sahen, daß sie während dieser ultradianen Minipausen wie abwesend aus dem Fenster oder auf den Bildschirm ihres Computers starrte und so tief in Gedanken versunken schien, daß niemand es wagte, sie in solchen Augenblicken zu stören. Sie kam dann spontan wieder zu sich, blinzelte ein paarmal, schüttelte den Kopf und machte sich dann wieder erfrischt an die Arbeit.

Bei manchen Menschen haben solche ultradianen Minipausen als Ersatz für eine längere Erholungspause eine positive Wirkung, andere haben das Gefühl, daß sie eine längere Pause brauchen, um sich wieder erfrischt zu fühlen. In dieser Beziehung – so wie auch bei allen anderen Aspekten der ultradianen Problematik – sind wir alle verschieden und müssen deshalb die Signale unserer Seele-Körper-Einheit beachten.

Die aktive ultradiane Pause

Wenn Sie an Ihrem Arbeitsplatz nicht einmal eine solche kurze Ruhepause machen können, gibt es noch eine andere Möglichkeit, wie Sie in den Genuß der ultradianen Heilreaktion kommen können. Jede Unterbrechung der konzentrierten Arbeit und alles, was Sie von dem ablenkt, was Sie gerade tun, bringt Ihnen eine gewisse Erholung.

Sie durchlaufen eine solche aktive ultradiane Pause, wenn Sie Dinge hin und her räumen, auf der Schreibunterlage herumkritzeln, sich mit einem Kollegen unterhalten, ein privates Telefongespräch führen, einmal durch das Büro gehen, sich recken und mehrmals tief durchatmen, Routinearbeiten erledigen oder aufräumen. Wahrscheinlich machen Sie so etwas ohnehin schon jeden Tag und reagieren damit unbewußt auf die Mach-mal-Pause-Signale, die durch Ihre ultradianen Rhythmen ausgelöst werden. Sie können solche Tätigkeiten genießen, weil Sie Ihrer Seele-Körper-Einheit Gelegenheit geben, die Botenmoleküle aufzufüllen und das Gleichgewicht zwischen den Hirnhälften und innerhalb des Nervensystems wiederherzustellen.

Wenn Sie solche Aktivitäten in wichtige ultradiane Erholungspausen verwandeln wollen, müssen Sie unbedingt darauf achten, daß Sie nichts tun, was schwierig oder zweckgebunden ist und besondere Konzentration verlangt. Das heißt, daß bestimmte Tätigkeiten in der aktiven ultradianen Pause vermieden werden sollten: anstrengende gymnastische Übungen, Aufgaben, die der eigenen Fortbildung dienen, programmierte Aktivitäten oder Dinge, die schnell erledigt werden müssen, anspruchsvolle geistige Arbeit, Aufgaben unter Zeitdruck, die Bedienung von Maschinen, Entscheidungen und neuartige, schöpferische Arbeiten.

Nachdem Allen, ein Etatleiter in einer Werbefirma, gelernt hatte, zwei bis dreimal täglich eine ultradiane Erholungspause einzulegen, berichtete er, daß er es nicht jedesmal schaffe, seinen Kopf während der ultradianen Pausen abzuschalten. Obwohl er sich die größte Mühe gab, sich in der Pause zu entspannen, war ihm immer noch bewußt, daß sein Kopf im Hintergrund immer noch mit irgend etwas beschäftigt war. Er fragte sich, was das wohl sein könne. War er innerlich noch immer mit der gegenwärtigen Arbeit beschäftigt? Und dann hatte er ganz plötzlich einen unglaublich guten Einfall, der sich auf irgendein Problem bezog, bei dem er vorher nicht weitergekommen war. Entweder war es ein perfekter Werbeslogan oder eine neue Möglichkeit, eine verborgene Anspielung oder suggestive Fragen so zu formulieren, »daß man damit die Seele des Verbrauchers erreichen würde«, wie Allen das ausdrückte. Einige dieser spontanen Einfälle waren so gut, daß er von der Couch in seinem Büro aufstand, um sie zu notieren.

Allen legte sich dann in der Regel wieder hin und stimmte sich wieder auf das angenehme Gefühl der ultradianen Heilreaktion ein. Aber er hatte bei dem Ganzen Schuldgefühle, weil er es zugelassen hatte, daß die Arbeit sich wieder in den Vordergund gedrängt hatte, obwohl er sich doch eigentlich entspannen wollte. Allens Sorgen waren unbegründet, denn er hatte nur eine weitere kreative Facette der ultradianen Heilreaktion erlebt: die aktive ultradiane Pause, bei der das Innere seine schöpferische Arbeit an den Aufgaben der Außenwelt fortsetzt.

Verlagerung der Aktivität

Eine weitere Möglichkeit, auch ohne eine vollständige 20-Minuten-Pause in den Genuß der positiven Wirkung der ultradianen Heilreaktion zu kommen, besteht darin, daß man seine Aktivität auf ein Gebiet verlagert, das völlig anders ist als das, auf dem man bis zu diesem Augenblick tätig war. Sinn und Zweck des Ganzen ist es, das geistige Tempo zu verändern. Allein dadurch, daß Sie es sich gönnen, etwa alle anderthalb Stunden Ihr Tempo zu verändern, kommen Sie bis zu einem gewissen Grad in den Genuß der inneren Regeneration der ultradianen Heilreaktion, obwohl Sie weiterarbeiten.

Ein Mensch, der sich intensiv einer geistigen Aufgabe widmet und dabei vor allem seine linke Hirnhälfte nutzt, braucht einen Ausgleich, indem er die rechte Hirnhälfte aktiviert. Menschen, deren Tätigkeit daraus besteht, daß sie kontaktfreudig sind und mit vielen anderen Menschen zu tun haben – zum Beispiel Verkäufer oder Lehrer – haben das Bedürfnis, in der Pause allein zu sein. Jemand, von dem am Arbeitsplatz Höchstleistungen verlangt werden, bei dem ununterbrochen die Telefone klingeln oder der ständig mit schwierigen zwischenmenschlichen Situationen konfrontiert ist, wird sich mit großer Wahrscheinlichkeit in der Pause zurückziehen und seine Ruhe haben wollen. Menschen, die bei ihrer Arbeit überwiegend sitzen, machen am liebsten einen kleinen Spaziergang in einer möglichst ruhigen Umgebung, in einem Park, an einem See oder am Strand.

Eine Warnung: Diese drei geschilderten Möglichkeiten können die 20minütige ultradiane Heilreaktion nicht völlig ersetzen. Vor allem, wenn Sie anfangen, die ultradianen Prinzipien anzuwenden, bietet die vollständige ultradiane 20-Minuten-Pause die beste Möglichkeit, in den Genuß der ultradianen Regeneration zu kommen. Wenn man sich wirklich die Zeit nimmt, sich hinzulegen, wird einem mit der Zeit immer klarer, daß es sich lohnt, sich diese Zeit zu nehmen. Angesichts der Forderungen des Alltags stellt eine solche Pause eine solche Oase der Ruhe dar. Ganz gleich, wie groß Ihre Erfahrungen auf dem Gebiet der ultradianen Regeneration sind, sollten Sie doch immer darauf achten, daß Sie sich täglich die Zeit für mindestens eine oder zwei vollständige ultradiane Erholungspausen nehmen.

Der ideale ultradiane Arbeitsplatz

Ein Arbeitsplatz, der dem ultradianen Prinzip wirklich gerecht würde, könnte viele Probleme aus der Welt schaffen: Unzufriedenheit mit der Arbeit, das Burnout-Phänomen, Unfälle, Versagen, das auf Streß zurückzuführen ist, eine hohe Personalfluktuation und eine hohe Fehlquote. Äußerlich müßte ein derartiger Arbeitsplatz so beschaffen sein, daß er dem Arbeitnehmer die beste Möglichkeit bietet, sein Bedürfnis nach einer ultradianen Regeneration zu befriedigen. Psychologisch kommt es darauf an, daß die Firmenchefs begreifen, daß es im wohlverstandenen Interesse des Unternehmens liegt, die ultradianen Bedürfnisse des einzelnen Arbeitnehmers zu befriedigen und seinen persönlichen Rhythmus zu respektieren. Was die Ethik anbetrifft so könnten Arbeitgeber und Arbeitnehmer einen für beide Seiten vorteilhaften Vertrag schließen, der garantiert, daß die Arbeit optimal erledigt wird, weil jeder einzelne auf seinem ultradianen Hoch sein Bestes gibt und alle in den Genuß der Vorteile der persönlichen Erholung und des Wohlbefindens kommen.

Das ultradiane Büro

Das im ultradianen Sinne ideale Büro sollte so eingerichtet sein, daß es dem Arbeitnehmer mehr Ruhe bieten könnte, die Trennwände müßten vom Boden bis zur Decke reichen, damit er von Geräuschen abgeschirmt und seine Privatsphäre geschützt wäre. Oder es müßte einen speziellen Raum geben, in dem in einzelnen Kojen, die durch Vorhänge voneinander getrennt wären, Liegen stünden. Es müßte möglich sein, Telefonanrufe und andere Störungen vorübergehend auszuschließen, wenn der Arbeitnehmer das Gefühl hat, daß seine ultradiane Heilreaktion beginnt.

Einige Privilegierte verfügen bereits heute über solche ultradianen Vergünstigungen: die Chefs. Sie haben in der Regel private, komfortable Büros, deren Türen sie abschließen können, um sich hinzulegen oder auszuruhen. Es ist allgemein bekannt, daß sich viele Spitzenmanager oft in ihr Allerheiligstes zurückziehen und eine kurze Erholungspause machen, und ihre Mitarbeiter bitten, alle Anrufe für 15 oder 20 Minuten abzufangen. Durch Versuch und Irrtum haben sie gelernt, daß diese Pausen gut für ihre Gesundheit, Kreativität und Produktivität sind.

Nur wenigen Menschen ist klar, daß die Gesundheit, Kreativität und Produktivität eines jeden Mitarbeiters durch die Beachtung der ultradianen Prinzipien gefördert werden kann, und daß davon schließlich auch die Firma profitiert. Dr. Candace Pert, die frühere Leiterin der Abteilung für Biochemie des Gehirns am National Institute of Mental Health hat diese ultradianen Prinzipien bereits in die Praxis umgesetzt. In ihrem privaten Labor »Integra« haben ihre Mitarbeiter Zugang zu einem Raum, den sie selbst den »Zen-Raum« nennt. Das ist ein ruhiges Zimmer, in dem die Mitarbeiter ihre Erholungspausen machen können, wenn sie das Bedürfnis danach haben. Diese fortschrittliche Einstellung erklärt womöglich auch, warum in diesem Labor einige der kreativsten Arbeiten über AIDS, Psychobiologie und die Biochemie des Gehirns entstanden sind.

Der aufgeklärte ultradiane Manager

Es gibt kein wichtigeres Element des neuen ultradianen Arbeitsplatzes als die Einstellung des Managers, der Supervisoren und Chefs, die die Atmosphäre des gesamten Betriebes bestimmen. Wenn der Chef ein Bewußtsein für die ultradiane Problematik hat, werden auch die Arbeitsplätze humaner und produktiver gestaltet sein. Wenn den Managern das Problem der ultradianen Rhythmen bewußt gemacht wird, werden sie die damit verbundenen Produktionssteigerungen, die Verbesserung der Arbeitsqualität und der Arbeitsmoral der Belegschaft freudig begrüßen. Der im Hinblick auf die ultradiane Problematik aufgeklärte Chef darf drei Punkte nicht aus dem Auge verlieren:

1. Toleranz gegenüber den individuellen Variationen des Leistungsverhaltens ist eine entscheidende Vorbedingung bei der Gestaltung des ultradianen Arbeitsplatzes. Wenn man die Mitarbeiter zwingt, sich nach einem starren, von außen bestimmten Arbeitsablauf zu richten, der angeblich im Interesse der Firma so sein muß, stellt man sich gegen die natürlichen Regenerationsprozesse, gegen die Gesundheit und das Wohlbefinden. Dadurch wird ein Teufelskreis in Gang gesetzt, der aus Streß, Burnout und einem Verlust der optimalen Leistung besteht und so in Wirklichkeit den Interessen der Firma zuwiderläuft.

2. Wenn Sie sehen, daß einer Ihrer Angestellten eine Pause macht, sollten Sie sich darüber im klaren sein, daß er nicht seine Zeit verschwendet, faul ist oder sich seinen Tagträumen hingibt. Machen Sie sich keine Sorgen, daß der Arbeitnehmer sich nicht bezahlt machen könnte. Derartige ultradiane Pausen ermöglichen es Arbeitern und Angestellten, schöpferische Ideen zu entwickeln, und sie bewirken außerdem, daß sie weniger Fehler machen, seltener Unfälle haben, seltener fehlen, weniger persönliche Probleme haben und länger bei der Firma bleiben. Letzten Endes wird sich die ultradiane Heilreaktion auszahlen.

3. Nutzen Sie das ultradiane Entrainment. Lernen Sie, die Signale zu erkennen, durch welche Menschen synchron geschaltet werden, so daß sie gemeinsam optimale Perioden ultradianer Aktivität und Ruhe durchlaufen. Wenn Sie Ihre Angestellten für ein Verkaufsgespräch inspirieren wollen, wenn Sie das ganze Büro so motivieren, daß alle gemeinsam dann ein ultradianes Hoch erreichen, wenn ein wichtiger Termin eingehalten werden muß, wenn Sie eine Pause einlegen, um Ihren Mitarbeitern gut zuzureden, sie zu ermutigen oder mit ihnen essen zu gehen, sorgen Sie für eine Synchronisierung der ultradianen Rhythmen in ihrem Arbeitsumfeld, die zu einer Optimierung ihrer Leistungen führt.

Dr. Bruce Gregory, ein Psychologe, der Firmenchefs berät, berichtet, daß die Vorgesetzten, die ihre eigenen ultradianen Schwankungen in den Griff bekommen haben, in einem Umfeld, das von Streß und Zeitdruck gekennzeichnet ist, die Kommunikation mit und zwischen ihren Mitarbeitern aus folgenden Gründen verbessern konnten: Sie fühlen sich erstens selbst wohler und sind entspannter, sie haben zweitens mehr Verständnis für die Bedürfnisse anderer Menschen, die sich wohlfühlen wollen, Zuspruch brauchen und auf Informationen warten, und sie können drittens besser auf die Bedürfnisse der anderen reagieren, weil sie sensible Fragen stellen, die beim Zuhörer das Gefühl der Unsicherheit verschwinden lassen und ihn aus der Defensive locken; viertens verwandeln sie durch ihre Aussagen antagonistische Kommunikationen, Einstellungen und Verhaltensweisen in kooperative.

In unserer Arbeitswelt müssen wir, ganz gleich auf welcher Seite wir stehen, Verantwortung tragen und uns den Herausforderungen stellen. Dazu brauchen wir unsere ganze Kraft, unseren Verstand, unsere Fähigkeiten und unser ganzes Engagement. Wenn wir mit unseren ultradianen Rhythmen zusammenarbeiten, statt uns gegen sie zu stellen, können wir sicher sein, daß wir im entscheidenden Moment optimal funktionieren, und uns, wenn unsere Seele-Körper-Einheit es braucht, erholen, um für weitere Aufgaben fit zu sein. Die ultradiane Regeneration ist das wichtigste Instrument zur Steigerung unserer persönlichen und beruflichen Leistungen.

Die Anwendung ultradianer Erkenntnisse auf verschiedene Berufe

Jeder Beruf hat seine speziellen ultradianen Bedürfnisse, und die Menschen, die in den verschiedenen Berufen arbeiten, wenden die Prinzipien der ultradianen Erholung in unterschiedlicher Weise an. Praktisch jeder Beruf stellt besondere Anforderungen und bringt Probleme im Hinblick auf die Tageseinteilung mit sich. Trotzdem ist eine Berücksichtigung der ultradianen Regeneration in jedem einzelnen Fall die beste Möglichkeit, einen optimalen Wirkungsgrad zu erzielen. Im Folgenden einige wichtige Überlegungen, die sich auf verschiedene Berufe beziehen.

Arbeiter in der industriellen Produktion

In der industriellen Arbeitswelt ist die tatsächlich produzierte Stückzahl, die das Band verläßt, einer der wichtigsten Indikatoren für die Leistung. Ein typischer Ablauf, wie er immer wieder von Betriebspsychologen beobachtet wird, zeigt einen Leistungsanstieg in der ersten ultradianen Periode des Tages. Dann wird die Kurve ein wenig flacher, wenn die Arbeiter ihre erste Pause machen müssen. Anschließend steigt die Produktion bis zur Mittagspause wieder rapide an. (Siehe Abb. 5)

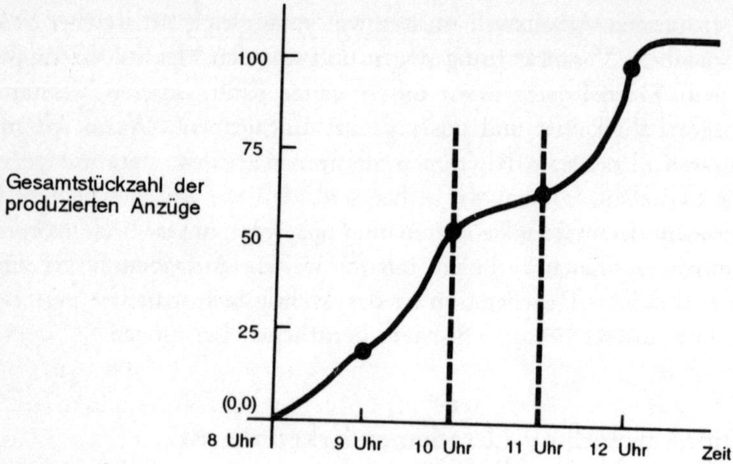

ABB. 5.: *Darstellung der Produktivität. Die Tabelle zeigt die Produktivität in einem Betrieb der Bekleidungsindustrie. Die Werte sind typisch für jede Art der industriellen Fertigung. Beachten Sie die Abflachung der Produktivität während der normalen Kaffeepause am frühen Vormittag, die durch die gestrichelten Linien markiert ist.*

Der Versuch, sich über diese ultradianen Phasen hinwegzusetzen, führt nur zu Ineffizienz, Fehlern, schlechter Arbeitsmoral, seelischem Streß, Beurteilungsfehlern und Unfällen, die auf Erschöpfung zurückzuführen sind. Wenn man das Problem realistisch betrachtet, zeigt sich, daß eine Firma dadurch ihre Situation verschlechtert, da die Kosten steigen, vor allem die Kosten für das betriebliche Gesundheitswesen, und daß das auf die Ineffizienz zurückzuführen ist, die durch die mangelnde Synchronisation der ultradianen Rhythmen entsteht. Diese Kosten können gesenkt, die Zufriedenheit der Arbeiter und die Produktion gesteigert werden, wenn wir mehr auf unsere ultradianen Bedürfnisse achten.

Schreibtischarbeiter

Je wichtiger geistige Arbeit ist, umso größer ist die Notwendigkeit eines ultradianen Ausgleichs. Wir haben bereits gesehen, daß intellektuelle Funktionen in der Tiefphase der ultradianen Rhythmen in signifikanter Weise beeinträchtigt werden, was zu einer Verlängerung der Reaktionszeit, Konzentrationsstörungen, Ineffizienz, Vergeßlichkeit, Flüchtigkeitsfehlern und zu einer Beeinträchtigung der Abstraktionsfähigkeit führt.

Paradoxerweise neigen gerade »Kopfarbeiter« dazu, zu lange zu arbeiten. Sie werden zu Sklaven ihrer Arbeit und mißachten die Signale ihrer Seele-Körper-Einheit, was sie schließlich dem ultradianen Streßsyndrom in die Arme treibt. Menschen, die in geistig anspruchsvollen Berufen tätig sind, müssen dazu ermuntert werden, ihren persönlichen Rhythmus von Produktivität und Erholung zu respektieren.

Unser Ziel muß es sein, die drei oder vier Spitzenperioden eines achtstündigen Arbeitstages erkennen zu können. Auf einer Konferenz, die sich kürzlich mit Fragen der Therapie in der Arbeitswelt beschäftigte und an der University of Southern California stattfand, berichtete zum Beispiel Stephen Hawking, einer der kreativsten Astrophysiker der Welt, daß sein Arbeitstag aus einer Reihe von 90- bis 120minütigen Perioden intensiver schöpferischer Arbeit bestehe, zwischen denen er Ruhepausen einlege.

Schöpferische, leistungsfähige und produktive Menschen arbeiten gewöhnlich im Einklang mit ihren natürlichen Rhythmen. Sie nutzen die unbewußte Kreativität, die ihnen durch die Öffnung ihrer ultradianen Fenster zur Verfügung steht. In der ultradianen Heilreaktion haben wir einen besonders guten Zugang zu den Hilfsquellen unserer Seele. Dort bieten sich uns neue Ideen, Orientierungshilfen und Problemlösungen an.

Menschen, die in ihrem Beruf in hohem Maße kreativ sein müssen, zum Beispiel Schriftsteller, Künstler und Lehrer, müssen ganz besonders auf die ultradianen Erholungsphasen achten, weil sie auf diese Weise nie den Kontakt zur Quelle ihrer Kreativität verlieren. Wenn man die ultradianen Rhythmen der Aktivität und Ruhe respektiert, kann man das berüchtigte Burnout-Phänomen vermeiden, unter dem so viele schöpferische Menschen leiden.

Büroangestellte und Menschen, die an Computern arbeiten

Fünfzehn Millionen Amerikaner, zum größten Teil Frauen, sitzen tagtäglich vor dem Bildschirm. Millionen von ihnen kommen mit geröteten Augen, Schmerzen in den Schultern, Rücken- und Nakkenschmerzen nach Hause und viele von ihnen prozessieren gegen ihre Arbeitgeber oder streiken. Dieses Elend könnte erheblich verringert werden, wenn die Arbeitgeber auf ihren gesunden Menschenverstand hören und die Notwendigkeit regelmäßiger, ultradianer Pausen respektieren würden.

Wenn Ihre Arbeit detailorientiert ist und aus ständigen Wiederholungen besteht, sollten Sie ganz besonders darauf achten, daß Sie die notwendigen ultradianen Erholungspausen einlegen. Ultradiane Erschöpfung führt zu Konzentrationsstörungen. Sie machen dann orthographische Fehler, vertippen und verzählen sich. Gesundheitsexperten der University of California in Berkeley sprachen die Empfehlung aus, daß Angestellte, die an Computern arbeiten, alle ein, zwei Stunden 15 Minuten Pause machen sollten, um sich auszuruhen und ihren Augen eine Erholungspause zu gönnen. An jedem Arbeitsplatz, an dem man Rücksicht auf die ultradianen Rhythmen nimmt, sollten solche Pausen allgemein eingeführt werden.

Telefonistinnen und Telefonisten

Unter den wachsamen Augen der Aufsichtspersonen müssen Telefonistinnen und Telefonisten pro Tag sechs- bis siebenhundert Gespräche vermitteln. Sie müssen sich mit einer unglaublichen Vielzahl von subtilen, miteinander in Konflikt stehenden Forderungen auseinandersetzen, bei denen es gelegntlich sogar um Leben und Tod geht. Von diesen unbesungenen Helden der Kommunikation wird erwartet, daß sie all das tun und trotzdem jeden Gesprächspartner, mit dem sie nur dreißig Sekunden Kontakt haben, höflich und freundlich behandeln, und das alles mit nur zwei Pausen von 15 Minuten. Das ist ganz einfach zu wenig, um das leisten zu können, was von ihnen erwartet wird. Viele Telefonisten und Telefonistinnen berichten, daß sie vor und während der Arbeit regelmäßig schmerzstillende Mittel nehmen. Sie brauchen dringend längere (etwa 30 Minuten) und häufigere Pausen, in denen sie sich in einen ruhigen Raum zurückziehen und ihre ultradiane Heilreaktion erleben können.

Selbständige

Sie arbeiten für den anspruchsvollsten, unvernünftigsten und perfektionistischsten Sklaventreiber, den es gibt: für sich selbst. Wenn die Grenze zwischen Ihrem Unternehmen und Ihrem Privatleben nicht mehr klar zu erkennen ist, kann es geschehen, daß Sie sich zu stark mit Ihrer Arbeit identifizieren, die Signale Ihrer Seele und Ihres Körpers ignorieren und dem ultradianen Streßsyndrom zum Opfer fallen. Wenn das passiert, machen Sie sich selbst krank und arbeitsunfähig und entwickeln psychosomatische Störungen wie Rückenschmerzen, Kopfschmerzen oder Magengeschwüre.

Wenn Sie sich davor schützen wollen, sollten Sie immer darauf achten, daß Sie regelmäßig ultradiane Erholungspausen machen. Nur so können Sie Ihre Leistungsfähigkeit und Produktivität auf einem hohen Niveau halten, ohne das, was Sie sich erarbeitet haben, durch streßbedingte Krankheiten oder Störungen aufs Spiel zu setzen.

Menschen, die zu Hause arbeiten

Die Millionen von Amerikanern, die zu Hause arbeiten, gehören zu denen, die am ehesten in der Lage sind, die ultradianen Prinzipien regelmäßig anzuwenden. Sie sind flexibel und können Arbeit und Erholungspausen so einteilen, wie es ihrem persönlichen Rhythmus am ehesten entspricht. Sie können ihre Produktivität und den Spaß bei der Arbeit auf ein Maximum steigern und den Streß auf ein Minimum reduzieren.

Wenn Sie zu Hause arbeiten und das Gefühl haben, eine Pause machen zu wollen, sollten Sie die ultradiane Heilreaktion nutzen, statt den Kühlschrank zu räubern.

Menschen, die in sozialen Berufen tätig sind

Sie können anderen Menschen nicht helfen, wenn es Ihnen selbst nicht gut geht. Kurz gesagt, das ultradiane Streßsyndrom kann sowohl Ihre Effektivität als auch Ihre Fähigkeit, subtile Signale im zwischenmenschlichen Bereich deuten zu können, erheblich beeinträchtigen. Auch Ihr Abstraktionsvermögen (das Sie in die Lage versetzt, Strukturen erkennen zu können, wie zum Beispiel eine allmähliche Veränderung im Zustand eines Patienten oder die Fortschritte, die ein Schüler gemacht hat) leidet darunter. Außerdem verkrampfen Sie sich und werden ungeduldig. Letzten Endes kann die Tatsache, daß so viele Menschen aus den sozialen Berufen unter einem Mangel an ausreichenden Regenerationsphasen leiden, der Grund für das Burnout-Phänomen sein. In allen sozialen Berufen – für Ärzte, Schwestern, Psychotherapeuten, Ehe- und Berufsberater – sind ultradiane Pausen lebenswichtig, damit diese Menschen emotional ausgeglichen sind und ihre Beobachtungsgabe für zwischenmenschliche Probleme nicht beeinträchtigt wird.

Tätigkeiten, die ein hohes Maß an Konzentration verlangen, und Schichtarbeit

William Dement von der Stanford Universität, einer der führenden amerikanischen Schlafforscher, schätzt, daß durch Müdigkeit und Unaufmerksamkeit mehr Unfälle verursacht werden als durch Alkohol. Das läßt darauf schließen, daß die ultradiane Regeneration für Menschen, die eine Tätigkeit ausüben, die ständige Konzentration und Wachheit erfordert, lebenswichtig ist. Wenn wir wissen, wann wir in eine natürliche ultradiane Erholungsphase eintreten, können wir die verlangsamten, ineffizienten Reaktionen und Ausfälle des Gedächtnisses vermeiden, die die Ursache der Unfälle sind, die während eines ultradianen Tiefs geschehen.

Vor allem diejenigen, die in Berufen arbeiten, die mit einem hohen Maß an Streß verbunden sind, und bei denen Sicherheit oberstes Gebot ist – wie zum Beispiel Menschen, die in Kernkraftwerken arbeiten, Fluglotsen, Chirurgen und Arbeiter, die große Maschinen bedienen – müssen besonders auf ihr Bedürfnis nach einer ultradianen Regeneration achten. Untersuchungen haben gezeigt, daß Piloten und Lokomotivführer mehr Unfälle haben, wenn ihnen die Erholungspausen fehlen. Die Federal Aviation Administration (Bundesluftfahrtbehörde) hat eine weise Entscheidung getroffen und auf bestimmten Langstrecken »kontrollierte Nickerchen« im Cockpit erlaubt, während der andere Pilot das Flugzeug fliegt.

(Solche kontrollierten Nickerchen sind natürlich nichts anderes als ultradiane Pausen.)

Eine ganze Generation von Untersuchungen über Unfallverhalten, das durch Ermüdung verursacht wird, haben gezeigt, daß sich eine überwältigende Mehrheit der Verkehrsunfälle in den frühen Morgenstunden ereignet. Das ist die Zeit, in der sich die größten Katastrophen unserer Tage ereignet haben. Die schrecklichen Unfälle in den Kernkraftwerken Three Mile Island und Tschernobyl und die Explosion in den Union Carbide-Werken in Bophal ereigneten sich zu dieser Tageszeit.

Bei Arbeitern, die häufig in Wechselschichten arbeiten müssen, besteht die Gefahr, daß ihre ultradianen und zirkadianen Rhythmen asynchron werden. Für Schichtarbeiter ist es sehr schwer, effektiv zu arbeiten, weil sie nie Zeit genug haben, sich an eine bestimmte Arbeitszeit zu gewöhnen – das würde ein paar Wochen dauern, und bis dahin hat man sie längst schon wieder einer anderen Schicht zugeteilt. In einem Bericht mit dem Titel *Katastrophen, Schlaf und Politik*, der von der Association of Professional Sleep Societies herausgegeben wurde, werden folgende Empfehlungen für die Schichtarbeit gegeben:

> **Morgendliche Katastrophen.** In der Zeit zwischen 1.00 und etwa 8.00 Uhr ist die Wahrscheinlichkeit einer Katastrophe, die auf menschliches Versagen zurückzuführen ist, besonders groß. Eine zweite, weniger markante Zeit liegt zwischen 14.00 und 18.00 Uhr. Private und öffentliche Kontrollinstanzen sollten sich darüber klar werden, welche Verluste die Gesellschaft wegen des Leistungsabfalls in diesen kritischen Stunden bereits erlitten hat. Durch ein gesteigertes Bewußtsein für diese Probleme und die Erkenntnis, daß alle Menschen davon betroffen sind, könnte ein Teil der ernsteren Unfallfolgen und Irrtümer in diesen Stunden vermieden werden. Das Komitee wendet sich an die Institutionen, die für die Organisation der Arbeit verantwortlich sind, an die Firmenleitungen und staatlichen Behörden und spricht die dringende Empfehlung aus, die relevanten Aspekte der Physiologie des Schlafs zu berücksichtigen, die die Leistungsfähigkeit beeinflussen.

Medizinische Katastrophen. Medizinische Katastrophen wie Herzinfarkte und Schlaganfälle ereignen sich zu bestimmten Tageszeiten häufiger als zu anderen. Die Faktoren, die mit einem erhöhten Risiko für die Gesundheit zusammenhängen, und sich auch auf daraus resultierende Todesfälle beziehen, die sich vor allem morgens nach dem Schlaf ereignen, sollten genauer untersucht werden, damit man die entsprechenden Risikogruppen erkennen kann und auf diese Weise Krankheitshäufigkeit und Mortalität senken kann.

Straßenverkehr. Es müßten Programme entwickelt werden, mit deren Hilfe man schlafbedingte Fahrfehler im Straßenverkehr und bei der Arbeit erkennen kann. Das gilt vor allem für Industriezweige, in denen das Unfallrisiko im Interesse der Öffentlichkeit auf einem Minimum gehalten werden muß, zum Beispiel bei Gefahrentransporten, in Kernkraftwerken usw.

Schlafmangel. Das Komitee hat erkannt, daß ein Mangel an Schlaf, auch wenn jemand nur eine oder zwei Stunden weniger schläft als gewöhnlich, in den kritischen Stunden die Tendenz, Fehler zu machen, enorm steigern kann. Wenn der Mangel an Schlaf zusätzlich mit Streß verbunden ist, wie es zum Beispiel bei Arbeitsgruppen der Fall ist, die unter Termindruck stehen, kann es zu Persönlichkeitsveränderungen und irrationalem Verhalten kommen. Das Komitee empfiehlt daher, daß alle Industriezweige und Dienstleistungsbetriebe, in denen die öffentliche Sicherheit eine Rolle spielt, den physiologischen Bedürfnissen ihrer Arbeiter und der Sicherheit der Gesamtgesellschaft Rechnung tragen sollten. Die Firmenleitungen sollten darüber hinaus die Einsatzzeiten ihrer gesamten Belegschaft begrenzen, damit zwischen den Arbeitsperioden genügend Zeit zum Schlafen bleibt. Eine solche Beschränkung der Arbeitszeit sollte auch für alle gelten, die Schreibtischarbeit verrichten und/oder wichtige Entscheidungen treffen müssen sowie für Menschen, die Maschinen bedienen. Derartige Maßnahmen müssen außerdem mit Informationsprogrammen gekoppelt werden, in denen den Arbeitern die physiologisch sinnvolle Nutzung der geplanten Ruhezeiten nahegebracht wird.

Arbeitspläne für Schichtarbeiter. Vor allem sollten Schichtarbeitspläne kritisch betrachtet werden, an die die Betroffenen sich nur unter großen Schwierigkeiten anpassen können. Statt dessen sollten Pläne entwickelt werden, die mit einem Minimum an Aufwand die Gesundheit der Belegschaft und die allgemeine Sicherheit fördern. Die Arbeitszeiten von Entscheidungsträgern und die Arbeitsbelastung der Angestellten in Schlüsselpositionen sollten so beschaffen sein, daß der Einfluß der biologischen Schlaftendenzen, die die Wahrscheinlichkeit menschlichen Versagens größer werden lassen, auf ein Mindestmaß reduziert werden.

Als Schichtarbeiter sollten Sie unbedingt die ultradiane Heilreaktion nutzen, um die maximale Regeneration zu erreichen, die es Ihnen ermöglicht, die Belastung der Wechselschicht zu ertragen.

Berufe, bei denen Verhandlungen eine große Rolle spielen

In vielen Berufen spielen Verhandlungen der einen oder anderen Art eine große Rolle. Von den jährlichen Diskussionen über die Firmenpolitik bis zu den Vermittlungsbemühungen zwischen Firmenleitungen und Betriebsräten oder der Kundenwerbung spielen die ultradianen Rhythmen eine wichtige, wenn auch unauffällige Rolle.

Das ultradiane Streßsyndrom macht uns in Situationen verletzlich, in denen wir unser Verhandlungsgeschick am nötigsten brauchen. Eine frühzeitige Ausnutzung der ultradianen Heilreaktion kann unsere Wachheit steigern und unser Gespür für Probleme im zwischenmenschlichen Bereich verbessern. Oft ziehen sich Verhandlungen oder Konferenzen in die Länge, was entweder auf ein mangelndes Bewußtsein für die Auswirkungen der natürlichen Müdigkeit zurückzuführen ist, oder eine ganz bewußte Strategie darstellt, um die andere Seite kirre zu machen. Wenn Sie einmal genau darauf achten, werden Sie sowohl bei sich selbst als auch bei den anderen die Zeichen des ultradianen Streß erkennen können:

- Verletzlichkeit, Abhängigkeit und Suggestibilität
- Konzentrations- und Gedächtnisstörungen
- Flüchtigkeitsfehler, Übersehen wichtiger Details

- Reizbarkeit und Ungeduld
- Versprecher und Hörfehler

Das ist also ganz offensichtlich nicht die richtige Zeit, um anspruchsvolle Verhandlungen zu führen, bei denen viel auf dem Spiel steht.

Wenn sich die ultradianen Signale des Streß melden, sollten Sie eine Pause machen, denn das ist das, was Ihre Seele-Körper-Einheit Ihnen mitteilen will. Wenn die anderen keine Pause machen wollen, sollten Sie sich entschuldigen und allein gehen. Versuchen Sie alles, um Zeit für eine kurze ultradiane Regenerationsphase zu gewinnen.

Mitunter werden solche Verhandlungen von beiden Parteien in die Länge gezogen, weil beide sich von dieser Taktik eine schnellere Einigung versprechen. Bei den typischen Verhandlungen zwischen Arbeitgebern und Gewerkschaften geschieht es immer wieder, daß die von der Regierung bestellten Vermittler beide Parteien zwingen, acht, zehn oder sogar fünfzehn Stunden in einem geschlossenen Raum auszuharren – jedenfalls so lange, bis sie sich geeinigt haben. Auch wenn unter solchen Umständen die eine oder andere Partei aus Gründen der ultradianen Erschöpfung Konzessionen macht, wird der Kompromiß durch eine gewisse Verbitterung gekennzeichnet sein, weil man das Gefühl hat, überfahren worden zu sein. Die Vermittler mögen das Gefühl haben, erfolgreich gewesen zu sein, haben aber in Wirklichkeit womöglich nur die Weichen für weitere Konflikte gestellt. Da beide Seiten sich als Verlierer betrachten, werden sie später Mittel und Wege finden, die Vereinbarung zu torpedieren.

Ultradianer Tip:
Der Schlüssel zur ultradianen Verhandlungsführung

1. Vermeiden Sie lange Sitzungen. Unterbrechen Sie eine Verhandlung alle anderthalb Stunden für eine 20-Minuten-Pause.
2. Vermeiden Sie Verhandlungen, wenn Ihre Seele-Körper-Einheit Ihnen anzeigt, daß Sie eine ultradiane Heilreaktion brauchen.

3. Achten Sie bei sich selbst und bei den anderen Teilnehmern auf Hinweise, die den Beginn des ultradianen Streßsyndroms anzeigen.
4. Seien Sie sich darüber im klaren, daß Einigungen, die erzielt wurden, weil die Teilnehmer erschöpft waren oder unter dem ultradianen Streßsyndrom litten, zu Verbitterung, Konflikten und gerichtlichen Auseinandersetzungen führen können.

Es ist moralisch verwerflich und auch in praktischer Hinsicht nicht zu empfehlen, die ultradiane Verletzlichkeit anderer auszunutzen, sei es bewußt oder unbewußt. Am besten versucht man, die Verhandlung immer dann zu unterbrechen, wenn sie länger als 90 bis 120 Minuten dauert. Unabhängig davon, ob es den Teilnehmern bewußt ist oder nicht, werden sie dann in den Genuß der ultradianen Regenerationsphase kommen, die sie brauchen, um sowohl intellektuell als auch seelisch fit zu sein und wirklich kreative Lösungen finden zu können, von denen jeder profitiert. Es kann unter solchen Umständen länger dauern, bis man eine Einigung erzielt, aber die Wahrscheinlichkeit, daß die erzielte Einigung für alle Beteiligten gewinnbringend ist, wird dadurch größer.

Sportler und ultradiane Rhythmen

Am 23. April 1988 stellte das Leichtflugzeug Daedalus einen Weltrekord für von Menschenkraft angetriebenen Flug auf und flog 119 Kilometer von Kreta zur Insel Santorin in der Ägäis. Da der Glukosespiegel für die körperliche Ausdauer genauso wichtig ist wie für das Gedächtnis und die geistigen Fähigkeiten, überwachten Wissenschaftler während des gesamten Fluges den Glukosespiegel des Piloten – also den wichtigsten Treibstoff seiner Seele-Körper-Einheit.

Im Verlauf der ersten ultradianen Periode von zwei Stunden stieg der Glukosespiegel ständig an. Dann sank er zwei Stunden lang in besorgniserregender Weise, bevor er sich für den Rest des sechsstündigen Fluges auf einem etwas höheren Niveau einpendelte. Das vermittelt ein klares Bild der Grenzen menschlicher Belastbarkeit bei dem Versuch, absolute Höchstleistungen zu erzielen. Die Ergebnisse weisen darauf hin, daß die Leistungen während des ersten wichtigen ultradianen Rhythmus am höchsten liegen, vorausgesetzt es werden angemessene Pausen gemacht.

Für Sportler bedeutet das, daß sie lernen müssen, die Leistungsspitze in den ersten beiden Stunden voll zu nutzen. Sie müssen im Training erkennen, in welcher Periode ihres ultradianen Leistungsrhythmus sie sich gerade befinden. Dazu muß jeder Sportler lernen, wie man die individuellen Signale seiner Seele-Körper-Einheit erkennt, wodurch eine optimale Aufwärmphase vor dem Wettkampf möglich wird.

Es hat keinen Sinn – und kann sogar gefährlich sein – sich überzutrainieren, weil man nach dem ersten ultradianen Rhythmus eine weitere Leistungssteigerung erreichen will. In dieser Periode, in der die Kräfte nachlassen, kann es passieren, daß der Sportler sich einen ineffektiven Leistungsrhythmus angewöhnt. Auch das Beurteilungsvermögen ist in dieser Phase getrübt und die Begeisterungsfähigkeit und der Siegeswille sind beeinträchtigt. Da der Sportler müde wird und seine Konzentration nachläßt, ist in dieser Zeit die Unfall- und Verletzungsgefahr am größten.

In Mannschaftssportarten wie Baseball, Football und Hockey haben kluge Trainer gelernt, sowohl die individuellen Leistungsspitzen eines jeden Mitglieds der Mannschaft als auch die frühen Warnsignale zu erkennen, die anzeigen, daß ein Hoch überschritten ist. In einem guten Team kann die positive Beziehung zwischen allen Mitgliedern eine Begeisterung auslösen, die zu einer optimalen Leistung führt, weil sich die gesamte Mannschaft synchron verhält.

Eines der interessantesten Anwendungsgebiete für die Erforschung menschlicher Rhythmen stellt das sogenannte Intervalltraining dar, mit dem Sportler auf Höchstleistungen gebracht werden sollen. An der Unversity of Massachusetts verglich Dr. Anne Ward zwei Gruppen, die auf Fahrradergometern trainierten. Beide Gruppen legten dreimal pro Woche im Verlauf einer 12minütigen Übung die gleiche Entfernung zurück, eine Gruppe fuhr fünfunddreißig Minuten lang gleichmäßig ohne Unterbrechung, die andere in Intervallen – das heißt, bei ihr wechselten sich Spitzenleistungen und ruhigere Perioden ab. Dr. Ward stellte fest, daß die Gruppe, die ein Intervalltraining absolvierte, im Laufe von zwölf Wochen 11 Prozent mehr Sauerstoff aufnahm (ein Maß für die kardiovaskuläre Fitneß) als die gleichmäßig radelnde Gruppe, die auf dem ursprünglichen Niveau blieb.

In einer ähnlichen Untersuchung verglich Dr. Arlette Perry, eine Sportmedizinerin der Universität von Miami zwei weibliche Aerobic-Gruppen, von denen eine in Intervallen trainierte und die andere in einem gleichmäßigen Rhythmus. Beide Gruppen trainierten im Bereich einer 75- bis 85prozentigen Herzbelastung, die eine tanzte fünfunddreißig Minuten lang bei gleicher Belastung, die andere tanzte nur drei bis fünf Minuten und machte dann jeweils eine kurze Pause, in der die Frauen nur schnell gingen. Nach zwölf Wochen zeigte die Intervalltrainingsgruppe eine 18prozentige Verbesserung der kardiovaskulären Ausdauer im Gegensatz zu der Kontrollgruppe, bei der die Steigerung nur 8 Prozent betrug.

Zur Zeit können wir über die Gründe für diese Verbesserung der Intervallgruppen nur spekulieren. Alle Untersuchungsergebnisse sprechen allerdings dafür, daß die Sportler beim Intervalltraining lernen, ihre Leistungshochs zu steigern und sich in den Perioden geringerer Leistung besser zu erholen. Dieser Typ des Intervalltrainings ist in Abb. 6 dargestellt. Mit diesen Informationen und den folgenden Trainingsplänen, die von Elizabeth Kaufmann aufgestellt wurden, können Sie sich selbst in optimaler Weise trainieren.

Radfahren

- Wärmen Sie sich 5-10 Minuten auf; das heißt, Ihr Puls sollte bis zu 60 % des Maximums erreichen.
- Fahren Sie 2 Minuten mit einem Puls von 85-90 %.
- Fahren Sie 4 Minuten lang mit einer geringeren Geschwindigkeit, bis Ihr Puls auf 70 % zurückgegangen ist.
- Wiederholen Sie diese Sequenz 4-6mal.
- Machen Sie eine Pause; radeln Sie so langsam, daß Ihr Puls auf 60 % zurückgeht.
- Machen Sie noch einmal 4-6 Wiederholungen bei 85-90 %, und lassen Sie den Puls zwischen den einzelnen Wiederholungen auf 70 % zurückgehen.
- Kühlen Sie sich 5-10 Minuten ab (Puls 60 % oder darunter).

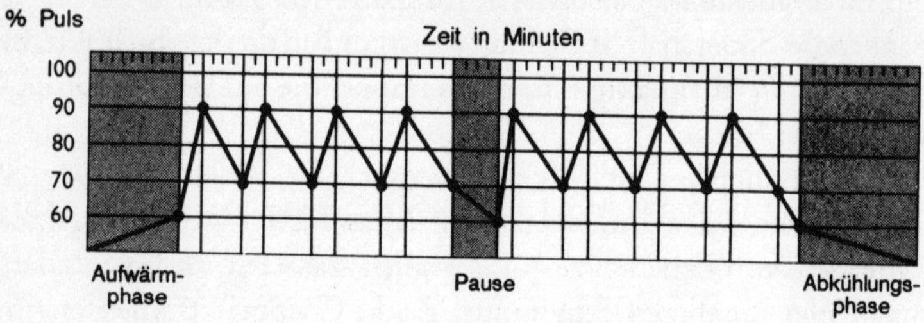

		20	30	40	50	60	wahrgenommene Anstrengung
Maximalpuls in Prozent	50%	100	95	90	85	80	sehr gering
	60%	120	114	108	102	96	ziemlich gering
	70%	140	133	126	119	112	ziemlich anstrengend
	80%	160	152	144	136	128	anstrengend
	85%	170	162	153	145	136	sehr anstrengend
	90%	180	171	162	153	144	

tatsächlicher Puls (Schläge pro Minute)

ABB. 6.: *Übungen im Intervalltraining. Die Graphik illustriert ein ultradianes Intervalltraining, das durch abwechselnd hohen und niedrigen Puls gekennzeichnet ist. Die Tabelle darunter zeigt die Pulsrate pro Minute für verschiedene Altersgruppen. Wenn Sie diese Leistungsgipfel und Täler beim Trainieren abwechseln, können Sie Ihre kardiovaskuläre Leistungsteigerung optimieren. (Aus: American Health, Dezember 1989.)*

Schwimmen

- Wärmen Sie sich 5-10 Minuten lang auf (200-500 Meter). Ihr Puls sollte dabei 60 % des Maximums nicht überschreiten.
- Schwimmen Sie 50 oder 100 Meter schnell (ungefähr in 45 bzw. 90 Sekunden)
- Schwimmen Sie 90-180 Sekunden langsam, so wie es Ihnen gefällt; lassen Sie Ihren Puls auf 70 % zurückgehen.
- Wiederholen Sie das Ganze 4-6mal.
- Machen Sie so lange Pause, bis Ihr Puls wieder auf 60 % zurückgegangen ist.

- Wiederholen Sie das Ganze noch 4-6mal.
- Kühlen Sie sich 5-10 Minuten lang ab. Ihr Puls sollte dabei auf 60 % oder darunter sinken.

Laufen
- Wärmen Sie sich 5-10 Minuten auf; Ihr Puls sollte dabei nicht über 60 % steigen.
- Sprinten Sie 45-90 Sekunden lang (Puls 85-90 %).
- Joggen Sie 90-180 Sekunden, Ihr Puls sollte dabei auf 70 % zurückgehen.
- Wiederholen Sie das Ganze 4-6mal.
- Machen Sie eine Pause; gehen Sie solange umher, bis Ihr Puls auf 60 % zurückgegangen ist.
- Wiederholen Sie das Ganze noch 4-6mal.
- Kühlen Sie sich 5-10 Minuten lang ab, Ihr Puls sollte dabei auf 60 % oder darunter zurückgehen.

Gewinnen Sie die Goldmedaille

Wir sind auf dem besten Wege, eine 24-Stunden-Gesellschaft zu werden. Wir arbeiten womöglich bis 19.00 Uhr, gehen um 23.00 Uhr einkaufen, sitzen bis 1.00 Uhr vor dem Fernseher, führen um 3.00 Uhr eine geschäftliche Transaktion mit Europa oder Japan durch und gehen dann um 7.00 Uhr morgens wieder ins Büro, um den ganzen Tag zu arbeiten. Immer mehr Menschen versuchen verzweifelt, ihre ultradianen Rhythmen zu verändern, um in einer solchen Nonstop-Welt ganz vorn mit dabei sein zu können. Dr. William Dement, der Leiter des Zentrums für Schlafforschung an der Stanford University, hat in einem Artikel, der im *Time* Magazin unter dem Titel »Schläfriges Amerika« erschienen ist, geschrieben: »Die wenigsten Amerikaner wissen noch, was das für ein Gefühl ist, wenn man ganz wach und ausgeschlafen ist. Sie gehen durch den Tag wie durch eine Zwielichtzone; ihre Augen sind zwar geöffnet, aber ihr Gehirn ist teilweise abgeschaltet.«

Die ultradiane Heilreaktion bietet dieser schnellebigen Welt die dringend benötigte Lösung an. Ganz gleich, welchen Beruf Sie ausüben, wie ehrgeizig oder wie tüchtig Sie sind, werden Sie spüren, wie Sie neue Energie bekommen, kreativer werden und ihre Aktivitäten genießen, sobald Sie dazu übergehen, täglich regelmäßig eine – oder mehrere – ultradiane Pausen zu machen. Der Gewinn einer Goldmedaille ist womöglich nur 20 Minuten von Ihnen entfernt!

7 Ultradiane Rhythmen, Ernährung, Gewichtskontrolle und Suchtverhalten

Unsere Gesellschaft hat sich noch immer nicht mit der elementaren biologischen Tatsache abgefunden, daß wir alle 90 bis 120 Minuten das Bedürfnis haben, etwas zu essen. Wir wollen nun das, was wir inzwischen über die ultradianen Rhythmen gelernt haben, auf Appetitregulierung, Gewichtsverlust oder -erhaltung und auf das Eßverhalten im allgemeinen anwenden. Wir wollen untersuchen, wie uns unser Bewußtsein für die ultradianen Rhythmen helfen kann, verschiedene Formen der Sucht und die Abhängigkeit vom Rauchen, vom Alkohol und anderen Drogen zu überwinden.

Appetitregulierung auf ultradiane Art

Die Amerikaner werden in diesem Jahr (1991) mehr als 35 Milliarden Dollar für Produkte und Dienstleistungen ausgeben, die etwas mit Diät zu tun haben, obwohl die meisten populären Schlankheitskuren die natürlichen ultradianen Hungerrhythmen des Körpes völlig ignorieren. Es ist eine biologische Tatsache, daß der Magen sich alle 90 bis 120 Minuten mehrmals rhythmisch zusammenzieht – wodurch ein Hungergefühl entsteht. Das bedeutet, daß die althergebrachten Empfehlungen, täglich drei Mahlzeiten einzunehmen und auf kleine Zwischenmahlzeiten zu verzichten, im Widerspruch zu den elementaren ultradianen Bedürfnissen stehen. Wenn wir auf unsere ultradianen Rhythmen achten würden, würden wir nicht dreimal, sondern sechsmal pro Tag essen.

Wenn wir Hunger bekommen, reagieren wir auf einen Rhythmus, der vor Urzeiten grundgelegt wurde, als unsere humanoiden Vorfahren in den Urwäldern auf Nahrungssuche gingen und sich mit kleinen, häufigen Mahlzeiten am Leben hielten. Diese Hungerrhythmen treten etwa alle 90 Minuten auf, weil sie unter anderem durch das Appetitzentrum im Gehirn gesteuert werden, das in der Nähe des Hypothalamus liegt, der bei der Aufrechterhaltung der ultradianen Rhythmen eine Rolle spielt.

Außerdem hat man bei zahlreichen Untersuchungen bei den Versuchspersonen ausgeprägte orale Bedürfnisse – Trinken, Rauchen oder Naschen – beobachtet, die im Abstand von etwa 90 Minuten auftraten. Im Mount Sinai Hospital in New York wurden freiwillige Versuchspersonen in eine Umgebung gebracht, in der sie keine Möglichkeit hatten, sich zeitlich zu orientieren. Man hatte ihnen vor dem Versuch erklärt, daß Sie sich im Hinblick auf Essen, Trinken und Rauchen jederzeit selbst versorgen könnten, was sie dann regelmäßig im Abstand von durchschnittlich sechsundneunzig Minuten taten.

In unserer modernen Kultur essen wir regelmäßig mindestens dreimal am Tag zuviel und nehmen uns damit, ohne es zu wissen, selbst die Möglichkeit, uns bei mindestens drei weiteren Gelegenheiten die lebensnotwendige Nahrung zuzuführen. Auf jede Mahlzeit, die wir zu uns nehmen, kommt eine weitere, die unser Körper verlangt. Da wir die ultradianen Signale mißachten, die uns anzeigen wollen, daß wir Nahrung brauchen, geraten wir in ein signifikantes Energiedefizit und bekommen mehr Hunger als uns guttut. Wenn wir uns dann schließlich ans Essen begeben, nachdem wir vorher unsere ultradianen Hungersignale ignoriert haben, essen wir nicht nur viel mehr als wir benötigen, sondern wir essen auch die falschen Sachen: zuviel Zucker, Salz und Fett und viel zu wenig gesunde Proteine und komplexe Kohlehydrate. Das führt schließlich zu Übergewicht und einer Erhöhung des Cholesterolspiegels und belastet den Verdauungsprozeß unseres Körpers.

Eine bewußte Ernährung im ultradianen Sinn ist dagegen nicht nur gesünder, sondern auch gut für unsere Figur. Eine ultradianbewußte Ernährung kann Ihnen in verschiedener Hinsicht helfen.

Sie halten Ihr Gewicht oder nehmen ab. Wenn Sie ein gewisses Gespür für Ihre ultradianen Signale entwickelt haben, werden Ihnen die Hungersignale Ihrer Seele-Körper-Einheit eher bewußt, und dieses Bewußtsein kann Ihnen dabei helfen, die Anfälle von Heißhunger und die scheinbar unbezähmbare Eßsucht zu vermeiden, die Sie dazu verleitet, zuviel zu essen oder Ihre Diät zu unterbrechen und die Sie daran hindert, die Signale zu erkennen, die Ihnen mitteilen, daß Sie satt sind.

Essen Sie gesunde Nahrungsmittel in vernünftigen Mengen. Wenn Sie beim Essen die ultradiane Problematik beachten, werden Sie gesünder essen. Wenn wir erst einmal in den Zustand geraten sind, in dem wir verzweifelt etwas zu essen suchen, weil wir die ultradianen Hungersignale ignoriert haben, verlieren wir die Übersicht und nehmen alles zu uns, was uns angeboten wird – und das ist häufig schlechtes Essen. Wenn wir uns dagegen nach einem ultradianen Plan richten und häufig kleinere Mahlzeiten zu uns nehmen, geraten wir nie in diesen ausgehungerten Zustand.

Ihre gesamte Energie und Produktivität wird gesteigert. Wenn Sie sich beim Essen an Ihren natürlichen ultradianen Rhythmen orientieren, können Sie auch die extremen Ausschläge zwischen Wachheit und Erschöpfung vermeiden, die im Tageslauf auftreten, wenn Sie Ihr Verdauungssystem überlasten, weil Sie bei einer reichhaltigen Mahlzeit zu viele Kalorien zu sich nehmen. Wenn wir unsere ultradianen Rhythmen beachten und mehrere kleine nahrhafte Mahlzeiten zu uns nehmen, stabilisieren wir den Blutzuckerspiegel, der unsere Lernfähigkeit, unser Gedächtnis und unsere Leistungsfähigkeit optimiert. Der ultradiane Ansatz berücksichtigt bei der Frage der Ernährung die gleichen Prinzipien, die man schon immer bei der Behandlung von Menschen angewendet hat, die unter Hypoglykämie oder Diabetes leiden, Erkrankungen, durch die eine Vielzahl von seelischen und körperlichen Störungen verursacht werden.

Eine ultradiane Ernährungsweise verträgt sich gut mit allen speziellen oder strengen, ärztlich verordneten Diätplänen. Auch wenn Sie sich zum Beispiel salz- oder fettarm ernähren sollen oder Vegetarier sind, können Sie sich trotzdem an der ultradianen Methode orientieren. Diätpläne, die von der American Diabetes Association, der American Heart Association, der American Dietetic Association und den Weight Watchers empfohlen werden, lassen sich ohne weiteres mit dieser Methode vereinbaren.

Der Diätplan sieht häufige, kleine Mahlzeiten vor und wird von der American Dietetic Association sowohl für kleinere Kinder als auch für ältere Menschen empfohlen. Vorschul- und Schulkinder müssen häufiger Nahrung zu sich nehmen, um alle Nährstoffe zu bekommen, die sie für ihr Wachstum und für ihre Entwicklung brauchen. Ältere Menschen können die Nahrung besser verdauen und verfügen im Tageslauf über mehr Energie, wenn sie mehrere kleine Mahlzeiten zu sich nehmen.

Wachstumsschmerzen

Wir wollen das biologische Konzept einer ultradianbewußten Ernährung einmal genauer betrachten. Wenn wir eine reichhaltige Mahlzeit zu uns nehmen – vor allem eine, die viel Zucker und Fett enthält – gibt die Bauchspeicheldrüse eine bestimmte Menge Insulin an das Blut ab. Dieses Botenmolekül regt den Stoffwechsel der Zelle an, den Zucker entweder zu verbrennen oder ihn zu speichern.

Normalerweise dauert es eine ultradiane Periode von 90 bis 120 Minuten, bis der Blutzucker und das Insulin ihre Spitzenwerte erreichen und sich anschließend wieder stabilisieren, bevor der nächste Hungerrhythmus in Gang gesetzt wird. Untersuchungen haben gezeigt, daß der Spitzenwert des Insulins etwa 20 Minuten später erreicht wird als der der Glukose. Wahrscheinlich haben wir deshalb nach dem Essen das Bedürfnis, 20 Minuten Pause zu machen, denn die Seele-Körper-Einheit braucht all ihre Ressourcen, um die Energie aus der Nahrung zu assimilieren.

Leider haben die meisten von uns die Angewohnheit, zu den üppigen Mahlzeiten oder auch zwischendurch, Nahrungsmittel zu sich zu nehmen, die vornehmlich aus raffinierten Kohlehydraten und Einfachzuckern bestehen. Sie verbrennen sofort und lösen eine umfangreiche Insulinausschüttung aus, die mit den überschüssigen Kalorien fertigwerden muß. Das Ergebnis ist eine plötzliche Senkung des Blutzuckerspiegels, was wiederum zu einem rapide steigenden Bedarf an Glukose führt, also essen wir noch mehr. Wir können auf diese Weise sogar in einen Teufelskreis geraten, der daraus besteht, daß wir einen Heißhunger auf Zucker und Kohlehydrate bekommen, der anschließend zu einem rapiden Abfall des Blutzuckerspiegels führt, so daß wir Anfälle von Freßsucht entwickeln und immer mehr zunehmen.

Forschungsergebnisse aus jüngster Zeit bestätigen diese dramatische Verbindung zwischen Körper und Seele, zwischen dem Heißhunger und dem Rhythmus der Insulinausschüttung und des Blutzuckerspiegels. Schon der bloße Anblick oder der verführerische Geruch des Essens kann bei manchen Menschen zu einer Insulinausschüttung führen, so daß bei ihnen, ohne daß sie überhaupt etwas essen, das Insulin alle Zucker, die noch im Blut enthalten sind, wegzieht und in den Zellen in Form von Fettdepots speichert. Einige Forscher behaupten, daß auf diese Weise schon der bloße Gedanke an ein schmackhaftes Essen zu einer Gewichtszunahme führen kann. (Zum Glück kann das auch umgekehrt zutreffen. Wenn ein Leistungssportler sich innerlich auf den Wettkampf vorbereitet und sich den ganzen Ablauf vorstellt, können allein dadurch schon die Botenmoleküle in Bewegung gesetzt werden, die dazu beitragen, die Fette aufzuschließen und sie dem Stoffwechsel zur Energiegewinnung und Gewichtsabnahme zugänglich zu machen. Es könnte also tatsächlich stimmen, daß man sich auch dünn denken kann.)

Sie sollten sich auf jeden Fall einmal folgendes typisches Szenario vorstellen: Sie sitzen in einem Restaurant und haben seit ein paar Stunden nichts gegessen. Da Ihr Blutzuckerspiegel niedrig ist, signalisiert Ihnen das Appetitzentrum im Gehirn schon seit einiger Zeit, daß Sie zu lange nichts mehr gegessen haben. Wenn Sie sich dann hinsetzen, versetzen diese Eßsignale – der Anblick und der Geruch des Essens, die Beschreibungen auf der Speisekarte – Ihre ultradianen Rhythmen in einen noch stärkeren Hungerzustand.

Während Sie die Speisekarte studieren, übermittelt Ihnen Ihr zerebraler Kortex über die Zentren des limbisch-hypothalamischen Systems eine Reihe von Gedanken (»Mein Gott, habe ich einen Hunger«, oder »Hmm, frischer Schwertfisch mit Buttersauce«). Dort werden die kognitiven Botschaften aus dem höheren Gehirnzentrum der Kortex in einen rhythmischen Strom von Botenmolekülen umgewandelt, die zum Magen gelangen und dort Kontraktionen auslösen, die Sie dann als Magenknurren oder Hungergefühl erleben. Sie sind hungrig und denken nur noch ans Essen.

Sie haben sich kaum hingesetzt, da fragt Sie der Kellner schon, ob Sie etwas trinken möchten. Sie nicken. Alkohol ist eine Art Notstopfen, eine Quelle schnell absorbierter leerer Kalorien. Sie brauchen in Wirklichkeit nahrhafte Kalorien, nicht die leeren des Alkohols, trotzdem trinken Sie vor dem Essen etwas.

Schließlich bestellen Sie Ihr Essen. Da Sie immer noch halbverhungert sind und dringend Ihren Kalorienbedarf decken müssen, neigen Sie dazu, die falschen Gerichte zu bestellen – fette, schwere Speisen – nur um den Nahrungsmangel zu beheben, den Ihnen Ihr Gehirn signalisiert hat. Während Sie auf das Essen warten, greifen Sie zum Brot oder zu den Brötchen, um damit Ihren Heißhunger auf Kohlehydrate zu stillen. Womöglich greifen Sie auch noch zur Butter und fügen auf diese Weise Fettkalorien hinzu.

Die leeren Kalorien, die Sie zu sich genommen haben, bewirken, daß der schlimmste Hunger, der auf die frustrierten ultradianen Rhythmen zurückzuführen ist, bald nachläßt. Nach dem Appetithappen, dem Brot und den Drinks hat Ihr Körper möglicherweise schon die Kalorienmenge aufgenommmen, die er braucht. Doch Ihr Appetitzentrum signalisiert noch kein Sättigungsgefühl, weil es etwa 20 Minuten dauert, bis Ihr Verdauungstrakt das Botenmolekül Cholezystokinin (CCK) auf den Weg schickt, das dem Gehirn mitteilt, daß Sie jetzt genug gegessen haben.

Leider kann es passieren, daß das CCK-Botenmolekül Ihr Gehirn nicht vor dem Hauptgang erreicht. Also essen Sie weiter und schneller als die Botenmoleküle Ihnen mitteilen können, daß Sie genug gegessen haben. Jeder von uns hat sich beim Anblick der gefüllten Schüsseln, die aufgetragen werden, schon einmal gefragt: »Wie soll ich das bloß alles schaffen?« Weil aber die Botenmoleküle mit ihrer Botschaft noch nicht durchgekommen sind, essen wir alles, was auf den Tisch kommt, ganz gleich, ob wir tatsächlich noch hungrig sind, und selbst dann, wenn es uns eigentlich gar nicht mehr schmeckt. Wenn man aus dem ultradianen Rhythmus kommt, ißt man leicht zuviel – und nimmt zu.

Der ultradiane Weg zu einer gesünderen Ernährung

Es gibt eine bessere und sinnvollere Möglichkeit: Man kann lernen, bewußter zu essen, wenn man die ultradianen Signale und Rhythmen der Seele-Körper-Einheit beachtet. Die Grundlage einer ultradianen Ernährung ist das vorprogrammierte Bedürfnis des Körpers, alle 90 bis 120 Minuten etwas zu essen. Es folgen nun sechs hilfreiche Prinzipien der ultradianen Art der Nahrungsaufnahme.

1. Lernen Sie, die ultradianen Hungersignale Ihrer Seele-Körper-Einheit zu erkennen, und respektieren Sie sie. Achten Sie auf die Hungergefühle, die in der Regel im Abstand von 90 bis 120 Minuten auftreten. Wir erleben sie häufig als orale Gier oder können dann an nichts anderes denken als ans Essen.

2. Wenn Sie diese ultradianen Signale erkennen, sollten Sie etwas essen. Halten Sie sich nicht zurück, weil keine Essenszeit ist. Respektieren Sie die natürlichen Rhythmen Ihrer Seele und Ihres Körpers, nehmen Sie fünf oder sechs leichtere und gesündere Mahlzeiten zu sich. Dann stellen solche Mahlzeiten keine künstlichen, verzweifelten Versuche mehr dar, sich vor dem selbst auferlegten Hungertod zu retten.

3. Essen Sie kleine Mengen komplexer Nahrungsmittel, wenn Sie die ultradianen Signale empfangen. Frisches Obst und Gemüse enthalten komplexe Kohlehydrate, Ballaststoffe, Vitamine und Minerale in nahrhaften Kombinationen, die letzten Endes bedeutend sättigender sind als einfache Kohlehydrate, weil sie ihre Nährstoffe und Kalorien langsamer abgeben und Ihnen auf diese Weise den oben geschilderten Teufelskreis der Freßgier ersparen.

4. Treffen Sie vorab die Entscheidung, was und wie Sie essen wollen. Fangen Sie nicht einfach an zu essen und essen solange, bis Sie satt sind. Sie werden überrascht sein, wie leicht es Ihnen fallen wird zu entscheiden, was Sie wirklich brauchen und was Sie sättigt. Das Ganze wird dann zu einer positiven sich selbst erfüllenden Prophezeiung.

5. Essen Sie nicht mehr, als Sie sich selbst zugebilligt haben. Wenn Sie dann immer noch Hunger haben, sollten Sie sich entspannen und die ultradiane Heilreaktion genießen. Das gibt den Botenmolekülen und dem Blutzuckerspiegel, die den Hunger regulieren, genügend Zeit, dem Appetitzentrum im Gehirn mitzuteilen, daß Sie genug gegessen haben. Wenn Sie dann das Gefühl haben, satt zu sein, geraten Sie auch nicht mehr in Versuchung, noch mehr Kalorien zu sich zu nehmen, die Sie gar nicht mehr brauchen.

Wenn Sie vor Ihrer Pause einen kleinen Imbiß von 100 oder 200 Kalorien zu sich nehmen, wirkt sich das auch auf die ganze 20-Minuten-Pause harmonisierend aus, da Nahrung die natürliche ultradiane Heilreaktion in Gang setzt.

6. Teilen Sie Ihren täglichen Kalorienbedarf in sechs Portionen ein. Essen Sie nicht einfach zusätzlich zu den drei Mahlzeiten drei Zwischenmahlzeiten – das würde nur Ihre tägliche Kalorienaufnahme erhöhen und der ultradianen Methode zuwiderlaufen.

Eine Untersuchung aus jüngster Zeit bestätigt die Beobachtung, daß eine größere Anzahl kleinerer Mahlzeiten, die sich über den ganzen Tag verteilen, auch die Kontrolle des Cholesterolspiegels erleichtern. Ein Dutzend Wissenschaftler unter der Leitung von Dr. David Jenkins gab normalen männlichen Versuchspersonen die gleiche Diät, nur nahm die eine Gruppe drei Mahlzeiten zu sich, während die andere die gleiche Nahrungsmenge stündlich auf in siebzehn Portionen verteilt aß.

Die Ergebnisse zeigten, daß eine Stabilisierung des Glukose-Insulin-Rhythmus bei der Kontrolle des Cholesterols eine entscheidende Rolle spielt: Der Spiegel der LDL (*low-density lipids*), also des sogenannten »schlechten« Cholesterols, lag in der Gruppe, die stündlich kleine Portionen gegessen hatte, um 13,5 Prozent niedriger als bei der Kontrollgruppe. Das Gesamtcholesterol, eine Kombination aus LDL und HDL (*high-density lipids*, das sogenannte »gute« Cholesterol) nahm um 8,5 Prozent ab. Die Cholesterolwerte sanken insgesamt während des zweiwöchigen Versuchs von durchschnittlich 204 auf 172. Offenbar kann das Insulin, das von der Bauchspeicheldrüse ausgeschieden wird, auch ein Enzym in der Leber zur Produktion von Cholesterol anregen, das dann den Blutstrom in großen Mengen überflutet. Die erstaunliche Verbesserung durch das stündliche, ultradiane Essen wurde mit einer Diät erzielt, die zu 33 Prozent aus Fett bestand, obwohl die gegenwärtigen ärztlichen Empfehlungen in Amerika von einer täglichen Fettmenge ausgehen, die nicht über dreißig Prozent liegen sollte.

Ratschlag für Menschen, die zuviel essen

Das Wissen um die ultradianen Rhythmen kann Menschen, die besondere Schwierigkeiten mit einer ausgewogenen Ernährung haben, in mannigfacher Weise helfen. In der klinischen Praxis habe ich vier klassische Typen kennengelernt, die zuviel essen und denen mit der ultradianen Methode geholfen werden kann. Sie werden im folgenden zusammen mit einer ultradianen Lösung ihrer Probleme beschrieben. Irgendwann einmal in Laufe ihres Lebens lassen sich die meisten Menschen in eine dieser Kategorien einordnen. Probleme haben sie nur dann, wenn eines oder mehrere solcher Verhaltensmuster chronisch geworden sind.

Der Streßesser. Sie essen zuviel und naschen zuviel, weil Sie in Ihrem Alltag zuviel Streß erleben.

Ultradiane Lösung: Erkennen Sie drohenden Streß frühzeitig, und lernen Sie, nein zu sagen, bevor es zu spät ist. Gönnen Sie sich eine ultradiane Heilreaktion, gehen Sie gegen das Streßsyndrom an, und versuchen Sie dahinterzukommen, wie Sie eine derartige Situation beim nächsten Mal kreativer lösen können.

Sie essen zuviel, weil Sie erschöpft sind. Sie versuchen vergeblich, Streß und Erschöpfung dadurch zu überwinden, daß Sie nach 15.00 oder 16.00 Uhr bis zum Schlafengehen fast ständig naschen, und das sogar nach einer Mahlzeit.

Ultradiane Lösung: Vermeiden Sie den Erschöpfungszustand, indem Sie sich tagsüber einen besseren Arbeitsrhythmus angewöhnen und sich Zeit für zwei oder drei ultradiane Erholungspausen und einen Mittagsschlaf nehmen. Experimentieren Sie mit kleinen, gesunden Mahlzeiten, die aus komplexen Kohlehydraten bestehen, 200 bis 300 Kalorien enthalten und die Sie vor den ultradianen Pausen zu sich nehmen, so daß die Energie, die in der Nahrung enthalten ist, möglichst gut assimiliert werden kann. Auf diese Weise füllen Sie Ihre Energievorräte wieder auf und vermeiden Erschöpfungszustände.

Suchtesser. Sie essen oder trinken periodisch zuviel und nehmen ständig Suchtmittel wie Koffein (Kaffee, Tee, Schokolade oder Colagetränke) oder Alkohol (Bier, Wein oder harte Spirituosen) zu sich. Sie nutzen unter Umständen auch Kalorien – vor allem Zucker und Fett – wegen ihrer stimmungsverändernden Wirkung und versuchen auf diese Weise, gegen Depressionen anzugehen.

Ultradiane Lösung: Untersuchen Sie die ultradiane Struktur Ihrer Sucht. Wie lang ist der Zeitraum zwischen der Befriedigung und dem Augenblick, in dem Sie spüren, daß Sie eine neue Dosis brauchen? Kurz vor oder während des Auftretens der Entzugserscheinungen sollten Sie die ultradiane Heilreaktion einsetzen. Denn dadurch wird die Fähigkeit Ihrer Seele und Ihres Körpers gesteigert, die Entzugssymptome mit Beta-Endorphinen und anderen Botenmolekülen zu heilen, die Ihnen das Gefühl geben, erfrischt zu sein und sich wohl zu fühlen.

Der Fluchtesser. Sie essen oft allein, um der unangenehmen Realität zu entfliehen, mit der Sie nicht zurechtkommen.

Ultradiane Lösung: In diesem Fall kommt das psychologische Element der ultradianen Heilreaktion ins Spiel. Verwenden Sie die Zeit, in der Sie sich gewöhnlich ins Essen flüchten, um die Bilanz aus Ihrem Leben zu ziehen. Versuchen Sie herauszufinden, was Sie sich eigentlich vom Essen versprechen. Stellen Sie Ihrer Seele die Fragen, auf die Sie unter Umständen schon während oder bald nach der ultradianen Heilreaktion eine Antwort bekommen werden. Denken Sie nach, vielleicht fällt Ihnen dabei etwas Neues ein, wie Sie das Problem angehen könnten. Lassen Sie sich von Ihrer Seele bei der Suche nach den Antworten helfen.

Ich möchte nun die Geschichte eines meiner Klienten schildern, der es mit Hilfe einer ultradianen Diät und der ultradianen Heilreaktion geschafft hat, mehr als dreißig Pfund Übergewicht loszuwerden, das er den größten Teil seines erwachsenen Lebens mit sich herumgeschleppt hatte. Dieser Patient, ein siebenundsechzigjähriger Rechtsanwalt, klagte darüber, daß er immer mehr aß, als er eigentlich wollte. Nachdem er ein Jahr lang ziemlich erfolglos auf konventionelle Weise psychotherapeutisch behandelt worden war (und sein

Leben lang vergeblich versucht hatte, das Problem durch alle möglichen Schlankheitskuren in den Griff zu bekommen) begann er, täglich sechs kleine Mahlzeiten zu sich zu nehmen, von denen jede einzelne 200 bis 300 Kalorien enthielt und die im Hinblick auf ihren Nährwert ausgewogen waren. Die Mahlzeiten waren so über den ganzen Tag verteilt, daß sie mit seiner natürlichen ultradianen Heilreaktion zusammenfielen.

Der Anwalt lernte, seine ultradiane Heilreaktion nach den Mahlzeiten zur Meditation über sein destrukives Eßverhalten zu nutzen. Während dieser Pausen gewann er ganz spontan Erkenntnisse, die ihn zu den Ursachen seines Hungers in der frühen Kindheit führten. Er konnte sich plötzlich daran erinnern, daß ihn seine Mutter gezwungen hatte, alles aufzuessen, was auf seinem Teller lag. Diese Erkenntnis half ihm, den Drang zu überwinden, immer alles aufessen zu müssen. Ein Jahr nach Abschluß der Therapie berichtete er, daß er immer noch keine Gewichtsprobleme habe.

Bemerkenswert an diesem Fall ist die Tatsache, daß das Gewichtskontrollprogramm erst erfolgreich war, als der Patient durch die ultradiane Heilreaktion allmählich in die Lage versetzt wurde, die verborgene Ursache seines zwanghaften Hungers erkennen zu können. Wie so viele Menschen, die sich mit Gewichtsproblemem herumschlagen und nicht in der Lage sind, die seelischen Ursachen ihrer Eßsucht zu erkennen, erlebte er, daß ihm die ultradiane Heilreaktion in entscheidender Weise helfen konnte, die Zeit und den Ort für eine Lösung dieser tiefsitzenden Probleme zu finden. Die Sicherheit, die uns die über den Tag verteilten ultradianen Pausen vermitteln, bieten uns zusammen mit einer angemessenen Kalorienzufuhr die optimalen Bedingungen, um viele psychische Probleme dieser Art zu lösen.

Zusätzliche Faktoren der Körperrhythmen bei der Gewichtskontrolle

Der Zusammenhang zwischen unseren ultradianen Rhythmen und den zirkadianen und infradianen Rhythmen ist komplexer Natur. Im folgenden möchte ich einige zusätzliche Überlegungen anstellen, die sich auf die Tages-, Monats- und jahreszeitlichen Rhythmen beziehen, die unsere Eßgewohnheiten und unsere Möglichkeiten, ein gesundes Gewicht zu halten, beeinflussen.

Tagesrhythmen und Gewichtskontrolle

Die gegenwärtige Forschung scheint die Hypothese zu stützen, daß bei der Gewichtskontrolle auch die zirkadianen Rhythmen eine große Rolle spielen. Untersuchungen zeigen, daß die Gewichtszunahme, die durch eine Kalorie verursacht wird, von der Tageszeit abhängt, zu der sie konsumiert wird, und daß Kalorien, die früh am Tag aufgenommen werden, zu einer geringeren Gewichtszunahme führen und gesünder sind.

Eine sehr gut durchgeführte Untersuchung von Dr. Bellisle, die 1988 in dem Journal *Appetite* veröffentlicht wurde, bestätigt den angenommenen Zusammenhang zwischen den zirkadianen Rhythmen und der Gewichtszunahme. Kinder im Alter zwischen sieben und zwölf Jahren wurden nach einer Gewichts- und Größentabelle in fünf Gewichtsklassen eingeteilt: mager, schlank, durchschnittlich, dick und fettleibig. Die Kinder nahmen täglich etwa die gleiche Kalorienmenge zu sich, nur die Verteilung der Kalorienaufnahme über den Tag wurde variiert. Die Forscher stellten fest, daß »fettleibige und dicke Kinder beim Frühstück weniger und beim Abendessen mehr aßen als die mageren und schlanken gleichaltrigen Kinder. Die in der Regel reichhaltigeren Mahlzeiten (Mittag- und Abendessen) machten bei den dicken und fettleibigen Kindern einen größeren Teil der täglichen Nahrungsaufnahme aus: der Energiewert des Frühstücks und der kleinen Mahlzeit am Nachmittag stand im umgekehrten Verhältnis zur Korpulenz.« Die Forscher kamen zu dem Schluß, daß »die Ergebnisse darauf hinweisen, daß Störungen des Stoffwechsels und/oder der durch das Verhalten bestimmten Tageszyklen bei der Entwicklung von Übergewicht eine Rolle spielen. Aus dieser Hypothese, die noch weiterer Überprüfungen bedarf, lassen sich Präventivmaßnahmen ableiten.«

Andere Kliniker, die bei der Behandlung von Menschen mit Übergewicht umfangreiche Erfahrungen sammeln konnten, bestätigen ebenfalls, daß es ein typisches Merkmal übergewichtiger Menschen sei, daß sie abends zuviel äßen. Die zirkadiane Methode verlangt angemessene Aktivitäten am Spätnachmittag und in den Abendstunden sowie die Unterstützung durch das soziale Umfeld.

So konnte zum Beispiel Jan, eine junge Frau, mit der ich gearbeitet habe, ihr Eßbedürfnis um mindestens 2000 Kalorien reduzieren, als sie zweimal die Woche an einer Schauspielklasse in der Universität ihres Ortes teilnahm und so eine sinnvolle Aktivität hatte, die ihr Selbstbewußtsein steigerte und ihr Geschick im Umgang mit anderen Menschen verbesserte. Sie lernte, sich von der Klasse und von den neuen Freunden, die sie bei den zusätzlichen Proben im Laufe der Woche gewonnen hatte, helfen zu lassen. Nach nur einem Semester stellte sie fest, daß sie, ohne auch nur an eine Diät zu denken, beinahe schon ihr Idealgewicht erreicht hatte.

Ein gutes Beispiel, das die Vorteile eines zirkadian strukturierten Eßverhaltens demonstriert, das mit der Ausnutzung der ultradianen Heilreaktion gekoppelt ist, stammt von der kanadischen Therapeutin Rosemary Liburd. Der folgende Auszug stammt aus dem ultradianen Tagebuch einer ihrer Klientinnen, die chronische Gewichtsprobleme hatte.

> Zwischen 16.00 und 17.00 Uhr war ich immer schrecklich müde. Ich ging nach einem langen Arbeitstag nach Hause und machte mir routinemäßig etwas zu essen. Ich ging direkt zum Kühlschrank und sagte mir: »Ich will nur eine Kleinigkeit essen.« Aber es kam meistens anders. Sehr oft fing ich an zu essen und hörte dann den ganzen Nachmittag und Abend nicht mehr auf.

Früher am Tag litt Debra nicht unter einem derart unkontrolliertem Eßzwang. Das brachte sie auf den Gedanken, daß das Ganze eine Reaktion auf den Streß und die psychischen Überforderungen des Arbeitstages waren. Ein Gespräch zeigte, daß Debra ihr ganzes Leben lang Essen als Mittel gegen Angst eingesetzt hatte. Das hatte angefangen, als sie als Säugling nach einem festen Plan genährt worden war, und hatte sie während ihrer ganzen Collegezeit und bis ins Erwachsenenalter begleitet. Die Therapeutin verordnete ihr regelmäßige ultradiane Erholungsperioden, um die Spannungen abzubauen, die Debra immer wieder zum Kühlschrank trieben.

Sechs Monate später stand der Therapeutin plötzlich eine um 20 Pfund leichtere, begeisterte Debra gegenüber. In ihr Tagebuch hatte sie geschrieben:

> Ich gönne mir seit sechs Monaten etwa zweimal täglich meine ultradiane Erholung. Wenn ich spüre, daß der Streßpegel bei mir ansteigt oder meine Energie nachläßt, nutze ich die ultradiane Regeneration als Energiespender. Sie ist vor allem nach den Morgenterminen hilfreich, wenn meine Energie verbraucht ist und ich neuen Auftrieb brauche.

Die dramatischste Wirkung tritt dann ein, wenn sie am Spätnachmittag eine ultradiane Pause macht.

> Wenn ich ungefähr um 16.00 oder 17.00 Uhr nach Hause komme, gehe ich nicht gleich zum Kühlschrank, sondern gönne mir zuerst eine ultradiane Pause. Ich frage mein Unbewußtes, ob es bereit ist, eine tiefe, entspannende, komplette ultradiane Ruhepause zu machen. Häufig arbeite ich mit der nasalen Verlagerung, um die ultradiane Erholung zu unterstützen.
>
> Seit ich die ultradiane Methode anwende, habe ich das Gefühl, mich selbst bedeutend besser im Griff zu haben. Mein Bedürfnis, zuviel zu essen, ist seitdem völlig verschwunden. Ich stelle fest, daß ich jetzt warten kann, bis ich zu Abend esse, und ich muß auch nicht mehr den ganzen Abend essen. Außerdem bleibe ich jetzt länger auf, weil ich mehr Energie habe. Ich habe absolut das Gefühl, daß die ultradianen Pausen für diese tiefgreifenden Veränderungen verantwortlich sind.

Wenn Sie nicht wissen, wie Sie sich von Ihren destruktiven Eßgewohnheiten befreien können, kann Ihnen die ultradiane Heilreaktion dabei helfen, sich wieder so zu regenerieren, daß Sie in der Lage sind, Veränderungen herbeizuführen, die Ihr Verhältnis zum Essen wieder normalisieren.

Essen Sie zwei Wochen lang nach der ultradianen Methode: wenig aber oft und immer dann, wenn Sie durch die entsprechenden Signale dazu aufgefordert werden. Es bedarf einer gewissen Gewöhnung, denn es ist nicht leicht, lebenslange Eßgewohnheiten aufzugeben. Außerdem werden Sie aus Ihrer Umgebung wenig Unterstützung erfahren, wenn Sie plötzlich sechsmal am Tag eine kleine Mahlzeit zu sich nehmen wollen. Sobald Sie jedoch Ihre Eßgewohnheiten in der beschriebenen Weise verändern, werden Sie spüren, daß Sie mehr Energie haben, seelisch und körperlich weniger anfällig sind und sich besser konzentrieren können. Vor allem aber wird es Ihnen helfen, jenes destruktive Syndrom zu vermeiden, bei dem Sie sich halbverhungert fühlen, das zu Übergewicht führt und Ihrer Gesundheit schadet. Sie können schon bei Ihrer nächsten Mahlzeit in etwa 90 Minuten damit beginnen, sich so zu ernähren, daß Sie etwas für Ihren Körper tun und nicht gegen ihn – Sie brauchen nur nach der ultradianen Methode zu essen.

Monatsrhythmen und Gewichtskontrolle

Sowohl bei Männern als auch bei Frauen variiert das Gewicht auch in einem infradianen Rhythmus, obwohl dieses Phänomen bei Frauen stärker ausgeprägt ist. Die seelischen und körperlichen Ursachen dafür sind seit kurzer Zeit besser zu erkennen, da wir inzwischen mehr über die typischen Rhythmen der hormonellen Botenmoleküle des Menstruationszyklus wissen.

Mindestens drei Botenmoleküle spielen bei dem Zusammenhang zwischen Appetit und Menstruationsrhythmus eine wichtige Rolle: Östrogen, Progesteron und Insulin. Dr. Henrietta Spencer aus Beverly Hills hat untersucht, welche Rolle diese Hormone während der Entwicklung in der Pubertät, beim Monatszyklus und in der Schwangerschaft spielen. Das Folgende stellt eine Zusammenfassung ihrer Gedanken dar.

Östrogen. Es kann sein, daß Frauen im wahrsten Sinne des Wortes durch ihre Geschlechtshormone *geformt* werden, da zwischen dem Östrogen, der Menstruation und den Fettablagerungen ein Zusammenhang besteht. Östrogen, das vor allem in den Eierstöcken produziert wird, setzt beim Mädchen die Pubertät in Gang. Die Brüste entwickeln sich, das Becken wächst und wird breiter, und auf den Hüften, dem Hinterteil und den Oberschenkeln lagert sich Fett ab.

Östrogen ernährt die Fettzellen dieser Körperzonen, indem es sie zur vermehrten Bildung eines Enzyms, der Lipoprotein-Lipase (LPL) anregt. Eine Erhöhung des LPL führt dann zu einer Ablagerung des Fetts aus dem Blutkreislauf in den Fettzellen.

Frauen können ihren Östrogenspiegel bis zu einem gewissen Grad steuern, indem sie die tägliche Fettzufuhr verringern und mehr ballaststoffreiche Nahrung zu sich nehmen. Solche Ballaststoffe können den Östrogenspiegel senken, weil sie das Östrogen im Darm binden, so daß es ausgeschieden wird.

Progesteron. Die Rolle, die das Progesteron im Menstruationszyklus und in der Schwangerschaft spielt, läßt darauf schließen, daß es auch etwas mit der Gewichtszunahme zu tun hat. Der Zusammenhang mit dem Insulin besteht sowohl bei Männern als auch bei Frauen, nur stellt er bei Frauen ein größeres Problem dar. Wenn der Progesteronspiegel hoch ist, neigen die Rezeptoren der Zellen dazu, Insulin zu binden, das seinerseits dann die Speicherung von Fett begünstigt.

In der Schwangerschaft steigt die Produktion von Progesteron an und bleibt neun Monate lang auf diesem Niveau. In dieser Zeit ist die Versuchung groß, zuviel zu essen. Die Natur versucht auf diese Weise, der Mutter mitzuteilen, daß sie für zwei essen soll. Aber selbst wenn eine Frau nicht schwanger ist, erreicht ihr Progesteronspiegel ungefähr in der Mitte des Menstruationszyklus seinen monatlichen Höhepunkt. Um diese Zeit neigen Frauen dazu, zuviel zu essen, vor allem zuviele Kohlehydrate.

Eine Möglichkeit, wie Frauen diesen Heißhunger auf Kohlehydrate unter Kontrolle bringen können, besteht darin, daß sie in den zwei Wochen vor ihrer Periode mehr komplexe Kohlehydrate zu sich nehmen. Wenn sie während dieser Zeit pro Tag ungefähr 150 zusätzliche Kalorien in Form von komplexen Kohlehydraten zu sich nehmen, können sie den Teufelskreis vermeiden, der durch ein Übermaß an Zucker und einfachen Kohlehydraten entsteht. Schwangere können die doppelte Tagesmenge zu sich nehmen.

Insulin. Es gibt eine Anzahl von praktischen Methoden, wie man mit dem Insulinfaktor bei der Gewichtskontrolle umgehen kann.

Vermeiden Sie Zucker und einfache Kohlehydrate, zum Beispiel Süßigkeiten, Speiseeis und Kuchen, weil das dazu führt, daß zuviel Insulin an das Blut abgegeben wird. Essen Sie lieber sechs kleinere Mahlzeiten als drei große. Hüten Sie sich vor koffeinhaltigen Getränken wie Kaffee, Tee, Schokolade und Cola, denn Koffein setzt in der Leber gespeicherten Zucker frei, der ins Blut gelangt und den bereits erwähnten Teufelskreis in Gang setzen kann.

Ein Beispiel, wie man Heißhunger auf Einfachzucker mit der ultradianen Methode unter Kontrolle bringen kann, hat Arleen Rainis, eine Psychotherapeutin aus North Carolina, beschrieben.

> Eine 37 Jahre alte Klientin bat mich, ihr bei ihrer »Zuckersucht« zu helfen. Sie veranstaltete regelmäßig wahre Freßorgien mit Süßigkeiten. Vor allem hatte es ihr der Zuckerguß angetan, mit dem Torten dekoriert werden. Die Klientin war in zwei Monaten siebenmal bei mir, und ich brachte ihr in dieser Zeit bei, täglich vier- bis sechsmal die ultradiane Heilreaktion zu nutzen. Sie konnte pro Tag nur zwei ultradiane 20-Minuten-Pausen machen, befolgte aber die Anweisungen für die ultradiane Heilreaktion.
>
> Die Klientin berichtete anschließend, daß sie seit viereinhalb Monaten keinen Zucker mehr gegessen habe. Sie war in dieser Zeit auf drei Geburtstagsfeiern gewesen und genau mit dem Kuchen konfrontiert worden, dem sie vorher nicht hatte widerstehen können, aber sie hatte kein Stück angerührt. Wenn man ihr bei Einladungen Tee und Kuchen anbietet, lehnt sie den Kuchen ab. Die größte Veränderung ist für sie, daß ihr Körper keinen Heißhunger mehr auf Zucker hat. Sie spürt zwar ein psychisch/emotionales Verlangen, kann es aber durch die ultradiane Heilreaktion kontrollieren.
>
> Sie sagt, sie sei jetzt »innerlich motiviert« – ein ganz neues Gefühl für sie.

Die einfache Methode, im entscheidenden Moment nein zu sagen, spielt sicher bei jeder Schlankheitskur eine große Rolle. Entscheidend dabei ist, daß man sich mit der ultradianen Heilreaktion auf gesunde Weise dafür belohnen kann, daß man auf das illusionäre Wohlbefinden verzichtet hat, das ein plötzlicher Zuckeranstieg im Blut auslöst.

Jahreszeitliche Rhythmen und Gewichtskontrolle

Weitere Belege für die vielen Verbindungen zwischen den auf vielen Ebenen ablaufenden Rhythmen der Seele und des Körpers, stammen aus neueren Untersuchungen über jahreszeitlich bedingte affektive Störungen (SAD = *seasonal affective disorders*). Wenn die Menge des Tageslichts in den Wintermonaten geringer wird, verbrauchen einige Tiere enorme Mengen an Stärke, die als Fettreserve für den Winterschlaf gespeichert wird und zu einer Gewichtszunahme führt. Manche Menschen haben außerdem in den Wintermonaten die Angewohnheit, sich wenig zu bewegen, und neigen zu Depressionen, vor allem diejenigen, die unter SAD leiden.

Obwohl Untersuchungen gezeigt haben, daß sowohl die Tendenz zur Gewichtszunahme als auch die Depressionen auch durch einfache therapeutische Maßnahmen und Gymnastik verringert werden können, entdeckten Dr. Norman Rosenthal und seine Mitarbeiter am National Institute of Mental Health, daß vor allem kohlehydratreiche Nahrung auf SAD-Patienten eine belebende Wirkung hat, (obwohl die gleiche Ernährungsweise normale Menschen müde macht). Da Depressionen, die dem Menschen ein Gefühl der Kraftlosigkeit vermitteln, typisch für die SAD-Patienten sind, schlägt er eine Erhöhung der Kohlehydratzufuhr vor, um den Energiezuwachs zu steigern und den Stoffwechsel anzuregen.

Abgesehen von dem speziellen Programm, das zu einer Verbesserung der Stimmung am frühen Morgen führen soll, sind uns viele der Lösungen, die die Rosenthal-Gruppe anbietet, bereits bekannt: Komplexe statt einfache Kohlehydrate, ballaststoffreichere Nahrung, Verringerung des Streß, mehr Bewegung, Psychotherapie zur Beseitigung seelischer Probleme und neue Aktivitäten, die das Leben sinnvoller erscheinen lassen.

Ultradiane Methoden gegen verschiedene Formen von Sucht

Unsere Diskussion über Gewichtsprobleme führt zu einem wichtigen, verwandten Thema, der Sucht. In den letzten Jahren konnten wir eine Zunahme verschiedener Formen der Sucht beobachten. Glücksspiel, Arbeit, Sport, Sex, ja sogar die Computermanie können als Spielarten der Sucht bezeichnet werden.

Die psychologischen Faktoren, die sich hinter diesen verschiedenen Suchtformen verbergen, sind zwar komplexer Natur und von Mensch zu Mensch verschieden, aber alles, was wir inzwischen über das ultradiane Streßsyndrom wissen, weist darauf hin, daß bestimmte Verhaltensweisen dann zur Sucht werden, wenn sie mit unseren normalen ultradianen und zirkadianen Rhythmen in Konflikt geraten. Bei all diesen verschiedenen Formen der Sucht werden die natürlichen Botenmoleküle unserer Seele-Körper-Einheit mißbraucht und im Übermaß freigesetzt. Wenn wir unsere normalen ultradianen-zirkadianen Ruheperioden ständig ignorieren, werden wir süchtig nach dem Hochgefühl, das unsere eigenen, durch den Streß freigesetzten hormonellen Botenmoleküle in uns auslösen.

Vieles aus der Suchtforschung ist so neu, daß es bis jetzt noch nicht in praktische Behandlungsmethoden umgesetzt werden konnte. Viele Therapeuten, die mit der ultradianen Heilreaktion vertraut sind, versuchen herauszufinden, ob diese Methode sich zur Suchtbehandlung eignet. Da sie wissen, daß alle Suchtkrankheiten mit einer Störung der natürlichen ultradianen Rhythmen zusammenhängen, empfehlen sie ultradiane Methoden und betrachten sie als ein wertvolles Werkzeug, mit dem man den Teufelskreis des Streß und der Sucht durchbrechen kann.

Es gibt drei Möglichkeiten, wie uns die ultradiane Heilreaktion helfen kann, Sucht zu vermeiden oder davon loszukommen. Erstens steigern ultradiane Pausen unsere Sensibilität für die natürlichen Signale unserer Seele und unseres Körpers, die uns anzeigen wollen, daß wir Ruhe und Erholung brauchen. Dadurch werden wir weniger anfällig für das ultradiane Streßsyndrom, das der Vorläufer der Sucht ist. Zweitens bieten solche Pausen Menschen, die sich von einer Suchtkrankheit erholen, eine gute Gelegenheit, etwas für sich zu tun, so daß der Streß des Alltags nicht so groß werden kann, daß es zu einem Rückfall kommt. Drittens kann die konsequente Wahrnehmung der ultradianen Heilreaktion auch die Heilung seelischer Verstimmungen (Depression) und von Lustlosigkeit während der Entzugsperiode und danach fördern.

Wenn Sie das Gefühl haben, süchtig zu sein, sei es nach Nikotin, Alkohol, Drogen, Glücksspiel, oder nach irgendeiner anderen Substanz oder Angewohnheit, sollten Sie die folgenden ultradianen Tips zur Heilung beachten:

1. Das Verlangen nach einer Droge – ob es nun eine Tasse Kaffee, ein harter Drink, ein Bier, eine entspannende Zigarette oder eine Prise Kokain ist – ist ein primärer Hinweis darauf, daß Sie auf dem besten Wege sind, in das ultradiane Streßsyndrom zu geraten.
2. Am besten legen Sie in einem solchen Augenblick eine Verschnaufpause ein, damit Sie wieder zu sich selbst kommen können.
3. Sie müssen erkennen, daß Sie unter Streß stehen und sich dringend entspannen und erholen müssen. Anstatt Ihrer vertrauten Sucht zu fröhnen, sollten Sie das als eine Gelegenheit betrachten, die Spannungen zu beseitigen, die Sie sonst mit dem Suchtmittel betäubt hätten.
4. Setzen Sie sich oder legen Sie sich hin und geben Sie der ultradianen Heilreaktion eine Chance.

Es ist immer besser, sich eine ultradiane Erholungspause zu gönnen, als nach einem Suchtmittel zu greifen. Die ultradiane Heilreaktion kann die Freisetzung der natürlichen Botenmoleküle fördern, nach denen Ihr Körper so gierig verlangt. Ihr Suchtmittel war nur ein gefährlicher Ersatz für das, was die Natur Ihnen freiwillig gibt, wenn Sie nur dem ultradianen Ruf folgen.

8 Die ultradiane Familie

Das Leben einer jeden Familie verläuft rhythmisch. Viele Rhythmen hängen von der Jahreszeit ab, sie sind zum Beispiel durch die Religion, durch Feiertage und Sommerferien und im Winter durch die ruhigeren Aktivitäten im Haus bedingt. Familien sind auch Tageszyklen unterworfen – Wachsein und Schlafen, der Arbeitstag, der Schultag, der gemeinsame Feierabend. Viele Rhythmen der Familie sind ultradianer Natur: Ein, zwei Stunden lang beschäftigen wir uns mit irgendeiner Sache, wir spielen, erledigen die Hausarbeit oder sitzen vor dem Fernseher. Dazu kommt, daß viele Familien oft aus mehreren Generationen bestehen, von denen jede einzelne ihre eigenen Rhythmen hat: Da gibt es den schnellen Rhythmus des Neugeborenen, der aus Essen und Schlafen besteht, die Spiel- und Schulrhythmen der älteren Kinder, die Arbeits- und Ruhezyklen der Mutter und des Vaters, und das ruhigere Tempo der Großeltern.

Auch wenn wir von der Familieneinheit sprechen, wäre es besser, die Familie als eine Gruppe von Individuen zu begreifen, die miteinander in Interaktion stehen, wobei sich jeder einzelne in seinem spezifischen Rhythmus bewegt und sich entweder synchron oder asynchron zu der Familiengruppe verhält. Die Dynamik unserer Familie – das heißt, die Art, wie wir miteinander umgehen – spiegelt ein komplexes Mandala dieser individuellen Rhythmen und der mit ihnen verbundenen Veränderungen des Bewußtseins und Verhaltens wider. Da uns die rhythmischen Veränderungen in unserem Inneren nicht bewußt sind, kann es passieren, daß unser harmonisches Verhältnis zu den anderen Familienmitgliedern und unsere Mitschwingungsfähigkeit gestört wird.

Wenn so etwas in einer Familie passiert, fühlen sich alle irritiert, unter Druck gesetzt, ausgenutzt, nicht mehr mit den anderen verbunden, sondern isoliert. Wenn eine solche Situation chronisch wird, kann der Familienverband zerstört werden. Dann geht die Liebe und die gegenseitige Unterstützung in einem Strudel von Streßgefühlen unter.

Bis jetzt hat man diesen jahreszeitlich bedingten, täglichen und ultradianen Rhythmen keine besondere Beachtung geschenkt. Sie stellen jedoch eine Symphonie dar, die es den Familienmitgliedern entweder ermöglicht, harmonisch miteinander umzugehen oder in Dissonanzen zu zerfallen. Wenn man die heutigen Erkenntnisse über die natürlichen Familienrhythmen zur Anwendung bringt, kann man viele allgemeine dynamische Aspekte der Familie erkennen und lernen, wie man mit ihnen umgehen muß, um

- die Bindung zwischen den kleinen und größeren Kindern und den Eltern zu verbessern
- eine ruhigere, liebevollere häusliche Atmosphäre zu schaffen
- den Heranwachsenden zu helfen, damit sie besser mit den wichtigen Lebensveränderungen fertigwerden können, die sie gerade durchmachen
- das Leben der älteren Familienmitglieder zu verschönern.

Wir werden solche und ähnliche Fragen in diesem Kapitel behandeln. Die beiden ultradianen Wege zu einem harmonischen Familienleben lassen sich folgendermaßen zusammenfassen:

- *Wenn die ultradianen Rhythmen der einzelnen Familienmitglieder synchron verlaufen, wird die Einheit und Harmonie der Familie gefördert.* Je größer unser Respekt vor den ultradianen Rhythmen der Menschen ist, mit denen wir zusammenleben, und je mehr unsere eigenen Rhythmen mit ihren Rhythmen im Einklang stehen, um so harmonischer und stabiler wird die häusliche Atmosphäre sein.
- *Die Reduzierung des ultradianen Streß jedes einzelnen ist eine wesentliche Voraussetzung für die Heilung einer gestörten Familie.* Genauso wie die ultradiane Entspannung uns dabei hilft, unsere Leistungsfähigkeit wieder zu steigern, hilft sie uns auch, bessere und sensiblere Mütter, Väter, Söhne, Töchter usw. zu werden.

Neue Familienrhythmen

Für junge Familien – in denen das erste Kind erwartet oder aufgezogen wird – kann das Verständnis für die ultradiane Grundlage der Familiendynamik und der Familienbeziehungen zu einem gesünderen, glücklicheren und harmonischeren Miteinander führen. In diesem Abschnitt wollen wir folgende Aspekte untersuchen:

- ultradiane Rhythmen beim ungeborenen Kind
- ultradiane Rhythmen und die stillende Mutter
- ultradiane Rhythmen und die Bindung zwischen Eltern und Säugling

Ultradiane Rhythmen beim ungeborenen Kind

Man geht davon aus, daß die ultradianen Rhythmen der Mutter und des Kindes in der ersten Zeit der Schwangerschaft in etwa synchron verlaufen. Da der Fötus ein Teil des Körpers der Mutter ist und über die gleichen Botenmoleküle und Nährstoffe verfügt, wird er auch von den gleichen Veränderungen beeinflußt, die der Körper der Mutter im ultradianen Rhythmus von 90 bis 120 Minuten durchmacht.

Mit Beginn des zweiten Drittels der Schwangerschaft entwickelt der Fötus allerdings seine eigenen Rhythmen, die sich auf den Schlaf, das Wachsein, den Puls, die Hirnstromwellen und Körperbewegungen beziehen. Schon nach 23 Wochen lassen sich beim Fötus deutliche ultradiane REM-Rhythmen und ultradiane Herzrhythmen beobachten. Die Mütter kennen offensichtlich diese Rhythmen, denn sie spüren, wie das Kind sich bewegt und um sich tritt; wahrscheinlich handelt es sich dabei um Auswirkungen der Spitzen der ultradianen Aktivität des Fötus, die mit den Aktivitätsspitzen der Mutter zusammenfallen können oder auch nicht.

Bei der Geburt laufen die zahlreichen ultradianen Rhythmen des Kindes sehr schnell ab, etwa alle 40 bis 60 Minuten. Im Alter von ungefähr acht Monaten haben sich die meisten Körpersysteme des Kindes – Urinausscheidung, Temperatur, Puls, die Zusammensetzung des Blutes und sogar die Hirnfunktionen – auf einen Rhythmus von etwa 90 bis 120 Minuten eingepegelt, der dann das ganze Leben lang beibehalten wird. Viele Forscher sind inzwischen der Meinung, daß diese 90- bis 120minütigen ultradianen Rhythmen der Grundrhythmus sind, aus dem unsere längeren Tagesrhythmen (zirkadian) und jahreszeitlich bedingten Rhythmen (infradian) zusammengesetzt sind. Wenn wir also lernen, wie wir diese ultradianen Rhythmen erkennen können, sind wir in der Lage, von der Schwangerschaft an viele Aspekte des Familienlebens entscheidend zu verbessern.

Vor allem während der Schwangerschaft ist es wichtig, die ultradiane Heilreaktion als Mittel gegen das ultradiane Streßsyndrom einzusetzen, da die Mutter in diesen Monaten für zwei verantwortlich ist. Sie braucht dann eine zusätzliche Erholungsperiode, um den Streß auszugleichen, den ihr Körper durch die Existenz des Fötus zusätzlich erlebt. Das ist besonders deshalb wichtig, weil während der Schwangerschaft Streßhormone wie Hydrocortison und Adrenalin durch die Plazenta laufen und die Entwicklung des Fötus negativ beeinflussen können. In dieser Zeit muß die Mutter ganz besonders auf die Signale ihrer Seele-Körper-Einheit achten, die ihr anzeigen, daß sie eine ultradiane Ruheperiode braucht, denn es geht dann nicht nur um ihr eigenes Wohlergehen, sondern auch um das des Kindes, das in ihr heranwächst.

Die folgenden Signale zeigen der schwangeren Frau an, daß es Zeit für sie ist, ihre ultradianen Bedürfnisse zu befriedigen:

- ein gesteigertes Bedürfnis nach Schlaf und Ruhe
- eine Veränderung der Rhythmen, die sich auf das Essen, die Verdauung und die Harnausscheidung beziehen
- Persönlichkeitsveränderungen und Verlagerung der Interessen
- getrübte Sinneswahrnehmungen, Gleichgewichtsstörungen und ein verändertes Aktivitätsniveau.

Wenn Sie schwanger sind, bedeuten diese Symptome, daß Sie sich mit Hilfe der ultradianen Heilreaktion regenerieren müssen.

Arlene Rainis beschreibt, wie die ultradiane Regeneration einer 36jährigen Musikerin geholfen hat, mit den körperlichen und seelischen Problemen der Schwangerschaft fertigzuwerden:

Die Klientin lernte, wie sie die ultradiane Heilreaktion einsetzen kann, um Erschöpfungszustände und Stimmungsschwankungen zu überwinden, die im Zusammenhang mit den hormonellen Veränderungen in der Schwangerschaft auftraten. Außerdem gewann sie dadurch ganz allgemein eine positivere Lebenseinstellung. Sie berichtete: »Ich war erstaunt, wie einfach das war. Ich bin überzeugt davon, daß alle meine positiven Veränderungen darauf zurückzuführen sind.«

Im Idealfall kann die ultradiane Heilreaktion auch schwangeren Frauen helfen, die alkohol- oder drogensüchtig sind. Man schätzt, daß das fötale Alkoholsyndrom (FAS) die Ursache dafür ist, daß jährlich 50.000 Kinder geboren werden, die unter irgendeiner Form von Behinderung leiden oder einen Geburtsfehler haben, der auf den Alkoholkonsum der Mutter zurückzuführen ist. Da der größte Teil des Alkohols, den die Mutter während der Schwangerschaft trinkt, durch die Plazenta in das Fruchtwasser fließt, das den Embryo umgibt, wird der Fötus davon direkt in Mitleidenschaft gezogen. Zum Glück hat die Natur den schwangeren Müttern in Form der ultradianen Heilreaktion ein drogenfreies, natürliches und sicheres Mittel an die Hand gegeben, mit dessen Hilfe sie Streß reduzieren und die Gesundheit ihres ungeborenen Kindes schützen können.

Ultradiane Rhythmen und stillende Mütter

Die Körperwärme der stillenden Mutter und ihre Berührung sind starke »Entrainer«, die Mutter und Kind in einen natürlichen synchronen ultradianen Zustand versetzen. Das Stillen dauert tatsächlich auch etwa 10 bis 20 Minuten – genau die Länge einer ultradianen Heilreaktion.

Jüngste Untersuchungen haben gezeigt, daß die ultradiane Entspannung auch der stillenden Mutter helfen kann. Ärzte der University of New Mexico untersuchten eine Gruppe von Müttern von Frühgeburten, die im Brutkasten versorgt wurden. Diese Mütter hatten Schwierigkeiten, Milch zu produzieren, weil sie durch die Geburt und die damit verbundenen Umstände erschöpft und verängstigt waren. Eine Gruppe machte eine 20minütige Ruhepause, während der sie ein entspannendes Tonband anhörte. Im Gegensatz zu der Kontrollgruppe steigerten diese Frauen ihre Milchproduktion um 63 Prozent.

Brian Lippincott, ein Psychologe aus Kalifornien, berichtet über einen Fall, bei der die ultradiane Heilreaktion die Milchproduktion einer Patientin gefördert hat, die unter extremen Ängsten litt, die sich auf das Stillen bezogen:

> Lucy, eine 21jährige Frau, war in die Eheberatung gekommen, als ihr erstes Kind auf die Welt gekommen war. Kurz nach der Geburt rief sie mich an und sagte, sie habe enorme Angst, weil sie nicht in der Lage sei, ihr Kind zu stillen. Sie erklärte, daß sie sich mit dem Gesicht zu ihrer Tochter legen würde, um sie zu stillen, daß die Milch aber einfach nicht kommen würde. Dann würde das Baby schreien, wodurch sie in einen Teufelskreis aus Schuldgefühlen und Angst geriete.
>
> Vor dem Anruf hatten Lucy und Jack, ihr Mann, die Grundlagen der ultradianen Erholung einschließlich der Atemtechnik zur Umschaltung auf die andere Hirnhälfte gelernt. Ich hatte ihnen das ursprünglich beigebracht, damit sie auf diese Weise eine Eskalation ihrer Streitereien verhindern konnten.
>
> Am Telefon forderte ich Lucy auf festzustellen, welches Nasenloch zur Zeit dominiere (also offen war), und sie sagte, es sei das rechte. Sie berichtete außerdem, sie habe auf der linken Seite gelegen und versucht, zu schlafen und das Baby zu stillen. Ich forderte sie auf, sich auf die rechte Seite zu drehen und eine 20minütige ultradiane Pause zu machen. Dann sollte ihr Mann ihr das Baby bringen, damit sie es auf der rechten Seite liegend stillen könne. Am nächsten Morgen berichtete Lucy, daß die ultradiane Heilreaktion tatsächlich die Milch zum Fließen gebracht habe.

Auch wenn diese Anekdote aus der Praxis nicht ausreicht, um den Zusammenhang zwischen der Dominanz der Hirnhälften und dem Stillen zu beweisen, so eröffnet sie doch neue Forschungsmöglichkeiten, mit denen wir jungen Müttern helfen können, die Schwierigkeiten beim Stillen haben.

Warum haben manche jungen Mütter und Väter in den ersten Monaten nach der Geburt ihres Kindes überhaupt keine Schwierigkeiten, während andere völlig erschöpft, reizbar und gestreßt sind? Und warum sind manche Kinder vom frühesten Alter an zufrieden, freundlich und gutmütig, während die anderen Koliken haben, die Mutter frustrieren und schwierig sind? Da sie keine Erklärung dafür haben, zucken die meisten Eltern nur die Achseln und schreiben solche Unterschiede der Persönlichkeit des Kindes zu. Die Ursache kann jedoch auch darin liegen, daß die ultradianen Rhythmen der Eltern mit denen des Kindes synchron bzw. asynchron verlaufen.

Stellen wir uns zum Beispiel ein Baby vor, daß normalerweise einen stabilen Rhythmus hat, in dem es wach ist und gefüttert werden will. In einem solchen Fall können Mutter und Vater sich mit ihren eigenen ultradianen Rhythmen leichter an das Schema des Kindes anpassen. Wenn die Rhythmen synchron laufen, liegen die Stillzeiten des Babys vor allem nachts an dem gleichen Punkt des 90minütigen REM-Traumzyklus der Eltern, an dem sie leicht aufzuwecken sind. Vater und Mutter verlieren dann verhältnismäßig wenig von ihrem lebenswichtigen Tiefschlaf, wachen am nächsten Morgen ausgeruht und ohne Streß auf und können deshalb ihr Kind tagsüber liebevoller versorgen.

Wenn im Gegensatz dazu ein Kind im Hinblick auf die Stillzeiten einen scheinbar völlig unberechenbaren Rhythmus hat, können Mutter und Vater sich nicht darauf einstellen. In solchen Fällen werden die Schlafzyklen der Erwachsenen auseinandergerissen. Da sie ständig aus dem tiefsten Schlaf gerissen werden, geraten sie in den Teufelskreis der Depression und des Streß. Wenn man mehrere Kinder hat, die im Alter dicht zusammenliegen, kann der Prozeß der Anpassung der eigenen ultradianen Rhythmen mit denen der anderen Familienmitglieder außerordentlich aufreibend sein.

Obwohl es unmöglich ist, das Stillschema eines Babys vorauszusagen, sollten Sie immer an ein ultradianes Grundprinzip denken: Mutter und Vater sollten sich am Anfang darum bemühen, ihre ultradianen Rhythmen an die des Kindes anzupassen. Man kann das erreichen, indem man dem Baby bestimmte Signale gibt – man wiegt es, hält es im Arm, spielt Musik oder macht das Licht dunkler – um ihm die Umstellung auf ein Schema zu erleichtern, das Ihrem eigenen ähnlicher ist. Zuerst nehmen Sie den Kontakt auf, indem Sie synchron mit dem Kind werden, dann verändern Sie seinen Rhythmus und passen ihn an Ihren eigenen an. Dazu müssen Sie allerdings zuerst die Rhythmen des Kindes erkennen können.

Richten Sie sich zum Beispiel beim Stillen nicht nach einem starren Plan, sondern beachten Sie die natürlichen ultradianen Signale und Rhythmen des Kindes.

Nach und nach können Sie so alle Ihre ultradianen Rhythmen in eine harmonische Übereinstimmung bringen. Wenn Sie ein Gespür für die rhythmische Natur der ersten Lebensmonate Ihres Kindes entwickeln, können Sie ein familiäres Zusammengehörigkeitsgefühl schaffen, das ein Leben lang hält.

Ultradiane Rhythmen und die etablierte Familie

Die Funktionen der etablierten Familie innerhalb der Gesellschaft bestehen aus einem komplexen Netz ultradianer Rhythmen. Mit zunehmendem Alter werden die Kinder selbständiger und bringen ihre eigenen Zeitpläne und Rhythmen in das Konzert der Familie ein. Zu dieser Zeit kann es passieren, daß die Familie mit Disharmonie und Streß konfrontiert wird, da die einzelnen Mitglieder zu den unterschiedlichsten Zeiten zur Arbeit oder zur Schule gehen und wieder nach Hause kommen. Familiäre Aktivitäten wie die Mahlzeiten oder bestimmte Arbeiten im Haus lassen sich oft nur unter großen Anstrengungen koordinieren, weil sie den unterschiedlichen Ansprüchen der Ehepartner und der Kinder gerecht werden müssen.

Dieser Mangel an ultradianer Synchronizität führt häufig zu Streitereien und Schwierigkeiten in der Familie. Wenn die einzelnen Familienmitglieder am Ende eines langen Tages zusammenkommen, haben sie mit großer Wahrscheinlichkeit ihre eigenen ultradianen Bedürfnisse den ganzen Tag über vernachlässigt und stecken tief im ultradianen Streß. Die Entstehung von Konflikten kann dann kaum überraschen. Die Familienmitglieder sind durch die Tagesereignisse gestreßt und mußten sich bei der Arbeit nach den Terminplänen der Außenwelt richten statt nach ihren eigenen ultradianen Rhythmen. Es ist kein Wunder, daß sie dann nach Hause kommen und den Kopf noch voll von unerledigten Dingen haben, die sowohl die Seele als auch den Körper belasten. Sie leiden unter der Bürde der im Laufe des Tages entstandenen Bedürfnisse nach Unterstützung und fürsorglicher Liebe, die nicht befriedigt worden sind.

Es gibt drei Schlüsselelemente für glücklichere, positivere familiäre Beziehungen:

- man muß die eigenen zirkadianen und ultradianen Rhythmen an die der anderen Familienmitglieder anpassen
- man muß lernen, bei den anderen die Signale der Seele und des Körpers zu erkennen, die ultradianen Streß anzeigen
- man muß erkennen, wann man selbst einen toten Punkt erreicht hat.

Herstellung einer synchronen Beziehung zwischen Eltern und Kind

Es gibt viele Möglichkeiten, wie Eltern von Kleinkindern oder Schulkindern die ultradianen Prinzipien im Tagesablauf nutzen können, um die ganze Familie besser synchronisieren und Verhaltensstörungen vermeiden zu können, die sich bei vielen Familien unbewußt einstellen.

Gemeinsame Aktivitäten. Das gemeinsame Aufstehen ist die natürliche Art, wie eine Familie den Tag in einem synchronen Rhythmus beginnen kann. Selbst wenn das nicht möglich ist, sollten Sie zumindest eine oder zwei Perioden von mindestens 20 Minuten einplanen, in denen sie sehr aktiv sind. Sie können miteinander spielen oder sich jeder für sich allein mit Projekten beschäftigen, die ein hohes Maß an Aktivität erfordern.

Gemeinsame Mahlzeiten. Gemeinsames Essen ist eine der grundlegenden Möglichkeiten, wie Kinder und Eltern die ultradiane Synchronizität wiederherstellen können. Sie sollten nicht den Kindern zuerst etwas zu essen geben und anschließend mit Ihrem Ehepartner essen, sondern jede Mahlzeit dazu nutzen, gemeinsam mit den Kindern Ihre Rhythmen wieder zu harmonisieren.

Gemeinsame Ruhepausen. Wenn Sie mehrere Kinder in unterschiedlichem Alter haben, regen Sie jedes Kind dazu an, sich einer erholsamen ultradianen Tätigkeit wie zum Beispiel Lesen oder Musikhören zu widmen. Auf diese Weise helfen Sie ihnen, ihr inneres Gleichgewicht wiederzufinden. Durch eine solche Harmonisierung kann sehr oft der übliche Zank und Streit zwischen Geschwistern vermieden werden.

Schaukelstühle. Ein bis zwei Kinder passen bequem zusammen mit einem Erwachsenen in einen Schaukelstuhl. Das Schaukeln trägt dazu bei, sowohl den Erwachsenen als auch die Kinder gemeinsam in eine entspannende ultradiane Heilreaktion gleiten zu lassen.

Geschichtenerzählen. Wenn man sich mit einem Buch aneinanderkuschelt, wird sowohl beim Erwachsenen als auch beim Kind die ultradiane Heilreaktion ausgelöst. Der Rhythmus der Wörter, die Bilder und die Geschichten können den Familienmitgliedern dabei helfen, aufgestaute Gefühle zu befreien und Konflikte zu lösen.

Weitere ultradiane Einstimmungsmöglichkeiten zwischen Eltern und Kindern. Zur Harmonisierung der ultradianen Rhythmen der Eltern und Kinder und zur notwendigen ultradianen Erholung können außerdem gemeinsame Hobbies, Schlaflieder und ein gemeinsames warmes Bad dienen.

Selbst wenn beide Elternteile den größten Teil des Tages nicht zu Hause sind, sollten sie trotzdem täglich mindestens einen Zyklus von Ruhe und Aktivität gemeinsam mit den Kindern verbringen.

Wie man sich das ultradiane Streßsyndrom bewußt macht

Wenn die Familie oder einzelne Familienmitglieder ihr Bedürfnis nach einer ultradianen Ruhepause ignorieren, werden sie Opfer einer kollektiven Version des ultradianen Streßsyndroms, das eine häufige Ursache vieler Familienprobleme ist, die jedoch meistens nicht erkannt wird. Ein derartiger Gruppenstreß äußert sich sehr oft in Konflikten, die, ohne daß sich die Betroffenen dessen bewußt sind, das Ziel haben, die einzelnen Familienmitglieder voneinander zu trennen, damit jeder schließlich seine Ruhe hat und einen Platz findet, an dem er seine ultradianen Erholungsbedürfnisse befriedigen kann. Zu den Signalen, die ein derartiges Rückzugsverhalten ankündigen, zählen:

- Reizbarkeit, Emotionalität, Ungeduld, Feindseligkeit
- man bricht einen Streit vom Zaun, damit man in der Ruhephase seiner ultradianen Rhythmen allein sein kann
- man versucht, sich selbst hinter einer Zeitung zu verstecken, setzt sich vor den Fernseher, verschwindet in seinem Zimmer oder in den Hobbyraum.

Alle diese Rückzugsignale zeigen an, daß jetzt nicht der richtige Zeitpunkt ist, die Familienmitglieder mit Problemen zu konfrontieren. Vergessen Sie auch eines nicht: Während des ultradianen Streßsyndroms verlieren die Menschen ihre normalen kognitiven und verbalen Fähigkeiten, ihre Geduld und die Fähigkeit, andere emotional zu unterstützen. Was wie ein Mangel an Respekt oder Liebe aussehen kann, ist in Wirklichkeit nur ein ultradianes Defizit, das sich auf die sozialen Funktionen auswirkt.

Wenn Sie bei sich selbst diese Warnzeichen erkennen, die das ultradiane Streßsyndrom ankündigen, sollten Sie das die anderen sofort wissen lassen: »Ich muß mich jetzt erst einmal ausruhen. Ich werde mich 20 Minuten hinlegen, bitte stört mich jetzt nicht.« Auf diese Weise geraten Sie nicht in die Versuchung, Ihre Streßgefühle an den anderen auszulassen, und die wiederum werden Ihren Wunsch nach einer ultradianen Heilreaktion respektieren und Sie dabei unterstützen.

Familienmitglieder können, wenn sie das Bedürfnis nach einer 20minütigen Erholungspause haben, auch verletzlich und anlehnungsbedürftig werden: Ihr Verhalten signalisiert dann eine unbewußte Abhängigkeit, ein besonderes Ruhebedürfnis und eine Sehnsucht nach Harmonie und Unterstützung. Dieses Anlehnungsbedürfnis kann auf folgende Weise zum Ausdruck kommen:

- Man möchte reden oder sich ankuscheln.
- Man wendet sich bei Kleinigkeiten um Hilfe und emotionale Unterstützung an die anderen.
- Man reagiert empfindlicher auf die Launen des anderen.
- Man ist abhängiger von der Zustimmung und den Reaktionen der anderen.

Viele Kinder werden häufig anlehnungsbedüftig und quengelig, wenn sie übermüdet sind und die Ruhephase ihrer ultradianen Rhythmen beginnt. Wenn Sie solche Warnzeichen des ultradianen Streßsyndroms wahrnehmen, wissen Sie, daß die Kinder eine natürliche ultradiane Verschiebung durchmachen, sie sind nicht absichtlich so lästig und anlehnungsbedürftig. Ihnen ist in der Regel nicht einmal bewußt, was ihr regressives Verhalten bedeutet. Oft ist es nicht die äußere Manifestation eines seelischen Problems, sondern nur das Ergebnis des natürlichen ultradianen Bedürfnisses nach einer kurzen Erholungspause.

Zu solchen Zeiten können Sie den Kindern eine ruhige Beschäftigung vorschlagen, damit sie Gelegenheit haben, die ultradiane Heilreaktion zu erleben, die sie so dringend brauchen – sie sollen sich eine Geschichte vorlesen lassen, ein Nickerchen machen oder einfach etwas tun, was keine besonderen Ansprüche an sie stellt und sie entspannt. Wenn die Kinder Ihre Vorschläge ablehnen, überlassen Sie es ihnen, einen Weg zu finden, wie sie sich auf ihre eigene Art ultradian regenerieren können.

Wenn Ihr Partner, Ihr Kind oder ein Elternteil sich in einer ultradianen Ruhe- und Erholungsphase befindet, ist das für ihn eine wichtige Zeit, um sich innerlich zu erneuern, gehen Sie also behutsam mit ihm um und stören Sie ihn nicht dabei. Störungen können eine Periode der potentiellen Heilung in das ultradiane Streßsyndrom verwandeln.

Wie man seinen toten Punkt erkennt

Wenn wir dem ultradianen Streßsyndrom zum Opfer fallen, besteht die große Gefahr, daß wir, erschöpft wie wir sind, unseren Ärger an den Menschen auslassen, die uns am nächsten stehen. Nach 15.00

oder 16.00 Uhr sind wir offenbar am anfälligsten für häusliche Streitereien, die mitunter schlimme Formen annehmen können. Um diese Zeit erreichen wir unseren toten Punkt, weil dann das Tief der ultradianen mit dem Tief der zirkadianen Rhythmen zusammenfällt. Um diese Zeit sind wir im Hinblick auf unsere Energie, Wachheit und unsere sozialen Fähigkeiten auf dem Tiefpunkt angelangt. Wenn Sie im Laufe des Tages Ihre ultradianen Bedürfnisse nicht regelmäßig befriedigt haben, besteht eine große Wahrscheinlichkeit, daß sich Funktionsstörungen entwickeln und Ihr Körper rebelliert. Im Interesse des Familienfriedens sollte jeder zu diesem Zeitpunkt unbedingt 20 Minuten Pause zu machen.

An Wochenenden und bei anderen Gelegenheiten, bei denen die Familie den ganzen Tag über zusammen ist, ist es empfehlenswert, sich im Interesse eines harmonischen Familienlebens nach 15.00 oder 16.00 Uhr mit angenehmen und erbaulichen Dingen zu beschäftigen, indem man zum Beispiel:

- ruhige Spiele spielt oder Geschichten vorliest
- den anderen Familienmitgliedern erzählt, was man am Tag alles erlebt hat
- sich einer Lieblingsbeschäftigung widmet, die keine hohen Ansprüche stellt
- den Kindern bei den Hausaufgaben hilft
- sich unbeschwerter Geselligkeit hingibt
- liest, näht oder strickt
- im Garten arbeitet oder Blumenarrangements macht
- Musik hört oder selbst musiziert
- meditiert oder spazierengeht
- fernsieht, vorausgesetzt das Programm ist entspannend und förderlich
- mit Haustieren spielt.

Ultradiane Rhythmen und Heranwachsende

Pubertierende Kinder stellen die Familie vor große Probleme, die auf ultradianen Streß und auf die Veränderungen innerhalb der Familie zurückzuführen sind. In den Jahren, in denen die jungen

Menschen befangen sind, ihre Identität suchen und in denen in ihrer Seele und in ihrem Körper große Veränderungen stattfinden, die zu einem Gefühlschaos führen, brauchen sie eine Zuflucht, einen ruhigen Platz. Die ultradiane Heilreaktion kann die Selbsterkenntnis und den inneren Frieden des jungen Menschen fördern, und beides ist in den Entwicklungsjahren außerordentlich wichtig.

Eine der tiefgreifenden seelisch-körperlichen Veränderungen betrifft die zirkadianen und ultradianen Rhythmen. Die Heranwachsenden haben mitunter das Bedürfnis, nachts wach zu bleiben und tagsüber zu schlafen, oder sie suchen sich nachmittags einen ruhigen Platz. Damit wollen sie jedoch nicht absichtlich gegen die elterliche Ordnung opponieren; einige dieser Verschiebungen der Schlaf-, Aktivitäts- und Ruheperioden und des Eßrhythmus können auf die hormonellen Veränderungen der Pubertät zurückzuführen sein, an die die jungen Menschen sich auf natürliche Weise anpassen wollen. Die Eltern tun gut daran, ihre Kinder in dieser Zeit dabei zu unterstützen, damit sie innerhalb vernünftiger Grenzen ihren eigenen Rhythmus finden können. Eine gelegentlich durchgefeierte Nacht kann zwar für die Stabilisierung der Identität bei den Gleichaltrigen wichtig sein, regelmäßiger Nachtschlaf und ein paar ultradiane Erholungspausen tagsüber sind für die Teenager jedoch genauso wichtig, da sie mit den enormen Veränderungen fertigwerden müssen, die sich in ihrem Inneren abspielen.

Man sollte die Heranwachsenden dazu ermuntern, auf die Rhythmen ihrer Seele und ihres Körpers zu achten und sich nach ihnen zu richten. Wenn sie ihre Hausaufgaben machen oder Arbeiten im Haus erledigen, muß man ihnen unter Umständen helfen, damit sie die Hochs und Tiefs ihrer ultradianen Zyklen finden können. Sie selbst sollten sich klarmachen, daß der Rasen nicht gerade dann gemäht werden muß, wenn sich Ihr Kind in einer ultradianen Erholungsphase befindet – das kann genausogut dann geschehen, wenn es wieder zu Kräften gekommen ist.

Genauso wichtig ist es, daß Sie dem Heranwachsenden Ihre Aufmerksamkeit schenken, wenn er Sie braucht. Wenn Ihr Kind zu Ihnen kommt und Fragen hat oder sich Sorgen macht, dann bedeutet das, daß es sich in einer Phase seines ultradianen Rhythmus befindet, in der es seelisch besonders zugänglich ist. Das ist eine günstige Zeit für konstruktive Verhaltensveränderungen, moralische Ratschläge und ernste Gespräche über seelische Probleme. Eltern, die diese fruchtbaren ultradianen Momente nicht bemerken, sagen dann gewöhnlich: »Nicht jetzt, ich habe zu tun«, und bringen sich um eine kostbare Gelegenheit, Kontakt mit ihrem Kind zu bekommen und etwas von ihm zu erfahren.

Als Erwachsener sind Sie im Hinblick auf Ihre eigenen ultradianen Rhythmen wahrscheinlich anpassungsfähiger als Ihr heranwachsendes Kind. Selbst wenn Sie sich in dem Augenblick, in dem Ihr Kind Sie braucht, an der Schwelle Ihrer ultradianen Heilreaktion befinden, wird es Ihnen leichter fallen, den Rhythmus kurz zu verschieben, um mit ihm zu reden. Teenager sind noch nicht so geschickt wie Sie, wenn es darum geht, die eigenen natürlichen Augenblicke der Offenheit und Selbstheilung zu nutzen. Sie sollten also die Gelegenheit wahrnehmen, denn es kann für die Kinder ein ganz wichtiger Augenblick sein, in dem sie sich öffnen und Veränderungsbereitschaft zeigen.

Ultradiane Rhythmen und ältere Menschen

20-Minuten-Pausen sind zwar für jedes Familienmitglied wichtig, für ältere Menschen aber absolut lebensnotwendig. Eine richtige ultradiane Erholung kann darüber entscheiden, ob jemand gebrechlich und senil wird oder im Alter ein glückliches und erfülltes Leben hat.

In unserer Kultur haben leider viele Menschen negative Klischeevorstellungen im Hinblick auf das Erholungs- und Ruhebedürfnis älterer Menschen. In unserer Gesellschaft werden die natürlichen Veränderungen des Alterns als ein Zeichen für ein Schwinden der Kraft betrachtet. Für uns ist Vitalität alles und Langsamkeit etwas, dessen man sich schämen muß. Das Bedürfnis, sich auszuruhen, wird als Versagen betrachtet und in keinem Fall geduldet oder gar gefördert.

Solche Einstellungen tragen dazu bei, daß ältere Menschen in negativer Weise unter Druck geraten. Sie bemühen sich, einen vitalen Eindruck zu machen und leistungsfähig zu erscheinen, was dazu führt, daß manche von ihnen sich selbst immer weiter in das ultradiane Streßsyndrom treiben. Dabei brauchen sie in Wirklichkeit wahrscheinlich nur öfter eine ultradiane Heilreaktion, um sich wieder regenerieren zu können, aber dieses Bedürfnis verschafft ihnen Schuldgefühle. Dadurch steigt die Wahrscheinlichkeit, daß sie in eine Dysrhythmie geraten, die durch niedrige Amplituden gekennzeichnet ist, so daß sie schließlich einerseits nie ganz wach sind und sich andererseits nie richtig ausruhen oder fest schlafen. Sie sind im Niemandsland des ultradianen Streßsyndroms gefangen, wollen etwas tun, bringen aber nicht die notwendige Energie auf, und das wiederum wird von ihrer Umgebung als weiteres Zeichen für ihr Altwerden betrachtet.

Es ist kein Zufall, daß praktisch alle typischen Beschwerden alter Menschen denen ähneln, unter denen wir alle leiden, wenn wir in das ultradiane Streßsyndrom geraten: kurzer Spannungsbogen, Zerstreutheit, Tagträumen, Reizbarkeit, Vergeßlichkeit, Erschöpfung und Desorientierung. Je älter wir werden, um so wichtiger wird die ultradiane Erholung. Älteren Menschen vermittelt sie das Gefühl, jünger und leistungsfähiger zu sein.

Der erste Schritt, wie man ein Bewußtsein für die ultradianen Rhythmen entwickeln kann, besteht bei älteren Menschen – und bei denen, die mit ihnen zusammenleben – darin, daß sie wieder ein Gefühl für die Signale ihrer Seele und ihres Körpers entwickeln. Untersuchungen, die am Nationalen Französischen Institut für Gesundheit und Medizinische Forschung durchgeführt wurden, haben gezeigt, daß sich im Alter Frequenz und Stärke der ultradianen Rhythmen stark verändern. Seelisch-körperliche Rhythmen, die vorher synchron waren, sind nicht mehr koordiniert. Ähnlich wie die Pubertierenden erleben auch die älteren Menschen natürliche Verschiebungen ihrer ultradianen und zirkadianen Rhythmen. Sie müssen daher lernen, die Hochs und Tiefs ihrer ultradianen Rhythmen optimal zu nutzen. Hier einige Vorschläge:

Bleiben Sie in den Hochphasen aktiv

Es ist wichtig, während einer ultradianen Hochphase etwas zu tun, das Gehirn und Körper fordert: Spazierengehen, Sport treiben, eine interessante Arbeit tun oder anregenden gesellschaftlichen Kontakt pflegen. Derartige Aktivitäten helfen Ihnen, die chronische Passivität zu vermeiden, die zu weiteren Erschöpfungszuständen und Depressionen führt. Die Leistungsspitzen, die früher in der Arbeitswelt Ihr Überleben gesichert haben, dienen jetzt der Erhaltung Ihrer Gesundheit.

Lassen Sie sich immer einen gewissen Spielraum bei der Planung der Aktivitätsperioden und der Ruhepausen. Wenn sich irgend etwas Interessantes ereignet, sollten Sie sich keine Sorgen machen, weil Sie dadurch möglicherweise eine ultradiane Erholungsperiode verpassen. Die zusätzliche belebende Wirkung, die ein interessantes Ereignis mit sich bringt, kann dazu beitragen, daß eine Leistungsspitze noch weiter intensiviert wird.

Achten Sie auf Ihre ultradiane Heilreaktion

Andererseits ist es aber genauso wichtig, daß Sie Ihre ultradiane Heilreaktion nutzen, um sich wirklich ausruhen und erholen zu können. Verschiedene Forschungsarbeiten haben den Wert eines Nickerchens oder einer ultradianen Pause, wie sie in diesem Buch empfohlen werden, dokumentiert.

Die Bedeutung des morgendlichen Nickerchens. Untersuchungsergebnisse haben gezeigt, daß ein morgendliches Nickerchen mehr REM-Phasen enthält als Perioden mit langsamen Augenbewegungen. Sie eignen sich daher besonders gut für den Traumschlaf, der im Alter abnimmt. Das morgendliche Nickerchen ist die beste Zeit, um sich in der Tiefe der Seele auf die Sinnsuche und die Betrachtung des eigenen Lebens einzustimmen, wie sie im Traum stattfinden. Diese Suche nach dem Sinn des Lebens hat für die seelische Gesundheit des älteren Menschen die gleiche Bedeutung, die die Identitätsfindung für den Heranwachsenden hat.

Die häufig zu beobachtende Neigung älterer Menschen, in Erinnerungen zu schwelgen und über Ereignisse ihres Lebens zu reden, ist kein Zeichen von Senilität, auch wenn das ein beliebtes Klischee ist. Der Psychologe C.G. Jung war der Auffassung, daß die meisten Menschen im Alltag unter einem so großen Leistungsdruck stehen, daß sie in der ersten Hälfte ihres Lebens überhaupt nicht dazu kommen, einen Sinn in ihrem Leben zu suchen. In der zweiten Hälfte, vor allem vor dem Tode, kommt eine Periode, in der man die übergreifende Bedeutung des Ganzen sucht. Jung nannte das Individuation und Sinnsuche. Wenn Sie auf Ihre alten Tage Ihre Erinnerungen Revue passieren lassen, so ist das ein Zeichen dafür, daß Sie in eine neue Phase des Individuationsprozesses eintreten, in der Sie versuchen, Ihrem Lebens als Ganzes einen Sinn zu geben.

Mittagsschlaf und Jugendlichkeit. Vor kurzer Zeit untersuchte man, ob die Injektion von Wachstumshormonen auf Menschen zwischen 70 und 80 eine verjüngende Wirkung hat. Die Versuchspersonen gaben an, sich nach dem Versuch um 10 bis 20 Jahre jünger zu fühlen, sich auch entsprechend zu verhalten und jünger auszusehen. Leider befindet sich diese Behandlung noch im Experimentalstadium und kann nur unter ärztlicher Aufsicht durchgeführt werden. Außerdem kosten die drei Injektionen pro Woche ungefähr 12 000 Dollar im Jahr, und man weiß auch noch nichts über die möglichen Nebenwirkungen.

Neuere Forschungsergebnisse weisen jedoch darauf hin, daß auch während eines Mittagsschlafs von mindestens einer Stunde bedeutende Mengen an Wachstumshormonen freigesetzt werden. Wenn wir alt werden, schlafen wir nachts nicht mehr so tief. Ein Mittagsschlaf kann bei manchen Menschen den dringend benötigten Tiefschlaf ersetzen, eine Ausschüttung des Wachstumshormons bewirken und so der sicherste und zuverlässigste Jungbrunnen sein, den wir zur Zeit kennen.

Ultradiane Pausen und Gedächtnis. Eine ultradiane Regeneration verbessert außerdem das Gedächtnis älterer Menschen. An der Stanford University ergab eine psychiatrische Untersuchung, daß eine kurze Erholungspause die Gedächtnisleistung älterer Menschen im Alter von 62 bis 83 Jahren steigert. Die Versuchspersonen verloren außerdem bei diesem Versuch ihre Angst vor solchen Leistungen, was sich ebenfalls positiv auf die Ergebnisse auswirkte. In der vierten Phase der ultradianen Heilreaktion gaben die Teilnehmer an, sich an Dinge erinnern zu können, die ihnen vor der 20minütigen ultradianen Erholungspause nicht zugänglich gewesen waren.

Eine eindrucksvolle Demonstration der Vorteile, die die ultradiane Regeneration älteren Menschen bietet, erlebte ich auf einem nationalen psychologischen Symposion. Edna, eine weißhaarige Frau in den Achtzigern berichtete mir, sie habe verschiedene Vorträge über ultradiane Heilung gehört:

> Als ich das alles hörte, bekam ich den Mut, mir die Zeit für die Erholung zu nehmen, die ich brauchte. Mir ging es so schlecht. Ich wußte genau, daß ich müde war und eine Erholungspause brauchte, aber ich hatte immer dagegen angekämpft, weil ich wußte, daß alle im Haus sich Sorgen um mich machten, mich beobachteten und befürchteten, ich würde senil. Ich versuchte, immer aktiv und wach zu sein. Das führte dazu, daß ich nie wirklich wach war. Ich hatte ständig ein Gefühl der Benommenheit. Meine Kinder verhielten sich so, als glaubten sie, ich bekäme die Alzheimersche Krankheit oder etwas Ähnliches – und ich selbst machte mir Gedanken, ob sie vielleicht recht damit hätten.
>
> Wenn ich jetzt wieder dieses benommene Gefühl bekomme, lasse ich es ganz einfach geschehen. Ich gehe in mein Zimmer, lege mich hin und mache eine ultradiane Erholungspause. Anschließend fühle ich mich wie neugeboren. Ich freue mich, so wach zu sein, und sitze nicht mehr nur herum und tue so, als ginge es mir gut. Wenn ich jetzt wach bin, bin ich wirklich wach. Ich bin wieder in einer Weise für meine Familie da, wie ich es schon seit langer Zeit nicht mehr sein konnte. Ich kann jetzt mit meinen Enkelkindern spielen und mich über sie freuen.

Ednas Geschichte hat für alle älteren Menschen Gültigkeit: Man kann einfach nicht auf die Vorteile der ultradianen Heilreaktion verzichten.

Ultradiane Pausen und Schlafstörungen. Die ultradiane Heilreaktion kann auch bei den Schlafstörungen helfen, unter denen ältere Menschen häufig leiden, und die ihren Ursprung in den natürlichen Veränderungen der Körperrhythmen haben, die mit dem Altersprozeß einhergehen. Brian Lippincott, ein Therapeut aus Hollister in Kalifornien, berichtet über den Fall einer älteren Frau, der es mit

Hilfe der ultradianen Heilreaktion gelang, ihr Leben grundlegend zu verändern:

> Millie war eine 68jährige Frau, die unter chronischer Schlaflosigkeit litt und seit neun Monaten pro Nacht weniger als viereinhalb Stunden geschlafen hatte. Sie war völlig erschöpft, deprimiert und reizbar. Millies Mann, mit dem sie seit achtunddreißig Jahren verheiratet war, riet ihr, sich zu »entspannen«, und warf ihr vor, sie »bilde sich das alles nur ein«. Er behauptete sogar, sie schliefe in Wirklichkeit mehr als sie zugeben würde. Der Arzt verschrieb Millie verschiedene Medikamente: Benzodiazepin, Antidepressiva und sogar Barbiturate, aber Millie hatte etwas gegen die mit diesen Mitteln verbundenen Nebenwirkungen.
>
> Als sie und ihr Mann pensioniert worden waren, und die Kinder aus dem Haus waren, hatte Millie das Gefühl, »nichts Sinnvolles mehr zu tun zu haben« und blieb morgens oft lange im Bett. Sie nahm auch ihre Mahlzeiten nicht mehr regelmäßig ein, traf keine Freunde mehr und hörte auf, regelmäßig zu arbeiten. Sie klagte ständig über Angstzustände. Als sie schließlich zu mir kam, war die Beziehung zu ihrem Mann durch ihre Launen so sehr gestört, daß beide in getrennten Schlafzimmern schliefen und mit einer baldigen Scheidung zu rechnen war.
>
> Ich erklärte ihr das Wesen der ultradianen Rhythmen und des 90minütigen Zyklus von Ruhe und Aktivität. Dann brachte ich ihr bei, wie man die natürliche 20minütige Trance der ultradianen Heilreaktion erreicht: »Wenn Ihnen die Augen zufallen, ist das ein Signal, daß Ihre Seele bereit ist, Ihr Schlafproblem zu lösen. Richten Sie die Aufmerksamkeit Ihrer Seele auf eine Zeit, in der Sie noch gut schlafen konnten; lassen Sie sich von Ihrem Unbewußten zeigen, was Sie tun müssen, um fest einzuschlafen....« Nach 13 Minuten schlug Millie die Augen wieder auf, reckte sich und berichtete, sie habe Farben gesehen und sei sehr entspannt gewesen.
>
> Eine Woche lang probierte sie einen neuen Zeitplan aus und machte zwischen 11.00 und 11.30 Uhr und zwischen 14.30 und 15.00 Uhr jeweils eine ultradiane Pause. Sie kam wieder und berichtete, daß sie bedeutend weniger reizbar sei, tagsüber mehr Energie habe, aber nur ein bißchen besser schlafen könne.

In der zweiten Woche sagte sie: »Tagsüber habe ich jetzt soviel Energie, daß ich meinen Mann dazu überredet habe, auch ultradiane Erholungspausen einzulegen. Unser Tag bekommt dadurch eine gewisse Ordnung und ich esse jetzt auch regelmäßig und fahre jeden Tag rad.« Ihre Stimmung und ihr Energiehaushalt hatten sich normalisiert, aber sie litt immer noch unter Einschlafstörungen.

In der dritten Woche machte sie täglich drei ultradiane Erholungspausen: eine zwischen 9.00 und 9.30 Uhr, eine nach dem Mittagessen zwischen 12.30 und 13.30 Uhr und eine zwischen 16.30 und 17.30 Uhr, bevor sie das Abendessen richtete.

Millie kam begeistert in meine Praxis. Sie war innerhalb von 15-30 Minuten eingeschlafen und hatte jede Nacht bis 6.30 Uhr durchgeschlafen. Sie sagte: »Seit ich diese Pausen mache, bin ich nicht mehr müde; ich brauche nur noch sechs Stunden Schlaf.« Sie sagte, die erste Pause dauere etwa 15, die übrigen ca. 20-30 Minuten. Sie lege sich einfach hin, entspanne sich und stünde wieder auf, wenn sie das Gefühl hätte, genug geruht zu haben. Ihr ganze Leben verläuft inzwischen regelmäßiger, und sie ist jetzt in der Lage, an zwei Abenden in der Woche auf ihre Enkelkinder aufzupassen.

Nach dem erfolgreichen Abschluß schrieb Lippincott in seinen klinischen Aufzeichnungen: »Millie folgte den Rhythmen der ultradianen Heilreaktion und konnte mit ihrer Hilfe ihren Basiszyklus der Ruhe und Aktivität wieder stabilisieren, so daß ihr das Einschlafen keine Schwierigkeiten mehr bereitete. Psychologisch betrachtet führte die Energie, die durch diese Pausen gewonnen wurde, zu einer Steigerung ihres Selbstbewußtseins, wodurch sie in die Lage versetzt wurde, ihr Leben neu zu gestalten. Ihre ultradiane Heilreaktion bewies ihr selbst und ihrem Mann, daß sie sich die Störungen weder eingebildet hatte noch ihn damit hatte ärgern wollen. Sie bekam ihr Leben wieder in den Griff, weil sie sich an den natürlichen Rhythmen des Lebens orientiert hatte.«

Das heilende, regenerative Potential, das durch die Beachtung der ultradianen Rhythmen entsteht, kann sowohl bei älteren Menschen als auch bei allen anderen zu einer Steigerung der Energie, der Flexibiliät, der geistigen und körperlichen Spannkraft und der Entwicklung des Selbst führen.

9 Die synchrone Liebe

Der Zusammenhang zwischen den ultradianen Rhythmen und der Sexualität

Schon im Altertum hatten die Frühlingsrituale das jahreszeitlich bedingte Erwachen einer gesteigerten sexuellen Aktivität widergespiegelt. Wir wissen inzwischen, daß es monatliche, tägliche und stündliche Rhythmen gibt, die das Interesse an der Sexualität beeinflussen und sich in der einen oder anderen Weise ausdrücken wollen. Wenn wir mit unserer eigenen Sexualität im Einklang sind, befinden wir uns gleichzeitig im tiefsten Sinne im Einklang mit den elementarsten Prägungen des Kosmos in unserem Inneren.

Es mutet seltsam an, daß ausgerechnet die Sexualität – die lustvollste menschliche Interaktion – so oft durch Konflikte und Spannungen beeinträchtigt wird. Wie oft kommt es vor, daß ein Partner mehr oder weniger Lust auf Sex hat als der andere, daß sich beide auf verschiedenen Ebenen der Erregung und Entspannung befinden, daß sie asynchron sind. Wenn solche sexuellen Probleme nicht gelöst werden, können schwere Konflikte zwischen den Partnern entstehen, die zu Unzufriedenheit und Untreue führen.

Ein besseres Verständnis der rhythmischen Grundlage der Sexualität kann nicht nur unsere Beziehungen verbessern, sondern auch neue Möglichkeiten eröffnen, wie wir unsere Seele-Körper-Einheit im Interesse unserer Gesundheit und unseres Wohlbefindens sensibel einstimmen können. In diesem Kapitel möchte ich zunächst unser neues Verständnis der rhythmischen Grundlage der Sexualität untersuchen und Ihnen eine faszinierende Anzahl neuer Methoden vorstellen, mit deren Hilfe Sie Ihre Intimbeziehungen und Ihr Sexualleben in vielerlei Hinsicht verbessern können.

Lebensrhythmen der Sexualität: die Jahreszeiten

Wir können die sich ständig verändernden Lebensrhythmen der Sexualität auch in den Lebensrhythmen der Natur beobachten. Vor allem bei den Tieren, die Brutzyklen haben, die von der Jahreszeit abhängen, lassen sich diese Einflüsse auf eindrucksvolle Weise nachweisen. Wenn die Tage länger werden, werden Ströme von Botenmolekülen der Seele und des Körpers aktiviert, die das Sexualverhalten wecken.

Daß auch die menschliche Sexualität von diesen infradianen Veränderungen beeinflußt wird, ist inzwischen hinreichend bewiesen worden. Die meisten von uns erleben bis zu einem gewissen Grad diese sogenannten Frühlingsgefühle.

Jüngste Untersuchungen bestätigen, daß es im Frühling und Sommer zu einer Erhöhung der Aktivität und der Sexualität kommt. Durch das längere Tageslicht wird die Epiphyse (das dritte Auge der antiken Sagen) beeinflußt, die nachts die hormonellen Botenmoleküle Melatonin freisetzt. Diese jahreszeitlich bedingte Veränderung des Melatoninspiegels führt im Frühling zu einer Vergrößerung der Hoden des Mannes, die den Testosteronspiegel ansteigen läßt und zu einer Steigerung der sexuellen Aktivität und zur höchsten menschlichen Geburtenrate in den letzten Wintermonaten führt. (Es gibt im Herbst noch einen zweiten Gipfel, der zur zweithöchsten Geburtenrate im Frühling führt.) Das läßt auf einen entwicklungsgeschichtlichen Ursprung schließen, denn dadurch werden die Überlebenschancen des Neugeborenen verbessert. Kinder, die in den letzten Wintermonaten geboren werden, durchlaufen die kritischste Phase ihrer Säuglingszeit im Frühling und Sommer, also in Jahreszeiten, in denen am ehesten Nahrung vorhanden ist.

Der Zusammenhang zwischen diesen infradianen Rhythmen und der Sexualität läßt sich besonders gut bei vielen Frauen beobachten, bei denen sich in vielen Botenmolekülen der Seele-Körper-Einheit zahlreiche hormonelle Veränderungen abspielen, die mit dem Menstruationszyklus zusammenhängen. Folgender Fall, der aus dem Tagebuch einer Patientin stammt, die Donna Spencer, eine Psychologin aus St. Louis behandelt hat, zeigt beispielhaft, wie bewußt manche Frauen ihre infradianen Rhythmen erleben.

> Im vergangenen Monat hatte ich mir an einem Abend fest vorgenommen, das letzte Kapitel eines Buches zu lesen, in dem ich seit acht Uhr morgens gelesen hatte, aber die Augen fielen mir zu und ich konnte mich einfach nicht mehr konzentrieren. Ich zwang mich,

> weiter zu lesen, spürte aber, daß ich kurz vor einer ultradianen Phase stand, also hielt ich es für das beste, die Augen einen Augenblick lang zu schließen. Im gleichen Augenblick, als ich seufzte und die Augen schloß, spürte ich eine schleimige Substanz in meinem Eileiter und hatte gleichzeitig das vertraute Gefühl von Sensibilität und Empfängnisbereitschaft. »Das muß mein Eisprung sein«, dachte ich. Als ich mich weiter entspannte, wurde dieses intensive Gefühl der Wärme in meiner Genitalsphäre noch deutlicher und ich spürte die Sekretion der Gleitflüssigkeit. Wenn ich 26 wäre, wäre das genau der Zeitpunkt gewesen, um schwanger zu werden.

Ich kann mir kaum vorstellen, daß es ein besseres Beispiel dafür gibt, wie eine gesteigerte Sensibilität für die natürlichen Veränderungen, die im Körper einer Frau im Zusammenhang mit den monatlichen hormonellen Veränderungen vorgehen, das Bewußtsein für die Rhythmen der Seele-Körper-Einheit widerspiegeln kann. Auch hier können wir wieder einmal erkennen, daß die ultradiane Heilreaktion ein Fenster sein kann, durch das wir einen Zugang zu den Botschaften der Seele und des Körpers gewinnen können.

Wie schon erwähnt kann sich jedoch jeder rhythmische Aspekt des Lebens auch an veränderte Bedingungen anpassen, so daß die Menschen im Gegensatz zu den Tieren über eine größere Variabilität im Hinblick auf die Periodizität der hormonellen Botenmoleküle und ihr Sexualverhalten verfügen. In unserer Kultur reagieren wir eher auf die psychologischen Signale und Sitten als auf die Lichtmenge und Wärme unserer Umwelt.

Zirkadiane und ultradiane Rhythmen der Sexualität

Während die jahreszeitlich bedingten Rhythmen der Sexualität schon seit Jahrhunderten bekannt sind, haben wir erst vor kurzem erkannt, wie sich die zirkadianen und ultradianen Rhythmen auf die Sexualität auswirken. Untersuchungsergebnisse weisen darauf hin, daß die Empfängnisbereitschaft bei Frauen in der Zeit von 22.00 bis 0.00 Uhr am größten ist. Männer haben andere sexuelle Rhythmen; der Gipfel der Ausschüttung des männlichen Geschlechtshormons Testosteron liegt morgens zwischen 8.00 und

9.00 Uhr. Um diese Zeit ist der Testosteronspiegel des Blutes etwa 40 Prozent höher als um Mitternacht. Den ganzen Tag über kommt es durch die Veränderungen im hormonellen und zentralen Nervensystem, die durch die ultradianen Rhythmen ausgelöst werden, zu einem halben Dutzend Perioden, in denen das sexuelle Interesse, die Erregung, die Phantasie und die Energie erhöht sind.

Unser 90minütiger Sexualrhythmus wurde wie viele andere Rhythmen ursprünglich in Verbindung mit den REM-Traumphasen des Schlafs entdeckt. Während dieser REM-Phasen haben Männer eine Erektion und Frauen eine analoge Schwellung ihrer Sexualorgane und Sekretion der Gleitsubstanz. Das sind die äußeren Zeichen für die ultradiane Koordination der Hormone, der Hirnaktivität und des Sexualverhaltens.

Im Wachzustand manifestiert sich dieser gleiche Rhythmus in Form von Phantasien, vor allem sexueller Art, die etwa alle neunzig Minuten auftreten. Sigmund Freud erkannte, daß sich sexuelle Phantasien gewöhnlich während der hypnoseähnlichen Zustände einstellen, die wir erleben, wenn wir geistesabwesend sind – in einem Zustand also, von dem wir inzwischen wissen, daß er die Veränderungen der Seele-Körper-Einheit widerspiegelt, die durch die ultradianen Rhythmen ausgelöst werden. Diese sexuelle Erregung ist bei Heranwachsenden klar zu erkennen, weil diese jungen Menschen solche im Tageslauf periodisch wiederkehrenden sexuellen Gefühle ganz deutlich erleben. Ausgelöst werden diese Reaktionen durch die ultradianen Rhythmen, die Veränderungen des Hormonspiegels (Östrogen bei den Frauen, Testosteron bei den Männern) und eine Aktivierung der Seele und des Körpers verursachen.

Erwachsene nehmen ihre sexuellen Gefühle und Gedanken vor allem beim Eintritt in die ultradiane Heilreaktion wahr. Das ist die Zeit, in der die größte Chance besteht, daß wir die Dominanz unserer Hirnhälften wechseln und uns unserer eher ganzheitlichen, phantasievolleren rechten Hemisphäre zuwenden. Das ist möglicherweise auch die Zeit, in der wir die gemeinsame Faszination und Harmonie erleben, die wir Verlieben nennen, denn am tiefsten Punkt der Kurve unseres ultradianen Rhythmus sind wir ganz offen und leicht mitzureißen.

Der Zusammenhang zwischen ultradianer Sexualität und Streß

Wir wissen außerdem heute, daß auch zwischen ultradianer Sexualität und Streß ein bedeutsamer Zusammenhang besteht, mit dessen Folgen wir uns erst jetzt beschäftigen. Während die meisten sexuellen Ratgeber betonen, daß jede Art von Streß und Angst das sexuelle Interesse und die Potenz beeinträchtigen, hat man die ultradiane Dynamik, die diesem Prozeß zugrundeliegt, im wesentlichen nicht verstanden.

Robert Sampolsky von der Stanford University untersuchte die Art und Weise, wie Streß, sozialer Status und Einstellung den Testosteronspiegel von Pavianen beeinflußten. Es stellte sich heraus, daß der durchschnittliche Testosteronspiegel bei dominanten und untergeordneten Pavianen, wenn sie ruhen, gleich ist. Erst wenn sie unter Streß geraten, kommt es zu einer dramatischen Veränderung des Testosteronspiegels. In diesem Fall bestand der Streß daraus, daß sie in der freien Wildbahn gefangen wurden und eine Betäubungsspritze bekamen, damit diese Tests durchgeführt werden konnten. Bei den dominanten Männchen stieg das Testosteron signifikant an, während es bei den untergeordneten Tieren abnahm. Der wesentliche Teil dieser Wirkung stellte sich in der Regel innerhalb eines Zeitraums von 90 bis 120 Minuten ein.

Besonders faszinierend an dieser Untersuchung ist, daß sowohl die soziale Dominanz der Tiere (die sich darin ausdrückt, daß sie entweder Kämpfe mit Rivalen aufnehmen oder ihre Aggression verdrängen, wenn sie einen Kampf verloren haben) als auch ihr Sexualverhalten eng mit dem Verhalten gekoppelt sind, das sie zur Streßbewältigung einsetzen. Dadurch werden die neusten Gedanken der Humanpsychologie bestätigt, daß es wichtiger ist, wie wir auf Streß reagieren, als wie oft wir sozialem Streß ausgesetzt sind.

Ultradiane Wege zu einer besseren Sexualität

Aus der Tatsache, daß zwischen unserer sexuellen Erregung und unserem sexuellen Verhalten ein eindeutiger rhythmischer Zusammenhang besteht, läßt sich der Schluß ableiten, daß eine Vertrautheit mit unseren ultradianen Rhythmen sowohl unsere

Sexualität als auch unser allgemeines Wohlbefinden verbessern kann. Da wir in einer Kultur leben, die der Sexualität gegenüber im wesentlichen negativ eingestellt ist, und in der man den meisten von uns – in der Familie, Kirche, Schule und ganz allgemein in der Gesellschaft – klargemacht hat, daß wir uns wegen der natürlichen Bedürfnisse und Triebe unseres Körpers schämen müßten, sind wir dazu erzogen worden, den größten Teil unserer natürlichen sexuellen Erregung und unseres Verlangens zu unterdrücken, aus Angst, wir könnten sonst davon überwältigt werden. Unsere Sozialisation ist so stark, daß wir häufig den Kontakt zu solchen Botschaften unserer Seele völlig verlieren.

Die Unterdrückung der Sexualität ist für viele Menschen eine der Hauptursachen für Streß und setzt einen Teufelskreis in Gang, der aus schuldbewußter Sexualität und immer größer werdendem Streß besteht. Wenn wir uns auf unsere Libido einstimmen und sie bewußt erleben, können wir lernen, sie zu akzeptieren und in angemessener Weise zu kanalisieren, wodurch die Wahrscheinlichkeit, von ihr beherrscht zu werden oder sie zwanghaft ausleben zu müssen, sinkt. Das Bewußtsein für die ultradianen Rhythmen stellt unsere Verbindung zu den natürlichen sexuellen Botschaften wieder her, die dann in unser Bewußtsein gelangen und uns die Möglichkeit geben, wieder Kontakt mit unserer Sexualität aufzunehmen. Wenn wir während der ultradianen Heilreaktion die Türen zu unserer Seele-Körper-Einheit öffnen, kann uns das helfen, einen Zugang zu unseren sexuellen Interessen und Reaktionen zu gewinnen.

Wir wollen einmal zwei Gebiete betrachten, auf denen unser Bewußtsein für die ultradianen Rhythmen unser Sexualleben verbessern kann: bei der Steigerung der Intimität zwischen den Partnern und bei der Verbesserung der sexuellen Vereinigung.

Die Anwendung der ultradianen Rhythmen zur Steigerung der Intimität

Die erste Konsequenz, die sich aus unserer Erkenntnis der ultradianen Problematik ergibt, ist die, daß ein Paar die ultradiane Heilreaktion einsetzen kann, um die seelische Intimität zu steigern.

Untersuchungen haben gezeigt, daß Ehepartner, deren Zeitabläufe sich wesentlich voneinander unterscheiden, sich überdurchschnittlich oft streiten. Ihre Zeitabläufe stehen miteinander im Konflikt, so daß sie einen großen Teil der Zeit, die sie miteinander verbringen, ultradian nicht synchron sind. Der eine Partner befindet sich beispielsweise gerade in einem Tief, braucht Zuspruch und muß sich erholen, während der andere ein Hoch hat und unternehmungslustig ist.

Klinische Beobachtungen weisen allerdings darauf hin, daß Paare, die in einer intimen Beziehung miteinander leben, eher ihre ultradianen Rhythmen aneinander anpassen und zu diesem Zweck ihre eigenen Rezepte entwickelt haben. Das allgemeine Niveau der Aktivität, der Appetit, das Bedürfnis nach Zerstreuung und die Rhythmen der Sexualität laufen bei ihnen synchron ab. Unglückliche Paare berichten immer wieder, daß sie auf diesen Gebieten Konflikte haben und keine Harmonie erreichen können.

Im folgenden werden einige Vorschläge gemacht, wie Ehepartner oder Liebespaare ihr Wissen um die ultradianen Rhythmen einsetzen können, um ihre Intimität zu verbessern.

Die morgendliche Synchronisation

Man kann den Tag auf eine angenehme Art beginnen, indem man seinen Partner an den eigenen morgendlichen ultradianen Rhythmen teilhaben läßt. Wenn Sie wach werden, kehren Sie von einer wunderbaren Reise zurück, die aus nächtlichen Träumen und unbewußten Aktivitäten bestand. Wenn Sie Ihrem Partner erzählen, was sich in Ihren nächtlichen Träumen und in Ihrem Seelenleben zugetragen hat, kann er sich auf Sie einstimmen, so daß Ihre Seele-Körper-Einheit und die Ihres Partners in einen rhythmischen Gleichklang kommen, der sich günstig auf die gegenseitige Unterstützung auswirkt. Beginnen Sie damit, Ihrem Partner offene Fragen zu stellen, wie zum Beispiel:

- Was hast du geträumt?
- Was hast du als erstes gefühlt und gedacht, als du wach wurdest?

- Worauf freust du dich heute?
- Was glaubst du, was du heute erreichen kannst?

Wenn Sie nach der nächtlichen Konzentration auf Ihr Innenleben den Kontakt zu Ihrem Partner auf diese Weise wiederherstellen, festigen Sie in einer angenehmen und effektiven Weise das Gefühl der Gemeinsamkeit für den Tag. Noch wichtiger ist, daß Sie dadurch, daß Sie sich klarmachen, was der Tag Ihnen bringen soll, eine sich selbst erfüllende Prophezeiung in Gang setzen.

Die abendliche Synchronisation

Vor vielen Jahren konnte man am Ende eines Tages in fast jeder Stadt oder auf jedem Bauernhof die Paare auf der Veranda im Schaukelstuhl sitzen und auf die Felder blicken sehen. Unbewußt stimmten sie sich auf einander ein und brachten ihre zirkadianen und ultradianen Rhythmen wieder in Einklang. Der gemeinsame, ruhige Schaukelrhythmus senkte außerdem den Streßpegel und verringerte so die Wahrscheinlichkeit, daß etwas davon auf den Partner projiziert werden konnte.

Wenn heute Feierabend ist, eilen die meisten Paare nach Hause, machen schnell das Abendessen fertig, essen und setzen sich dann ein paar Stunden vor den Fernseher, um sich zu entspannen und sich von einem Tag voller Streß zu erholen. Sie versäumen jedoch dabei den entscheidenden Augenblick, in dem sie sich auf die natürlichen Rhythmen des Partners und dessen Gefühle einstimmen könnten. Hier sind einige Möglichkeiten, wie Sie abends einen gewissen harmonischen Einklang herstellen können, der Ihre ultradianen Rhythmen wieder synchron werden läßt.

- Begrüßen Sie sich mit einer Umarmung und einem Kuß, denn durch die Körperberührung stimmen Sie sich aufeinander ein.
- Essen Sie mit Genuß zu Abend und genießen Sie gemeinsam Musik.
- Legen Sie sich hin und genießen Sie gemeinsam eine ultradiane Heilreaktion.
- Genießen Sie gemeinsam ein heißes Bad und eine Massage.

- Machen Sie gemeinsam einen ruhigen Spaziergang.
- Arbeiten Sie gemeinsam ein bißchen im Garten oder im Haus.

Bei all diesen Aktivitäten dienen verbale und nonverbale Signale dazu, Ihre ultradianen Rhythmen zu synchronisieren und nach dem Arbeitstag, den Sie voneinander getrennt verbracht haben, Ihre intimen Bindungen zu erneuern. Das mögen Ihrer Meinung nach einfache gesellige Aktivitäten sein – und das ist auch so – aber diese fördern auf natürliche Weise die ultradiane Heilreaktion.

Ultradiane Entdeckungswochenenden

Für vielbeschäftigte Paare können Wochenenden wie Ferien sein. Diese verhältnismäßig wenig verplanten Tage bieten uns eine Gelegenheit, unsere natürlichen ultradianen und zirkadianen Rhythmen wieder aufeinander abzustimmen. Sie hätten womöglich nie gedacht, daß Sie sich ultradian erholen, wenn Sie faul in einer Hängematte oder am Strand herumliegen oder sich mit Ihrer Familie beschäftigen. In solchen Augenblicken tun Sie genau das, was Sie brauchen, um die Systeme Ihrer Seele und Ihres Körpers wieder aufzufrischen und ins Gleichgewicht zu bringen.

Da die Wochenenden eine so wichtige Zeit für die ultradianen Rhythmen sind, kann man ihren Einstimmungseffekt noch steigern, indem man hin und wieder ein ultradianes Entdeckungswochenende einlegt, bei dem sich die Paare Zeit nehmen, um die vielen verschiedenen ultradianen Möglichkeiten wahrzunehmen, mit deren Hilfe sie sich aufeinander einstimmen können – gemeinsames Essen, Aktivitäten, Massagen, Baden, sexuelle Spiele und Entspannung. Ob man diese gemeinsame Zeit zu Hause oder woanders verbringt, ist gleich, in jedem Fall kann ein Paar auf diese Weise, weit weg von jeglichem Streß des Alltags, seine Rhythmen wieder harmonisieren.

Eine Warnung muß man allerdings im Hinblick auf ein solches ultradianes Entdeckungswochenende aussprechen: Unsere natürlichen zirkadianen (täglichen) Rhythmen, die unsere Schlaf- und Wachperioden regulieren, sind 25 Stunden lang und stimmen nicht genau mit dem 24 Stunden Zyklus unseres Planeten überein. Viele Forscher sind der Ansicht, daß uns diese zusätzliche Stunde von der Natur geschenkt wurde, um unsere Flexibilität zu erhöhen. Das heißt, daß es nicht schlimm ist, wenn man am Wochenende einmal länger aufbleibt. Man sollte diese Zeit aber nicht über ein paar Stunden ausdehnen, weil sonst die zirkadianen Rhythmen aus dem Gleichgewicht geraten. Wie lange können wir unbesorgt länger aufbleiben? Nur etwa zwei Stunden. Wenn Sie normalerweise um 23.00 Uhr zu Bett gehen, ist es ratsam, nicht länger als bis 1.00 Uhr aufzubleiben. Es gibt natürlich Menschen, die im Hinblick auf ihre zirkadianen Rhythmen flexibler sind und die deshalb problemlos länger aufbleiben können. Die empfindlicheren hingegen erleben möglicherweise am Montagmorgen ein stärkeres Tief als sonst, weil sie ihre zirkadiane Uhr um mehr als zwei Stunden verstellt haben.

Verbesserung der Sexualität mit Hilfe der ultradianen Rhythmen

Eines der größten Probleme, mit dem Sexualpartner oft konfrontiert werden, besteht darin, daß der eine bereit ist und Lust hat, und der andere nicht. Wenn eine derart asynchrone Stimmungslage häufiger auftritt, kann das die sexuelle Beziehung erheblich beeinträchtigen und zu einem unglücklichen Sexualleben führen, bei dem die Partner sich gegenseitig verletzten und kein gemeinsames Erleben möglich ist. Letzten Endes kann diese Problematik sogar zur Vermeidung jeder sexuellen Begegnung führen.

Sexuelle Asynchronizität kann verschiedene Gründe haben.

Schlecht angepaßte Phasen des zirkadianen Zyklus. Mitunter hat der eine Partner zu einer bestimmten Tageszeit überhaupt keine Lust auf Sex, während es beim anderen umgekehrt ist. Die daraus resultierende Spannung ist ein Beispiel dafür, wie asynchrone Sexualität den Genuß bei beiden Partnern trüben kann.

Schlecht angepaßte Phasen des ultradianen Rhythmus. Bei einer derartigen Asynchronizität sucht der eine Partner Zärtlichkeit und Geborgenheit, während der andere das Verlangen nach erregendem, aggressivem Sex verspürt.

Ultradianer Streß. Der gestreßte Partner ist zu müde, angegriffen oder seelisch verletzlich, um beim Sexualakt ganz bei der Sache sein zu können und Lust zu empfinden.

In all diesen Fällen kann Ihnen Ihr Bewußtsein für die ultradianen Rhythmen einen Weg zur sexuellen Harmonisierung weisen und Ihr Sexualleben verbessern, indem es

- Ihnen hilft, die seelischen Signale zu erkennen, die anzeigen, daß Sie und Ihr Partner sich in einer ähnlich rezeptiven Phase der natürlichen ultradianen Heilreaktion befinden.
- Ihnen Mittel an die Hand gibt, mit deren Hilfe Sie Ihre Rhythmen synchronisieren oder sich aufeinander einstimmen können, damit Sie beide einen Zustand erreichen, in dem Sie offen für eine sexuelle Begegnung sind und sie genießen können.
- Ihnen Türen zu Ihrem eigenen sexuellen Bewußtsein öffnet und Ihnen im Verlauf der ultradianen Heilreaktion einen Zugang zu Ihrer Seele-Körper-Einheit schafft.
- auf die Sexualität bezogenen Streß und Angst verringert, indem es Ihnen einen Zugang zu sexuellen Traumata der Vergangenheit schafft und Ihnen die Möglichkeit gibt, sie neu zu interpretieren.

Empfindsamkeit für die ultradianen Rhythmen hilft Ihnen, das natürliche Zusammenwirken zu erleben, das entsteht, wenn beide Partner in gleicher Weise für die sexuelle Begegnung bereit sind. Bei solchen Gelegenheiten genießen wir die sexuelle und seelische Verbindung zu unserem Partner am meisten. Je mehr wir unsere gemeinsame Rezeptivität kultivieren, um so größer werden unsere Chancen, eine für beide Teile befriedigende, leidenschaftliche Intimität zu erleben – und das ist das höchste Ziel, das man in der Sexualität erreichen kann und erreichen sollte.

Es gibt viele Möglichkeiten, wie die beiden Partner den Synchronisationsprozeß fördern können. Im Anschluß an die Empfehlungen zu Förderung der Intimität, bietet der folgende Abschnitt Vorschläge an, wie Sie Ihre sexuelle Vereinigung verbessern können.

Berücksichtigen Sie Ihre ultradianen Rhythmen, wenn Sie miteinander ausgehen

Sexuelle Übereinstimmung hat eine so große Bedeutung, daß unsere Kultur eine Reihe von komplexen Ritualen entwickelt hat, damit zwei Menschen miteinander in Kontakt kommen können. Bei den Tieren nennen wir so etwas Paarungsrituale. Die Menschen haben ein freundlicheres Wort dafür: Man geht miteinander aus.

Ein gemeinsam verbrachter, interessanter und anregender Abend ist ein komplexer Prozeß, in dessen Verlauf die ultradianen Rhythmen zweier Menschen nach und nach synchronisiert werden. Vom ersten Telefongespräch bis zur nächtlichen Verabschiedung, senden und empfangen wir eine Vielzahl von sozialen Signalen, die unsere Rhythmen und die unseres Partners synchronisieren, Harmonie und Kontakt herstellen und schließlich zu einer befriedigenden seelischen und sexuellen Intimität führen.

Nehmen wir einmal an, Sie und eine andere Person haben sich für Freitagabend verabredet. Die unterschiedlichen Anforderungen, die die Arbeit an Sie beide gestellt hat, können dazu führen, daß Sie völlig asynchron sind, und zwar sowohl mit Ihren eigenen ultradianen Rhythmen als auch mit denen der Person, mit der Sie sich verabredet haben. Das Ganze beginnt schon lange, bevor Sie sich treffen, in dem Augenblick, in dem Sie nach Hause gehen, um sich frisch zu machen. Die heiße Dusche und die vertraute, ruhige Umgebung gestatten es Ihnen, in den Genuß der ultradianen Heilreaktion zu kommen, um sich vom Streß des Tages erholen zu können.

Dann treffen Sie sich irgendwo und trinken etwas. Alkohol ist ein künstliches Mittel, mit dem man eine Veränderung des Pegels der Botenmoleküle bewirken kann, durch die eine ultradiane Erholung vorgetäuscht wird. Obwohl wir Alkohol durchaus nicht empfehlen wollen, ist er doch ein fester Bestandteil des Lebens vieler Menschen. Sie hören Musik, reden miteinander und stimmen so Ihre ultradianen Rhythmen aufeinander ein, um ein Maximum an Harmonie zu erreichen.

Dann kommt das Abendessen, eine sehr wirksame Möglichkeit, auf natürliche Weise die wachsende ultradiane Harmonie noch weiter zu steigern. Da der Hungerrhythmus – Appetit, orale Bedürfnisse und Magenknurren – uns alle 90 bis 120 Minuten durchläuft, eignet sich die gemeinsame Befriedigung dieses Bedürfnisses sehr gut dazu, unseren Rhythmus mit dem einer anderen Person gleichzuschalten. Es ist kein Zufall, daß gesellige Mahlzeiten etwa anderthalb Stunden dauern, genauso lang wie eine ultradiane Phase.

Nach dem Essen folgen weitere Aktivitäten, die der Einstimmung dienen – ein Kino- oder Theaterbesuch oder ein Konzert – und ebenfalls anderthalb bis zwei Stunden dauern, ein Zeitraum, der genau einer ultradianen Phase entspricht. Hollywood hat durch Versuch und Irrtum gelernt, sich nach unseren 90- bis 120minütigen ultradianen Rhythmen zu richten. Wenn ein Film zu lang ist, werden die Zuschauer unruhig und langweilen sich. Alfred Hitchcock, der scharfsinnige Meister der Spannung, schrieb einmal: »Die Länge eines Films sollte in direkter Beziehung zum Durchhaltevermögen der menschlichen Blase stehen.« Der große Regisseur wußte wahrscheinlich nicht einmal, daß diese Regel auf den Erkenntnissen der ultradianen Biologie basiert: die Urinausscheidung folgt einem Rhythmus von 90 Minuten.

Wenn eine Unterhaltungsveranstaltung länger als zwei Stunden dauert, liegt dazwischen in der Regel eine Pause von ungefähr 20 Minuten Länge, was in etwa einer ultradianen Erholungsphase entspricht. Auch beim Baseball oder Football beobachten wir eine Berücksichtigung dieser ultradianen Bedürfnisse. Nach dem 7. Inning oder in der Halbzeitpause, können die Fans aufstehen und sich die Beine vertreten.

Wenn ein solcher Abend zu Ende geht, haben Sie ein komplexes, langwieriges Werbungsritual hinter sich gebracht, das aus einer Reihe von Einstimmungsprozessen besteht. Ihre Rhythmen laufen jetzt synchron mit denen Ihres Partners, Ihr Rapport hat sich verbessert und Sie sind jetzt so gut aufeinander eingestimmt wie nie zuvor. Wenn Ihre seelischen und körperlichen Rhythmen dann eine noch größere Übereinstimmung erreichen, haben Sie das angenehme Gefühl einer wachsenden Intimität, und das signalisiert Ihnen, daß Sie synchron miteinander sind. Gibt es einen natürlicheren Weg zur sexuellen Intimität?

Sex, Wohlbefinden und der Zusammenhang zwischen der Atmung und den beiden Hirnhälften

Wenn Sie abends nicht gern ausgehen, können Sie sich statt dessen gemeinsam in einer ruhigen Umgebung entspannen, in der es wenig Ablenkungen gibt, und sich auf diese Weise tiefer auf Ihre ultradianen Rhythmen einstimmen. Wenn beide Partner einen anstrengenden Tag hinter sich haben, sollten sie sich am Abend gegenseitig verwöhnen und drei oder vier Stunden mit gemeinsamen Aktivitäten verbringen – zum Beispiel mit Musikhören – um ihre Rhythmen aufeinander einzustimmen.

Als man am Anfang des Jahrhunderts noch nichts von den biologischen Wurzeln der ultradianen Rhythmen wußte, stießen Sexualforscher durch Zufall auf die ultradiane Heilreaktion zur Steigerung der Intimität. Dr. Rudolf Urban, ein Wegbereiter der Sexualforschung in Amerika, wies nach, daß »zwischen den Energiefeldern eines Liebespaars, das sich gemeinsam voll und ganz entspannt, ein Resonanzeffekt entsteht, der beiden eine tiefgreifende Erholung bringt.« Partner, die eine solche Erholung gemeinsam erleben, »können einen langandauernden Orgasmus erleben, der sich über den ganzen Körper ausbreitet.« Eine solche Periode des gemeinsamen Wohlbefindens, die 10 bis 20 Minuten andauert, ist ganz offensichtlich ein Synonym für die ultradiane Heilreaktion.

Man kann diese sexuelle Gemeinsamkeit intensivieren, wenn man den Zusammenhang zwischen der Atmung und den beiden Hirnhälften nutzt, indem man sich in der typischen Löffelchen-Position auf der rechten Seite liegend aneinanderkuschelt. Das warme, angenehme Gefühl, das eine solche Umarmung auslöst, führt zu einer Synchronisation der beiden rechten Hemisphären und fördert dadurch die Intimität. Wenn Atmung und Hirnhälftendominanz synchron laufen, wird das Gleichgewicht des vegetativen Nervensystems und der hormonellen Botenmoleküle gefördert, wodurch die seelische Gemeinsamkeit auf vielen Ebenen verstärkt wird.

Die gleiche Körperlage kann auch der Initiation des sozialen Prozesses des Entrainments dienen. Sie haben vielleicht schon einmal ein Paar beim Flirten beobachtet. Während der eine redet, hört der andere mit leicht zur Seite geneigtem Kopf zu. Wir betrachten eine solche Neigung des Kopfes als eine freundliche, aufmerksame Pose, die Interesse anzeigt und weitere Intimität nahelegt. Sie ist ein Zeichen für einen beginnenden Rapport, ein Signal, die Intimität zu intensivieren.

Dieses Signal, das aus der Neigung des Kopfes besteht, kann seinen Grund darin haben, daß wir die Dominanz unserer Hirnhälften mit Hilfe der nasalen Methode verändern wollen. Dadurch gewinnen wir auf eine subtile Weise einen Zugang zu anderen Teilen unseres Selbst, vermutlich zum emotionaleren, sinnlicheren Teil unserer Persönlichkeit. Was ursprünglich nur ein äußerlich sichtbares Zeichen für die Verlagerung der Hirnhälftendominanz gewesen ist, wurde innerhalb des gesellschaftlichen Kodex zu einem Zeichen, das wir heute als Flirten oder eine diskrete Einladung zur Intimität betrachten.

Sich aufeinander konzentrieren und gemeinsam phantasieren

Eine weitere Möglichkeit, wie Paare die ultradiane Methode zur Verbesserung der Intimität einsetzen können besteht darin, daß sie vor dem Eintritt in die ultradiane Heilreaktion ein paar ruhige Augenblicke miteinander verbringen. Schauen Sie sich in dieser Zeit Ihren Partner an und fragen Sie sich: »Auf welche Weise könnte ich unsere Intimität verbessern?« Achten Sie darauf, was Ihnen einfällt, wenn Sie Ihren Partner so ansehen und über ihn nachdenken.

Wenn Sie sich auf diese Weise aufeinander konzentrieren, programmieren Sie Ihr Unbewußtes, damit es Ihnen einen Einblick in die seelischen Probleme gestattet, die sie näher zusammenbringen können. Genießen Sie dann anschließend gemeinsam Ihre ultradiane Heilreaktion. Hinterher können Sie mit Ihrem Partner über Ihre Gedanken und Gefühle reden und entscheiden, auf welche Weise Sie Ihr Sexualleben verbessern wollen.

Sie können die ultradiane Heilreaktion aber auch gemeinsam dazu nutzen, sich sowohl auf die erotischen Signale Ihres Partners als auch auf Ihre eigenen einzustimmen. In den unbewachten Augenblicken der ultradianen Heilreaktion wird Ihnen womöglich eine besondere Phantasievorstellung bewußt. Nach dem entspannenden ultradianen Intermezzo können Sie Ihrem Partner dann diese

Vorstellung mitteilen, was zur Folge hat, daß Sie Ihre sexuellen Begegnungen in Zukunft noch mehr genießen können.

Es gibt nichts Verbotenes an solchen Phantasievorstellungen. Auch wenn sie sich von dem unterscheiden, was Sie tatsächlich in Ihrem Verhalten ausdrücken wollen, brauchen Sie keine Angst zu haben. Das Unbewußte hat die Aufgabe, uns viele verschiedene Möglichkeiten anzubieten, von denen das Bewußtsein dann die auswählt, die Sie selbst zum Ausdruck bringen wollen. Aber damit Sie Ihre sexuellen Möglichkeiten erforschen können, dürfen Sie diese Botschaften aus dem Unbwußten nicht willkürlich unterdrücken oder durch Regeln und Verbote eingrenzen, die uns vorschreiben wollen, was wir denken oder fühlen sollen. Während der ultradianen Heilreaktion kommen diese unterdrückten Gefühle und Sehnsüchte natürlich wieder an die Oberfläche, weil unsere Abwehrmechanismen dann ausgeschaltet sind.

Manche Menschen haben Angst vor solchen Gefühlen und sind überrascht über die sexuellen Vorstellungen, die dabei zum Vorschein kommen können. Es hängt mit der negativen sexuellen Prägung durch die Gesellschaft zusammen, daß manche Menschen von sexuellen Gedanken geplagt werden und sich von ihnen verfolgt fühlen. Sie geraten in einen Konflikt, schämen sich oder haben große Angst vor ihren sexuellen Gefühlen und halten sie womöglich sogar für unnatürlich.

Das Ausleben einer sexuellen Phantasie ist jedoch immer eine Sache des persönlichen Geschmacks. Es ist sehr wichtig zu wissen, was wir tun können, ohne in Widerspruch zu unseren persönlichen ethischen Normen zu geraten, ganz gleich, welche Informationen während der ultradianen Heilreaktion auftauchen. Es kann sogar hilfreich sein, wenn man sich selbst auf folgende Weise daran erinnert: »Diese sexuellen Gedanken/Vorstellungen/Gefühle sind womöglich das Ergebnis des angeborenen Rhythmus, den die Natur mir mitgegeben hat. Die Tatsache, daß ich hin und wieder sexuelle Phantasien habe, besagt nicht, daß ich ein sexuelles Problem habe, sondern weist eher darauf hin, daß ich eine natürliche sexuelle Komponente meiner angeborenen ultradianen Rhythmen erlebe.« Und als solches dürfen diese Gedanken nicht unterdrückt oder gefürchtet werden, sondern sollten akzeptiert und meditativ betrachtet werden, so wie jede andere seelisch-körperliche Botschaft auch. Sie müssen nicht den Boten töten; Sie haben alles unter Kontrolle. Sie können sich soviel Zeit nehmen, wie Sie brauchen, um die Botschaft auszuwerten und sich zu entscheiden, was Sie damit anfangen wollen.

Ultradiane Phantasien sind ein Experimentaltheater Ihrer Seele, auf dessen Bühne Sie neue Ideen und Vorstellungen im Hinblick auf Ihre sexuellen Möglichkeiten ausprobieren können. Solche Tagträume bieten Ihnen die wunderbare, sichere und intime Gelegenheit, alles Mögliche auszuprobieren. Alles, was in dieser Periode geschieht, geht nur Sie etwas an – kein anderer Mensch braucht jemals etwas davon zu erfahren. Ihr Bewußtsein kann später darüber entscheiden, ob, wann, wie und mit wem Sie diese Phantasien in angemessener Weise ausleben können. Die Möglichkeit, uns unsere sexuellen Phantasien und Empfindungen bewußt zu machen, ist ein Geschenk, das uns unsere sinnliche Seele anbietet. Sie sollten sie kultivieren, denn es bedeutet, daß Sie einen Zugang zu Ihrem Innersten gefunden und seine schier unerschöpflichen Hilfsquellen angezapft haben, um als sexuelles Wesen mehr Befriedigung und intensivere Lust erleben zu können.

Berührung und Vorspiel

Berührungen sind wahrscheinlich das stärkste soziobiologische Signal, das es gibt. Wenn wir sanft und rhythmisch berührt werden, sendet unser Gehirn die Botenmoleküle aus, die uns signalisieren, daß wir uns wohlfühlen, die sogenannten Beta-Endorphine. Dadurch gleiten wir in den seelisch rezeptiven Zustand der ultradianen Heilreaktion. Wir öffnen uns für eine gesteigerte Intimität. Es ist daher nicht weiter verwunderlich, daß wir zu den Menschen, von denen wir uns berühren lassen – Masseure und Physiotherapeuten, Friseure, Krankenschwestern und Ärzte – sehr oft großes Vertrauen haben.

In unserer Kultur beginnt die Sexualität gewöhnlich mit Berührungen oder mit Petting. Wenn wir uns umarmen, küssen und streicheln, nutzen wir die weitläufigen sensorischen Kanäle des Gefühls, um uns mit Hilfe der ultradianen Verbindung unserer

Seelen und unserer Körper so aufeinander einzustimmen, daß wir uns mit unserem Partner auf einem gemeinsamen Niveau der sexuellen Reaktionsbereitschaft befinden.

Aus ultradianer Sicht ist das Vorspiel eine weitere Möglichkeit, ultradiane Übereinstimmung zu erreichen. Die sexuelle Harmonie dient außerdem dem Fortbestehen der Art, denn in diesem Zustand ist die Wahrscheinlichkeit einer Befruchtung größer. Wenn man daran denkt, daß der Ursprung der ultradianen Rhythmen in den menschlichen Chromosomen liegt, könnte man sagen, daß die Instruktionen für das Vorspiel in unseren Genen enthalten sind.

Das neue Verständnis der ultradianen Rhythmen bietet Erklärungen für einige schon lange bekannte Phänomene an, die das Vorspiel betreffen. In Büchern über Sexualität steht, daß wir mindestens 10 bis 20 Minuten brauchen, um den Gleichklang zu erreichen, der eine Voraussetzung für guten Sex ist. Ultradian ausgedrückt heißt das, daß wir diese Zeit brauchen, um uns aufeinander einzustimmen und unsere Rhythmen zu synchronisieren; es ist kein Zufall, daß dieser Zeitraum genau der Länge der ultradianen Heilreaktion entspricht.

Menschen, die sich genügend Zeit nehmen, um durch das Vorspiel einen Gleichklang zu erreichen, verhelfen sich selbst und ihrem Partner damit zu einer befriedigenderen sexuellen Begegnung. Sexuelle Störungen wie Impotenz, vorzeitiger Samenerguß und Dyspareunie (Schmerzen beim Geschlechtsverkehr bei Frauen) können zumindest teilweise dadurch entstehen, daß dieser wichtige Schritt, der aus einer Synchronisation der sexuellen Rhythmen beider Partner besteht, zu wenig beachtet wird.

Wenn Sie miteinander schlafen wollen, aber nicht genügend erregt sind (bei Frauen ungenügende Sekretion der Gleitflüssigkeit, bei Männern fehlende Erektion) ist das ein seelisch-körperliches Signal, das Ihnen anzeigt, daß Sie sich um eine intensivere ultradiane Harmonie bemühen und sich erst in den Rhythmus Ihres Partners einstimmen sollten. Betrachten Sie diese Signale Ihres Körpers als eine freundliche Erinnerung daran, daß Sie das Vorspiel noch etwas länger genießen sollten, damit sich Ihre sexuellen Rhythmen bis zu einem natürlichen Höhepunkt aufbauen können.

Sexualität über sechzig

Der ultradiane Ansatz eignet sich auch in besonderer Weise für ältere Ehepaare, deren ultradiane Rhythmen eine erhebliche Veränderung durchmachen und die sich in einem Umstellungsprozeß befinden. So mangelt es Frauen zum Beispiel mit zunehmendem Alter an vaginaler Gleitflüssigkeit. Bei älteren Männern läßt die Erektionsfähigkeit zwar nicht unbedingt nach, aber es dauert länger. Und sowohl Frauen als auch Männer brauchen mehr Zeit, um zum Orgasmus zu kommen. Warum sollten Sie diese verlängerte Periode der Intimität nicht als einen besonderen Vorteil des Altwerdens genießen? Hier einige Tips, mit denen ältere Menschen ihr Sexualleben verbessern können:

- Gönnen Sie sich mehr Zeit für die Vorbereitung.
- Genießen Sie die Aspekte der Sexualität, die nichts mit dem Orgasmus zu tun haben, konzentrieren Sie sich auf die kinästhetischen Gefühle und die allgemeinen Lustgefühle.
- Genießen Sie ein gemeinsames heißes Bad und/oder ein Bad in einem Whirlpool.
- Erinnern Sie sich gemeinsam an die schönsten Zeiten in Ihrem Leben, turnen Sie sich gegenseitig an, indem Sie sich an vergangene sexuelle Erlebnisse erinnern.

Unabhängig vom Alter bietet die 20minütige ultradiane Heilreaktion uns allen eine phantastische, neue Möglichkeit, mit der wir den seelischen Rapport verbessern und das sexuelle Erleben intensivieren können. Wenn Sie Ihren Kontakt mit Hilfe der ultradianen Synchronizität verbessert haben, werden Sie mir zustimmen: Paare, die in ultradianer Harmonie leben und auf die Signale ihrer eigenen Seele-Körper-Einheit und die ihres Partners achten, können ihre Intimität vertiefen und ihre Sexualität besser genießen als je zuvor.

10 Viele Wege, ein Ziel

Mein fünfzigstes Jahr kam und ging
Ich saß da, ein einsamer Mann
in einem Londoner Geschäft voller Menschen
ein aufgeschlagenes Buch und eine leere Tasse
auf dem Marmortischchen vor mir
so blickte ich in den Laden und auf die Straße
da war mein Körper plötzlich entflammt;
und etwa 20 Minuten lang
erfaßte mich ein Gefühl der Glückseligkeit,
so daß ich glücklich war und andere glücklich machen konnte.

William Butler Yeats

Die ultradiane Heilreaktion weist wie eine Kompaßnadel auf ein geheimnisvolles Etwas, das sich hinter vielen Geheimnissen des menschlichen Bewußtseins verbirgt, die uns seit Jahrtausenden faszinieren. In allen Kontinenten und Kulturen haben die Menschen immer schon Wege zu innerer Harmonie, Heilung und zu einem höheren Bewußtsein gesucht. Wir haben ungeheuer viele sogenannte transpersonale Disziplinen entwickelt und versucht, die Grenzen unseres alltäglichen Erlebens zu überschreiten. Dazu zählen Meditation, Yoga, Zen, Körpermassage, Akupunktur, Gebete, Geistheilung und Schamanentum; Millionen von Menschen sind Anhänger einer dieser Disziplinen, und in den letzten Jahren haben westliche Forscher diesen alten Praktiken zahlreiche neue Techniken hinzugefügt: zum Beispiel die Entspannungsreaktion (Relaxation Response), die Dr. Herbert Benson von der Harvard University populär gemacht hat, Biofeedback und viele Methoden der sogenannten Bewußtseinskontrolle, außerdem progressive Entspannung, Autogenes Training, Hypnose, und Bildvorstellungen. Dazu kommen noch die über dreihundert verschiedenen Schulen der Psychotherapie.

Jede dieser alten oder neuen therapeutischen Methoden hat ihre eigenen Glaubenssätze entwickelt – medizinische, spirituelle, religiöse oder philosophische – und alle haben sich zu offensichtlich völlig unterschiedlichen, mitunter entgegengesetzten Methoden der Förderung der Heilung oder Erlangung eines höheren Bewußtseins entwickelt. Und jede hat ihren beonderen Genius und ihren besonderen Wert.

Wenn wir jedoch die Glaubensbekenntnisse, Lehrmeinungen und Rituale hinterfragen und den dahinter liegenden Kommunikationsprozeß zwischen Seele und Körper betrachten, bleibt ein gemeinsamer Nenner übrig: Alle diese Methoden schaffen einen Zugang zu einem der vielen Aspekte unserer natürlichen 20minütigen ultradianen Heilreaktion. Der Zen-Mönch in seiner meditativen Stille, der Patient, der auf der Couch des Analytikers liegt, der tiefreligiöse Mensch, der inbrünstig betet, der vielbeschäftigte Manager, der ein Nickerchen macht, der Anhänger der Körpermassage, das New-Age-Paar, das unter Anleitung ein katathymes Bilderleben genießt – wie unterschiedlich die einzelnen Methoden auch zu sein scheinen, alle haben weit mehr gemeinsam als ihren Vertretern bewußt ist. Sie stellen verschiedene Wege dar, die alle zum gleichen Ziel führen: sie schaffen einen Zugang zu unseren natürlichen ultradianen Rhythmen der Heilung der Seele und des Körpers und zu den damit verbundenen Bewußtseinszuständen. Die natürlichen Rhythmen unseres Bewußtseins und Verhaltens, die mit der ultradianen Heilreaktion zusammenhängen, haben sich als das wissenschaftliche Substrat all dieser Methoden erwiesen.

Bei vielen traditionellen Heilmethoden der Schamanen lassen sich ultradiane Phänomene beobachten. Wenn ein Schamane versucht, einen Menschen zu heilen, lenkt er den Kranken als erstes von der streßbeladenen Aktivität oder dem Symptom ab, mit denen der Patient auf zwanghafte Weise verbunden ist. Bei den Eingeborenen lenkt der Medizinmann oder die Medizinfrau den Kranken durch irgendeine Aktivität ab, so daß er in eine passive Rolle gerät und der angebliche Zauber wirken kann. Ein großer Teil dieses Zaubers beruht natürlich auf der einfachen, natürlichen Regeneration, die durch die ultradiane Heilreaktion ausgelöst wird, die ganz von selbst abläuft, wenn wir uns nur hinlegen und uns entspannen.

Entrainment und Synchronisation der Rhythmen unserer Seele und unseres Körpers spielen bei den Heilmethoden der Schamanen eine entscheidende Rolle. Der Schamane beeinflußt die seelisch-körperlichen Rhythmen durch Berührung, Trommeln, Tanzen, Singen, durch Rauch, besondere Nahrung und Drogen. Die veränderten Bedingungen, die sich auf Helligkeit und Dunkelheit beziehen, und die Isolation von den üblichen Zeitgebern des Alltags wurden bei den antiken Heilungsritualen zur Unterbrechung des ultradianen Streßsyndroms genutzt, in das der Patient unbewußt geraten war. Dieses elementare therapeutische Ritual unterbricht mit Hilfe natürlicher zirkadianer und ultradianer Rhythmen von Aktivität, Ruhe und Erholung den Streßzyklus des Patienten. Es gibt auch heutzutage noch eine Anzahl von ganzheitlich orientierten Heilungsritualen, die diesen alten Methoden entsprechen.

Seit Jahrtausenden ist das Entrainment und die Synchronisation der Rhythmen der Seele und des Körpers ein gemeinsamer Faktor der Heilmethoden in aller Welt. Aber obwohl diese Methoden oft zum Erfolg führten, lagen die Ursachen dafür immer noch im dunkeln. In der modernen Medizin spricht man im Falle einer derartigen Heilung von einem *Placeboeffekt*. Erst seit kurzem wissen wir, daß der Placeboeffekt die vielen psychologischen Signale nutzt, um die natürlichen Rhythmen des Körpers und der Seele in Gang zu setzen, die wir inzwischen als *ultradiane Heilreaktion* kennengelernt haben.

Ultradiane Psychotherapie

So wie die ultradiane Methode in vielen volkstümlichen Heiltraditionen überall auf der Welt zur Anwendung kam, so erscheint sie auch in zahlreichen modernen Psychotherapiemethoden. Freud, der Vater der Psychoanalyse, wußte, daß die Patienten in einen traumähnlichen Zustand geraten, wenn sie auf der Couch liegen. Dort schaffen sie sich dann mit Hilfe von freien Assoziationen über ihre Kindheit, ihre Gefühle, über Träume und Bildvorstellungen einen Zugang zur Ursache ihrer Probleme. Heute wissen wir, daß viele dieser psychoanalytischen Phänomene – Kindheitserinnerungen, Bildvorstellungen, sexuelle Phantasien, seelische Offenheit und Suggestibilität – Merkmale einer völlig natürlichen, seelisch-körperlichen Veränderung der Hirnhälftendominenz sind, die in der

Regel ungefähr alle anderthalb Stunden stattfindet und etwa 20 Minuten dauert: die ultradiane Heilreaktion.

Eine typische Psychotherapiesitzung besteht aus vier ultradianen Phasen, die sich deutlich voneinander unterscheiden lassen:

1. Die aktive Anfangsphase, in der der Klient ein gewisses Maß an Streß erlebt, während er über seine gegenwärtigen Schwierigkeiten redet.
2. Anschließend folgt eine Pause, in der der Klient den Therapeuten fragend anschaut. Diese Pause und der fragende Blick sind ein Signal dafür, daß der Klient in die zweite Phase der Therapiesitzung eintritt, in die natürliche Periode der Rezeptivität – die 20minütige ultradiane Heilreaktion.
3. In den 20 Minuten, in denen ihm das ultradiane Fenster einen Zugang zu seinem Innersten ermöglicht, gewinnt der Klient gewöhnlich einige neue Einsichten und/oder erlebt eine Besserung seines Zustandes.
4. Dann kehren Therapeut und Klient gemeinsam in die Realität des Hier und Jetzt zurück und bestätigen die neu gewonnenen therapeutischen Einsichten.

Viele Therapeuten der unterschiedlichsten theoretischen Richtungen betrachten diese vier Stufen als typisch für eine gute Therapiesitzung.

Ultradiane Rhythmen und Hypnose

Nirgendwo ist der Nutzen der ultradianen Heilreaktion so klar zu erkennen wie auf dem Gebiet der Hypnotherapie. Viele professionelle Hypnotherapeuten sind inzwischen der Ansicht, daß die therapeutische Hypnose gar kein Zustand sui generis ist. Sie glauben, daß die sogenannte Hypnose damit zusammenhängt, daß man Menschen dazu bringt, sich tiefer in einen natürlichen seelisch-körperlichen Zustand der Erholung und Entspannung zu versetzen, der auch spontan im Alltag auftreten kann.

Es gibt offenbar während der Hypnose kein einziges Phänomen, das nicht auch auf ganz natürliche Weise während der ultradianen

Heilreaktion auftritt. In beiden Fällen sind die Betroffenen wahrscheinlich suggestibler und berichten häufig über spontanes Verschwinden von Schmerzen (Analgesie), veränderte Gefühlserlebnisse und Wahrnehmungen (Illusionen und Halluzinationen), Gedächtnisstörungen (Amnesie und Hypermnesie), ein angenehmes, entspanntes Gefühl, Zeitverzerrungen und viele andere Phänomene, die typisch für die Hypnose sind.

Wenn man das Ganze näher betrachtet, sieht es so aus, als seien die Phänomene der ultradianen Heilreaktion und die der klinischen Hypnose nur zwei Seiten derselben therapeutischen Münze. Dieser neue Ansatz läßt die Hypothese zu, daß wir alle in der Lage sind, Selbsthypnose zu lernen, wenn wir unsere angeborene ultradiane Heilreaktion kultivieren.

Ultradiane Rhythmen und Meditation

Was in der einen Kultur Meditation genannt wird, wird in anderen Ritual und Gebet genannt. Ganz gleich, wie man es nennt, auch hier lassen sich wieder ganz deutlich ultradiane Prozesse erkennen. Die Lehren des Pir Vilayat Khan, des spirituellen Führers des Sufi Ordens des Westens, fordern beispielsweise den Novizen auf, sich zuerst 20 Minuten lang hinzusetzen und sich etwas vorzustellen oder zu meditieren. Auch die Lehrer der buddhistischen Zazen-Meditation leiten ihre Schüler, wenn diese einen ganzen Tag lang meditieren wollen, dazu an, neunzig Minuten lang stillzusitzen und dann jeweils 20 Minuten lang im Gehen zu meditieren. Diese Übungen gehen auf die Lehren der alten Meister zurück, die festgestellt hatten, daß es den Novizen leichtfiel, einen natürlichen meditativen Zustand von 20 Minuten Länge zu erleben, und daß sie mit der Zeit lernten, ihren gesamten Tag in einen meditativen 90- bis 120minütigen synchronen Aktivitäts-Ruhe-Rhythmus zu bringen.

Zwischen den Heilungsritualen der Schamanen und der Zen-Meditation und der modernen klinischen Hypnotherapie scheint ein weiter Weg zu liegen. Aus ultradianer Sicht orientieren sich diese Praktiken jedoch an derselben natürlichen Tür zur Kommunikation zwischen Seele und Körper – an einer ultradianen Tür, die sich den ganzen Tag über periodisch öffnet. Im Laufe der Jahrhunderte hat jede einzelne dieser Traditionen ihr eigenes Idiom und ihre eigenen Metaphern entwickelt, um die Heilungserlebnisse der Menschen und ihr Wohlbefinden zu erklären. Die Theorie der ultradianen Rhythmen bietet eine einheitstiftende, wissenschaftliche Orientierung an, mit deren Hilfe sich die unterschiedlichen Traditionen der Heilung und des Bewußtseins vereinen lassen.

Wenn man den gemeinsamen Nenner der alten und neuen Praktiken erkannt hat, bedeutet das keineswegs, daß man damit den besonderen Wert eines speziellen Glaubenssystems oder einer speziellen Art der Heilung verringern will. Auch wenn viele Traditionen und Praktiken letzten Endes zum gleichen oder zu einem ähnlichen Ziel führen, so enthält doch jeder einzelne der vielen Wege, die die Menschheit beschritten hat, einzigartige Wunder und Offenbarungen, die Teil seiner besonderen Erkenntnisse und Praktiken sind.

Die ultradiane Heilreaktion stellt unser gemeinsames menschliches Erbe dar. Alle Kulturen der Welt haben das gleiche periodische Bedürfnis nach einer ultradianen Regeneration und Heilung erkannt. Wir können uns durch das Wissen inspirieren lassen, daß sich in der Geschichte der Menschheit so viele große spirituelle Traditionen und Heilmethoden durch eine natürliche Weisheit leiten ließen, die unsere Wissenschaft jetzt zu begreifen beginnt.

Fragebogen für die ultradiane Heilreaktion

Beantworten Sie die folgenden Fragen, indem Sie »richtig« oder »falsch« einkreisen.

1. Meine Gesundheit hat sich verbessert, seit ich die ultradiane Heilreaktion nutze. RICHTIG FALSCH

2. Ein kleiner Imbiß von 200 Kalorien oder weniger hat meine ultradiane Heilreaktion verbessert und meine Nerven beruhigt. RICHTIG FALSCH

3. Die ultradiane Diät spielt bei der Kontrolle meines Gewichts eine große Rolle. RICHTIG FALSCH

Bitte führen Sie das näher aus.

____

____

4. Ich bin ausgeglichener, und und mein sexuelles Erleben hat sich verbessert, seit ich angefangen habe, die ultradiane Heilreaktion anzuwenden. RICHTIG FALSCH

5. Ich bin in der Lage, *bewußt zu träumen*, das heißt, ich weiß, daß ich träume und kann mitunter meine Träume und Phantasievorstellungen in der ultradianen Heilreaktion sogar verändern. RICHTIG FALSCH

6. Ultradiane Pausen haben mir geholfen, meine Arbeitsleistung zu verbessern. RICHTIG FALSCH

Bitte führen Sie das näher aus.

____

____

7. Die ultradiane Heilreaktion, die ich ein paarmal täglich anwende, hat entscheidend dazu beigetragen, daß ich den Streß in meinem Leben abbauen konnte.

RICHTIG FALSCH

8. Seit ich die ultradiane Heilreaktion ein paarmal täglich anwende, habe ich weniger psychosomatische Störungen.

RICHTIG FALSCH

Bitte führen Sie das näher aus.

____

____

9. Meine Stimmungen und Gefühle haben sich verbessert, seit ich die ultradiane Heilreaktion anwende.

RICHTIG FALSCH

Bitte führen Sie das näher aus.

____

____

10. Mein Gedächtnis ist besser geworden, seit ich täglich ein paar ultradiane Pausen mache. RICHTIG FALSCH

11. Seit ich die ultradiane Heilreaktion anwende, ist meine Lernfähigkeit besser. RICHTIG FALSCH

12. Seit ich, wenn ich müde und gereizt bin, eine ultradiane Pause einlege, sind meine zwischenmenschlichen Beziehungen besser.

RICHTIG FALSCH

13. Seit ich mit Hilfe der ultradianen Heilreaktion meine sportliche Leistungsfähigkeit optimiere, habe ich persönliche Bestleistungen erreicht. RICHTIG FALSCH

14. Ich spüre, wie ich im Laufe des Tages neue Kraft gewinne, wenn ich immer dann, wenn ich das Bedürfnis danach habe, eine ultradiane Pause einlege.

RICHTIG FALSCH

15. Die Erlebnisse einer Regeneration, die ich während der ultradianen Heilreaktion hatte, haben dazu geführt, daß ich mir in meinem Denken, Fühlen und Verhalten jünger vorkomme.

RICHTIG FALSCH

Bitte führen Sie das näher aus.

____

____

16. Ich habe während der ultradianen Heilreaktion wichtige Einsichten gewinnen können, die mir im Leben weitergeholfen haben.

RICHTIG FALSCH

17. Ich habe während oder direkt nach der ultradianen Heilreaktion kreative Erfahrungen gemacht, die mir viel gebracht haben.

RICHTIG FALSCH

Bitte führen Sie das näher aus.

____

____

____

____

18. Ich habe während der ultradianen Heilreaktion Schmerzen und körperliche Symptome gespürt, von deren Existenz ich vorher nichts gewußt habe.

RICHTIG FALSCH

Bitten listen Sie alle Störungen oder Erkrankungen auf, die durch einen Arzt bestätigt wurden.

19. Ich hatte während der ultradianen Heilreaktion außergewöhnliche Erlebnisse und Körperempfindungen.

RICHTIG FALSCH

Bitte führen Sie das näher aus.

20. Ich habe die ultradiane Heilreaktion genutzt, um mich von meiner Drogensucht zu befreien.

RICHTIG FALSCH

Beschreiben Sie bitte die Art der Drogensucht, von der Sie sich befreit haben.

21. Die ultradianen Rhythmen haben mir geholfen, lästige Angewohnheiten loszuwerden.

RICHTIG FALSCH

Bitte führen Sie das näher aus.

22. Mein Arzt hat festgestellt, daß sich einige Aspekte meiner Gesundheit gebessert haben, seit ich die ultradiane Heilreaktion anwende.

RICHTIG FALSCH

Bitte führen Sie das näher aus.

23. Ich hatte bei dem Versuch, die ultradiane Heilreaktion anzuwenden, gewisse Schwierigkeiten.

RICHTIG FALSCH

Bitte führen Sie das näher aus.

24. Ich fühle mich am besten, wenn ich die ultradiane Heilreaktion ____mal täglich anwende.

25. Ich hatte während oder nach der ultradianen Heilreaktion spirituelle Erlebnisse.

RICHTIG FALSCH

Bitte führen Sie das näher aus.

____

____

____

____

Das ultradiane Tagebuch Ihres Intensivkurses

Wir würden uns sehr freuen, wenn Sie uns eine Abschrift Ihres ultradianen Tagebuchs, wie es im vierten Kapitel beschrieben wird, zusenden würden. Sie brauchen sich dazu bloß eine Woche lang folgendes zu notieren:

1. das Datum
2. die Tageszeiten, zu denen Sie die ultradiane Heilreaktion anwenden.
3. ein paar Sätze, die beschreiben, was Sie bei jeder einzelnen ultradianen Heilreaktion erlebt haben.

Wir sind sehr daran interessiert, etwas über Ihr persönliches Verhaltensmuster, Ihre Gefühle und Ihre Heilerlebnisse zu erfahren, kurz, über alles, das andere anregen und der Forschung helfen könnte, detailliertere Untersuchungen der ultradianen Heilreaktion zu planen.

Beruf:

Ausbildung:

Alter:

Geschlecht:

Wenn Sie wollen, Name, Adresse und Telefonnummer.

Name:

Adresse:

Telefon:

Bitte schicken Sie den ausgefüllten Fragebogen an:

Dr. Ernest Rossi
c/o Jeremy P. Tarcher, Inc.
5858 Wilshire Boulevard, Suite 200
Los Angeles, CA 90036
USA

Literatur

I. Kapitel / Einem wissenschaftlichen Geheimnis auf der Spur

Eine allgemeine Einführung in die Geschichte der Tiefenpsychologie und Hypnose, die die Beiträge von Charcot, Janet, Freud und Jung behandelt, findet sich in:

Ellenberger, H. (1970) *The Discovery of the Unconscious.* New York: Basic Books.

Eine Einführung in die Werke Milton H. Ericksons:

Erickson, M. (1980) *The Collected Papers of Milton H. Erickson on Hypnosis (4 Bände),* E. Rossi, (Hrsg.). New York: Irvington.

Der neue informationstheoretische Ansatz der Seele-Körper Heilung:

Rossi, E. (1986) *The Psychobiology of Mind-Body Healing: New Concepts of Therapeutic Hypnosis.* New York: W. W. Norton. Deutsche Übersetzung: Die Psychobiologie der Seele-Körper-Heilung (1991) Synthesis Verlag.

Rossi, E., und Cheek, D. (1988) *Mind-Body Therapy: Ideodynamic Healing in Hypnosis.* New York: W. W. Norton.

Rossi, E., (1990) From Mind to Molecule: More than a metaphor, in J. Zeig und S. Gilligan (Hrsg.), *Brief Therapy: Myths, Methods and Metaphors.* New York: Brunner/Mazel.

Literatur über Beziehung zwischen ultradianen Rhythmen und Hypnose:

Rossi, E., (1981) Hypnotist describes natural rhythm of trance readiness, *Brain Mind Bulletin* 6 (7), I.

Rossi, E., (1986) Altered states of consciousness in everyday life: The ultradian rhythms, in B. Wolman und M. Ullman (Hg.), *Handbook of Altered States of Consciousness* (S. 97-132). New York: Van Nostrand.

Rossi, E., (1986) Hypnosis and ultradian rhythms, in B. Zilbergeld, M. Edelstien und D. Araoz (Hg.), *Hypnosis: Questions and Answers* (S. 17-21). New York: W.W. Norton.

Rossi, E., (1990) The new yoga of the west: Natural rhythms of mind-body healing. *Psychological Perspektives,* 22, 146-161.

Rossi, E., (1990) The eternal quest. *Psychological Perspectives,* 22, 6-23.

Rossi, E., (1991) The wave nature of consciousness, *Psychological Perspectives,* 14, 1-6.

2. Kapitel / Die seelisch-körperlichen Rhythmen der Selbstregulierung

Es gibt eine Anzahl von Büchern über jahreszeitlich bedingte zirkadiane und ultradiane Rhythmen, unter anderem:

Hughes, M. (1989) Body Clock: *The Effects of Time on Human Health.* New York: Facts on File.

Lloyd, D. und Rossi, E. (Hg.)(1992) *High Frequency Biological Rhythms: Function of the Ultradians.* New York: Springer Verlag.

Luce, G. (1970) *Biological Rhythms in Psychiatry and Medicine.* U.S. Dept. of Health, Education and Welfare, NIMH.

Rosenthal, N. (1989) *Seasons of the Mind: Why You Get the Winter Blues.* New York: Bantam.

Allgemeine Hinweise zu den Themen Schlaf, Träume und Kreativität:

Aserinsky und Kleitman (1953) Regularly occurring periods of eye motility & concomitant phenomena during sleep. *Science, 118,* 273-274.

Kleitman, N. (1963) *Sleep and Wakefulness as Alternating Phases in the Cycle of Existence.* Chicago: University of Chicago Press.

Kleitman, N. (1970) Implications of the rest-activity cycle: Implications for organizing activity, in E. Hartmann (Hg.), *Sleep and Dreaming.* Boston: Little, Brown.

LaBerge, S. und Rheingold, H. (1990) *Exploring the World of Lucid Dreaming*, New York: Ballantine.

Gehirn, Atmung und Bewußtsein:

Rossi, E.,(1986) Altered states of consciousness in everyday life: The ultradian rhythms, in B. Wolman und M. Ullman (Hg.), *Handbook of Altered States of Consciousnss* (S. 97-132). New York: Van Nostrand.

Werntz, D. (1981) Cerebral hemispheric activity and autonomic nervous function. Doctoral Thesis, University of California, San Diego.

Werntz, D., Bickford, R., Bloom, R. und Shannahoff-Khalsa, D. (1983) Alternating cerebral hemispheric activity and lateralization of autonomic nervous function. *Human Neurobiology*, 2, 39-43.

Gedächtnis, Lernen und Leistung:

Broughton, R. (1975) Biorhythmic variations in consciousness and psychological functions. *Canadian Psychological Review: Psychologie Canadienne, 16* (4), 217-239.

Brown, F., und Graeber, R. (Hg.)(1982) *Rhythmic Aspects of Behavior.* Hillsdale, NJ: Lawrence Erlbaum.

Luce, G. (1970) *Biological Rhythms in Psychiatry and Medicine.* U.S. Dept. of Health, Education and Welfare, NIMH.

Schulz, H. und Lavie, P. (1985) *Ultradian Rhythms in Physiology and Behavior*. New York: Springer Verlag.

Die Verbindung zwischen der Seele und den Genen:

Kandel, E. (1989) Genes, nerve cells, and the remembrance of things past. *Journal of Neuropsychiatry 1* (2), 103-125.

Rossi, E. (1987) From mind to molecule: a state-dependent memory, learning, and behavior theory of mind-body healing. *Advances, 4* (2), 46-60.

Rossi, E. (1990) Mind-molecular communication: Can we really talk to our genes? *Hypnos, 17* (1), 3-14.

Rossi, E. (1990) The new yoga of the west: Natural rhythms of mind-body healing. *Psychological Perspectives,* 22, 146-161.

3. Kapitel / Streß

Grundlagenforschung über die Beziehung zwischen Streß und ultradianen Rhythmen:

Friedman, S. (1978) A psychophysiological model for the chemotherapy of psychosomatic illness. *The Journal of Nervous & Mental Diseases, 166,* 110-116.

Friedman, S., Kantor, I., Sobel, S. und Miller, R. (1978) On the treatment of neurodermatitis with a monomine oxidase inhibitor. *The Journal of Nervous & Mental Diseases, 166,* 117-125.

Iranmanesh, A., Lizarradle, G., Johnson, M. und Veldhuis, J. (1989) Circadian, ultradian, and episodic release of B-endorphin in men, and its temporal coupling with cortisol. *The Journal of Clinical Endocrinology and Metabolism, 68* (6), 1019-1025.

Iranmanesh, A., Veldhuis, J., Johnson, M. und Lizarradle, G. (1989) 24-hour pulsatile and circadian patterns of cortisol secretion in alcoholic men. *J. Androl., 10,* 54-63.

Rossi, E. und Cheek, D. (1988) *Mind-Body Therapy: Ideodynamic Healing in Hypnosis.* New York: W.W. Norton.

Selye, H. (1976) *The Streß of Life.* New York: McGraw-Hill. Deutsche Ausgabe: *Streß – mein Leben. Erinnerungen eines Forschers.* Fischer, Frankfurt 1984, Fischer TB 5622.

Literatur zur Verbindung zwischen den ultradianen Rhythmen, dem Streß und der Sucht:

Goldstein, L., Shapiro, D., Hui, K. und Yu, J. (1990) Blood pressure response to the »second cup of coffee.« *Psychosomatic Medicine, 52,* 337-345.

Koob, G. und Bloom, F. (1988) Cellular and molecular mechanisms of drug dependence. *Science, 242,* 715.

Lane, J., Adcock, A., Williams, R. und Kuhn, C. (1990) Caffeine effects on cardiovascular and neuroendocrine responses to acute psychosocial stress and their relationship to level of habitual caffeine consumption. *Psychosomatic Medicine, 52,* 320-336.

Pert, C., Ruff, M. Weber, R. und Herkenham, M. (1985) Neuropeptides and their receptors: A psychosomatic network. *The Journal of Immunology, 135* (2), 820s-826s.

Pert, C. und Ruff, M., Spencer, D. und Rossi, E. (1989) Selfreflective molecular psychology. *Psychological Perspectives, 20* (1), 213-221.

Rossi, E. und Cheek, D. (1988) *Mind-Body Therapy: Ideodynamic Heailing in Hypnosis.* New York: W.W. Norton.

Schaef, A. (1987) *When Society Becomes an Addict.* San Francisco: Harper & Row.

Schaef, A. und Fassel, D. (1988) *The Addictive Organization.* San Francisco: Harper & Row.

Torsvall, L. und Akerstedt, T. (1988) Disturbed sleep while being on-call: An EEG study of ships' engineers. *Sleep, 11* (1), 35.

4. Kapitel / Die 20-Minuten-Pause

Untersuchungen zur ultradianen Heilreaktion:

Broughton, R. (1975) Biorhythmic variations in consciousness and psychological functions. *Canadian Psychological Review: Psychologie Canadienne, 16* (4), 217-239.

Dinges, D. and Broughton, R. (1989) *Sleep and Alertness.* New York: Raven Press.

Klein, R., Pilon, D., Prosser, S. und Shannahoff-Khalsa, D. (1986) Nasal airflow asymmetries and human performance, *Biological Psychology, 23,* 127-137.

Kleitman, N. (1969) Basic rest-activity cycle in relation to sleep and wakefulness, in A. Kales (Hg.), *Sleep: Physiology & Pathology* (S. 33-38). Philadelphia: Lippincott.

Kleitman, N. (1970) Implications of the rest-activity cycle: Implications for organizing activity, in E.H. Hartmann (Hg.), *Sleep and Dreaming.* Boston: Little Brown.

Kupfer, D., Monk, T. und Barchas, J. (1988) *Biological Rhythms and Mental Disorders.* New York: Guilford.

Libet, B. (1985) Unconscious cerebral initiative and the role of conscious will in voluntary action. *The Behavioral and Brain Sciences, 8* 529-566.

Rossi, E. (1972/1985) *Dreams and the Growth of Personality.* New York: Brunner/Mazel.

Rossi, E. (1986) Altered states of consciousness in everyday life: The ultradian rhythms, in B. Wolman und M. Ullman (Hg.), *Handbook of Altered States of Consciousness* (S. 97-132). New York: Van Nostrand.

Rossi, E. (1986) Hypnosis and ultradian rhythms, in B. Zilbergeld, M. Edelstien und D. Araoz (Hg.), *Hypnosis: Questions and Answers* (S. 17-21), New York: W.W. Norton.

5. Kapitel / Der ultradiane Werkzeugkasten

Viele ultradiane Werkzeuge, die in diesem Kapitel besprochen werden, stammen aus der Zeit meiner Zusammenarbeit mit Milton H. Erickson:

Erickson, M., Rossi, E. und Rossi, S. (1976) *Hypnotic Realities.* New York: Irvington.

Erickson, M. und Rossi, E. (1979) *Hypnotherapy: An Exploratory Casebook.* New York: Irvington.

Erickson, M. und Rossi, E. (1981). *Experiencing Hypnosis: Therapeutic Approaches to Altered States.* New York: Irvington.

Erickson, M. und Rossi, E. (1989) *The February Man: Evolving Consciousness and Identity in Hypnotherapy.* New York: Brunner/Mazel. Deutsche Übersetzung: Der Februarmann. Junfermann Verlag, 1991.

Rossi, E. und Ryan, M. (Hg.) (1986) *Mind-Body Communication in Hypnosis. Band 3. The Seminars, Workshops, and Lectures of Milton H. Erickson.* New York: Irvington.

Rossi, E. und Ryan, M. (Hg.) (1990) *Creative Choice in Hypnosis. Band 1. The Seminars, Workshops, and Lectures of Milton H. Erickson,* New York: Irvington.

Rossi, E., Ryan, M. und Sharp, F. (Hg.) (1984) *Healing in Hypnosis. Band 1. The Seminars, Workshops, and Lectures of Milton H. Erickson.* New York: Irvington.

Rossi, E. und Ryan, M. (1991) *Creative Choice in Hypnosis. Band 4 The Seminars, Workshops, and Lectures of Milton H. Erickson.* New York: Irvington.

Allgemeines zu den ultradianen und zirkadianen Rhythmen und zum Jetlag:

Campbell, J. (1986) *Winston Churchill's Afternoon Nap.* New York: Touchstone.

Coleman, R. (1986) *Wide Awake at 3 A.M.: By Choice or Chance.* New York: Freedman.

Literatur über den Zusammenhang zwischen der Atmung und den Hirnhälften wurde bereits in den Anmerkungen zum 2. Kapitel angegeben.

Literatur zur Bedeutung der psychosozialen Signale bei der Einstimmung der Rhythmen der Seele und des Körpers:

Rossi, E. (1991) The wave nature of Consciousness. *Psychological Perspectives.*1-6.

Wever, R. (1979) *The Circadian System of Man.* New York: Springer Verlag.

6. Kapitel / Maximierung der Leistungsfähigkeit

Eher technisch orientierte Literatur:

Akerstedt, T. (1988) Sleepiness as a consequence of shift work. *Sleep, 11* (I), 17-34.

Klein, R. und Armitage, R. (1979) Rhythms in human performance: I-1/2 hour oscillations in cognitive style. *Science, 204,* 1326-1328.

Mitler, M., et al. (1988) Catastrophes, sleep, and public policy: Consensus report. *Sleep, 11* (I), 100-109.

National Transportation Safety Board. (1986) Annual Review of Aircraft Accident Data. U.S. Government report PB89-151-21.

Schulz, H. und Lavie, P. (1985) *Ultradian Rhythms in Physiology and Behavior.* New York: Springer Verlag.

Torsvall, L. und Akerstedt, T. (1988) Disturbed sleep while being on call: An EEG study of ship's engineers. *Sleep, 11* (I), 35-38.

Webb, W. (1982) *Biological Rhythms, Sleep, and Performance.* New York: John Wiley & Sons.

Winget, DeRoshia, und Holley: Circadian rhythms and athletic performance. *Medicine and Science in Sports and Exercise, 17* (5), 498-516.

Hintergrundinformationen über ultradiane Rhythmen und Stimmung, Gedächtnis und Leistung:

Pert, C., Ruff, M. Weber, R. und Herkenham, M. (1985) Neuropeptides and their receptors: A psychosomatic network. *The Journal of Immunology, 135* (2) 820s-826s.

Rossi, E. (1990) From mind to molecule: More than a metaphor, in J. Zeig und S. Gilligan (Hg.), *Brief Therapy: Myths, Methods and Metaphors.* New York: Brunner/Mazel.

Rossi, E. und Ryan, M. (Hg.) (1986) *Mind-Body Communication in Hypnosis. Band 3. The Seminars, Workshops, and Lectures of Milton H. Erickson.* New York: Irvington.

Untersuchungen über ultradiane Rhythmen, Leistung und den *toten Punkt*:

Kaufmann, E. (1989) The new rhythms of fitness. *American Health*, Dezember 1989.

Toufexis, A. (1990) Drowsy America. *Time.* 17. Dezember 1990.

Tsuji, Y., und Kobayshi, T. (1988) Short and long ultradian EEG components in daytime arousal. *Electroencephalography and Clinical Neurophysiology, 70,* 110-117.

7. Kapitel / Ultradiane Rhythmen, Ernährung, Gewichtskontrolle und Suchtverhalten

Hintergrundinformationen über die ultradiane Diät:

De Marinis, L., Folli, G., D'Amico, C., Mancini, A., Sambo, P., Tofani, A., Oradei, A. und Barbarino, A. (1988) Differential effects of feeding on the ultradian variation of growth hormone (GH) response to GH-releasing hormone in normal subjects and patients with obesitiy and anorexia nervosa. *Journal of Clinical Endocrinology and Metabolism 66* (3), 598-604.1,5

Jenkins,D. et al. (1989) Nibbling versus gorging: Metabolic advantages of increased meal frequency. *The New England Journal of Medicine, 321* (14), 929-935.

Mejean, L., Bicakova-Rocher, A., Kolopp, M., Villaume, C., Levi, F., Debry, G., Reinberg, A. und Drouin, P. (1988) Circadian and ultradian rhythms in blood glucose and plasma insulin of healthy adults. *Chronobiology International 5* (3), 227-236.

Spencer, H. (1990) *The Women's Body-Rhythm Diet.* New York: Bantam.

Van Cauter, E., Desir, D., Decoster, C., Fery, F. und Balasse, E. (1989) Nocturnal decrease in glucose tolerance during constant glucose infusion. *Journal of Clinical Endocrinology and Metabolism 69* (3), 604-611.

Wada, T. (1922) An experimental study of hunger and its relation to activity. *Archives of Psychological Monographs, 8,* 1.

8. Kapitel / Die ultradiane Familie

Technische Literatur über die ultradianen Rhythmen und die Familie:

Chiba, Y., Chiba, K., Halberg, F. undCutkomp, L. (1977) Longitudinal evaluation of circadian rhythm characteristics and their circaspetan modulation in an apparently healthy couple, in J. McGovern, J. Smolensky und A. Reingerg (Hg.), *Chronobiology in allergy and immunology* (S. 17-35). Springfield, IL: Charles C. Thomas.

Dinges, D. und Broughton, R. (1989) *Sleep and Alertness.* New York: Raven Press.

Ellis, L. und Ames, A. (1987) Neurohormonal functioning and sexual orientation: A theory of homosexuality-heterosexuality. *Psychological Bulletin, 101* (2), 233-258.

Feher, S., Berger, L., Johnson, J. und Wilde, J. (1989) Increasing breast-milk production for premature infants with a relaxation/imagery audiotape. *Pediatrics, 83,* 57-60.

Olness, K. und Conroy, M. (1985) A pilot study of voluntary control of transcutaneous PO by children: A brief communication. *The International Journal of Clinical and Experimental Hypnosis, 33* (15), 1-5.

Olness, K., Wain, H. und Ng, L. (1980) Pilot study of blood endorphin levels in children using self-hypnosis to control pain. *Developmental & Behavioral Pediatrics, 1* (4), 187-188.

Rudman, D., Feller, A., Nagraj, H. et al. (1990) Effects of human growth hormone in men over 60 years old. *The New England Journal of Medicine, 323,* 1-6.

9. Kapitel / Die synchrone Liebe

Wissenschaftliche Hintergrundinformationen über den Zusammenhang zwischen den ultradianen-zirkadianen Rhythmen und der Sexualität:

Kleitman, N. (1982) Basic rest-activity cycle – 22 years later. *Sleep, 5,* 311-315.

Kupfer, D., Monk, T. und Barchas,J. (1988) *Biological Rhythms and Mental Disorders.* New York: Guilford.

Rose, K. (1988) *The Body in Time.* New York: Wiley & Sons.

Rossi, E. und Cheek, D. (1988) *Mind-Body Therapy: Ideodynamic Healing in Hypnosis.* New York: W.W. Norton. (Einzelheiten über das Bewußtsein der Frau und ihre Sexualität).

Sapolsky, R. (1990) Stress in the wild. *Scientific American,* Januar 116-123.

Sapolsky, R. und Ray, J. (1989) Styles of dominance and their endocrine correlates among wild olive baboons. *American Journal of Primatology,* 1-13.

Veldhuis, J. und Johnson, M. (1988) Operating characteristics of the hypothalamo-pituitary-gonadal axis in men: Circadian, ultradian, and pulsatile release of prolactin and its temporal coupling with luteinizing hormone. *Journal of Clincal Endocrinology and Metabolism,* 67 (I), 116-123.

Veldhuis, J., King, J., Urban, R., Rogol, A., Evans, W., Kolp, L. und Johnson, M. (1987) Operating characteristics of the male hypothalamo-pituitary-gonadal axis: pulsatile release of testosteron and follicle-stimulating hormone and their temporal coupling with luteinizing hormone. *Journal of Clinical and Endocrinological Metabolism, 65,65*-921.

10. Kapitel / Viele Wege, ein Ziel

Allgemeine Aspekte einer einheitstiftenden Theorie des Bewußtseins und der Heilung:

Belenky, G., Sing, H. Thomas, M., Shepanek, N., Hall, D. und Zurer, J. (1991) Ultradian rhythms in cognitive performance.

Kleitman, N. (1963) *Sleep and Wakefulness as Alternating Phases in the Cycle of Existence.* Chicago, IL: University of Chicago Press.

LaBerge, S. und Rheingold, H. (1990) *Exploring the World of Lucid Dreaming.* New York: Ballantine.

Lavie, P. (1985) Ultradian rhythms: Gates of sleep and wakefulness in Schulz, H. und Lavie, P (Hg.): *Ultradian Rhythms in Physiology and Behavior.* New York: Springer Verlag.

Redmond, D., Sing, H. und Hegge, F. (1982) Biological time series analysis using complex demodulation, in F. Brown und R. Graeber (Hg.): *Rhythmic Aspects of Behavior* (S. 429-457).

Rossi, E. (1972/1985) *Dreams and the Growth of Personality.* New York: Brunner/Mazel.

Rossi, E. (1990) The eternal quest: Hidden rhythms of stress and healing in everyday life. *Psychological Perspectives, 22,* 6-23.

Rossi, E. (1990) The new yoga of the west: Natural rhythms of mind-body healing. *Psychological Perspectives, 22,* 146-161.

Rossi, E. (1990) Mind-Molecular Communication: Can We Really Talk to Our Genes? *Hypnos, 17* (I), 3-14.

Rossi, E. (1990) From Mind to molecule: More than a metaphor, in J. Zeig und S. Gilligan (Hg.): *Brief Therapy: Myths, Methods and Metaphors.* New York: Brunner/Mazel.

Rossi, E. (1990) The wave theory of consciousness: Creating a new mind-body therapy. Paper presented at Second International Evolution of Psychotherapy Conference, Anaheim, CA.

Rossi, E. (1991) The wave Nature of consciousness. *Psychological Perspectives, 24,* 1-10.

Schultz, H. und Lavie, P. (Hg.) (1985) *Ultradian Rhythms in Physiology and Behavior.* New York: Springer Verlag.

Wever, R. (1979) The circadian system of man. New York: Springer Verlag.

Wever, R. (1989) Light effects on human circadian rhythms: a review of recent Andechs experiments. *Journal of Biological Rhythms, 4,* 161-185.

White, L., Tursky, B. und Schwartz, G. (1985) *Placebo: Theory, Research and Mechanisms.* New York: Guilford.

Untersuchungen, die in Los Angeles durchgeführt wurden und bei denen Meditierende mit Versuchspersonen verglichen werden, die besonders suggestibel sind:

Rossi, E. und Cheek, D. (1988) *Mind-Body Therapy: Ideodynamiy Healing in Hypnosis* (Seite 46). New York: W.W. Norton.

Wissenschaftliche Literatur über die Beziehungen zwischen den ultradianen Rhythmen, der Meditation und der Entspannungsreaktion:

Benson, H. (1975) *The Relaxation Response.* New York. Avon.

Benson, H. (1983) The relaxation response and norepinephrine: A new study illuminates mechanisms. *Integrative Psychiatry, 1,* 15-18.

Benson, H. (1983) The relaxation response: Its subjective and objective historical precedents and physiology. *Trends in Neuroscience,* July, 281-284.

Holmes, D. (1985) To meditate or simply rest, that is the question: A response to the comments of Shapiro. *American Psychologist, 40,* 722-725.

Holmes, D. (1987) The influence of meditation versus rest on physiological arousal: A second examination, in M. West (Hg.) *The Psychology of Meditation* (S. 61-103). Oxford: Clarendon Press.